AF233223

MANUEL

DES

TRAVAUX PRATIQUES

D'HISTOLOGIE

HISTOLOGIE DES ÉLÉMENTS DES TISSUS, DES SYSTÈMES DES ORGANES

PAR

LE Dʳ CH. REMY

Professeur agrégé à la Faculté de médecine de Paris
Chef des travaux histologiques

AVEC 399 FIGURES INTERCALÉES DANS LE TEXTE

PARIS

LECROSNIER ET BABÉ, LIBRAIRES-ÉDITEURS

23, PLACE DE L'ÉCOLE-DE-MÉDECINE, 23

1889

MANUEL

DES

TRAVAUX PRATIQUES

D'HISTOLOGIE

17934. — PARIS, IMPRIMERIE A. LAHURE
Rue de Fleurus, 9.

MANUEL

DES

TRAVAUX PRATIQUES

D'HISTOLOGIE

HISTOLOGIE DES ÉLÉMENTS DES TISSUS, DES SYSTÈMES

DES ORGANES

PAR

LE D^R CH. REMY

Professeur agrégé à la Faculté de médecine de Paris
Chef des travaux histologiques

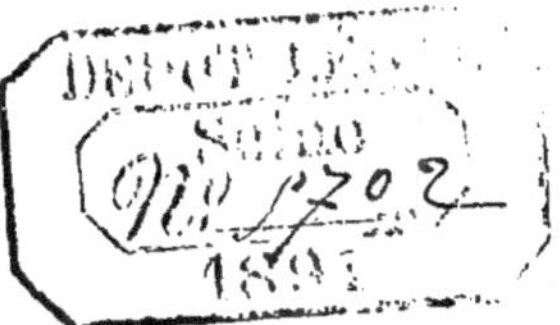

AVEC 599 FIGURES INTERCALÉES DANS LE TEXTE

PARIS

LECROSNIER ET BABÉ, LIBRAIRES-ÉDITEURS

23, PLACE DE L'ÉCOLE-DE-MÉDECINE, 23

1889

PRÉFACE

Les travaux pratiques d'histologie furent inaugurés à Paris par Ch. Legros et Mathias Duval, alors agrégés; facultatifs d'abord, ils n'ont pas tardé à devenir obligatoires. La Faculté de médecine a montré l'importance qu'elle leur attribuait en ajoutant à ses examens une épreuve pratique d'histologie.

Les premiers travaux obligatoires avaient pour but de mettre l'étudiant en présence d'un microscope, de lui en faire connaître le maniement et de lui apprendre quelques notions histologiques qu'un médecin ne doit pas ignorer. Leur durée était de douze heures en six séances. Voici leur composition d'après le tableau rédigé par Hermann, aujourd'hui professeur à la Faculté de Lille :

Éléments anatomiques.

1er jour.
- Hématies, ou. . . . . globules rouges du sang.
- Leucocytes. . . . .
  - globules blancs du sang.
  - globules du pus.
- Spermatozoïdes et ovules.

2me jour. | Cellules épithéliales. . . . . .
- pavimenteuses.
- polyédriques.
- cylindriques.
- cylindriques à cils vibratiles.

3ᵐᵉ jour.
- Eléments du tissu conjonctif. .
  - cellules fibroplastiques.
  - noyaux embryoplastiques.
  - fibres lamineuses.
  - vésicules adipeuses.
- Éléments du tissu élastique. .
  - fibres et lames élastiques.

4ᵐᵉ jour.
- Éléments du cartilage. . . . .
  - cellules du cartilage.
- Éléments des os. . . . . . .
  - cellules osseuses.
  - ostéoblastes.
- Éléments de la moelle des os.
  - médullocèles.
  - myéloplaxes.

5ᵐᵉ jour. | Éléments du tissu musculaire.
  - fibres striées.
  - fibres lisses.

6ᵐᵉ jour. | Éléments du tissu nerveux. .
  - cellules nerveuses.
  - myélocytes.
  - tubes nerveux.
  - fibres de Remak.

Les élèves devaient préparer eux-mêmes les éléments qu'ils avaient à étudier, la plupart du temps, par dissociation. Mais on dut renoncer à cette méthode à cause de la perte de temps qu'elle imposait aux élèves et des résultats peu satisfaisants qu'elle leur donnait.

A l'heure actuelle, on a modifié le nombre des séances et la nature de l'enseignement. Douze séances en seconde année d'études, douze en troisième année, chacune de deux heures, ceci donne un total de quarante-huit heures. Quant à l'enseignement, il se réduit à la démonstration de préparations bien faites. Des préparations sont mises à la disposition de l'élève, et des préparateurs ont pour mission de les démontrer.

Malgré son augmentation, la durée des travaux pratiques ne permet sûrement pas de faire un histologiste. Mais dans ce laps de temps il est possible de lui montrer assez de préparations bien faites pour le convaincre que les descriptions des livres correspondent à la réalité, et même pour lui donner le goût des études histologiques.

Notre but est de faire voir le plus possible et le mieux possible.

Mais encore, l'étude et l'enseignement de l'histologie, ainsi réduite et débarrassée de la technique, présentent de grandes difficultés. Souvent la préparation ne présente qu'un point intéressant au milieu d'une infinité de détails inutiles. Si l'élève cherche seul, il ne trouve pas et perd patience. Si le démonstrateur guide l'élève, il faut mettre le point intéressant en place, faire une description, un dessin. Les élèves doivent passer l'un après l'autre. Le moindre mouvement déplace la préparation et nécessite tout un nouveau travail. Aussi faut-il beaucoup de bonne volonté de la part de celui qui montre et de celui qui regarde.

Les livres d'histologie qui donnent des descriptions si exactes des éléments, des tissus, des systèmes, des organes, ne sont pas d'un usage pratique pour l'élève, pendant son séjour dans les salles des travaux d'histologie.

L'étudiant qui a lu son traité d'histologie et qui est mis en présence d'une préparation histologique, est comme un voyageur qui connaît la géographie, mais qui n'a pas de carte.

Le livre que nous présentons a pour but de guider l'élève dans les préparations, de lui donner des points de repère ; c'est dans ce but que, raccourcissant l'exposé dogmatique, nous multiplierons les dessins.

Nous avons remarqué que les dessins histologiques d'ensemble faisaient défaut pour beaucoup de descriptions d'organes ; nous nous proposons de combler cette lacune.

Notre livre ne comprendra pas seulement la description des éléments ou des tissus étudiés isolément, il s'étendra sur les organes et constituera une sorte d'histologie topographique, ce sera son côté original.

On comprend, en raison de la brièveté du temps laissé à la disposition des élèves, qu'il soit inutile de leur parler des manipulations un peu compliquées que nécessitent la pratique des coupes histologiques, l'application des matières colorantes et le montage des pièces. Cependant, comme les travaux pratiques doivent faire connaître à l'élève les instruments usités en histologie, nous joindrons à notre texte une desceription de ces appareils.

Je n'ai voulu attaquer ni défendre aucune doctrine. Faire connaître ce qui peut se voir a été mon unique préoccupation. Aussi ai-je emprunté des documents à divers auteurs. C'est un hommage à la fidélité et au talent de leurs observations. On en trouvera l'indication dans le cours de ce livre.

Mais il est des noms que je dois citer ici à la place d'honneur, parce que je dois beaucoup à ceux qui les portaient : Hommage à Ch. Robin et à O. Cadiat.

Je dédie ce livre à mon maître, M. le professeur Mathias Duval, qui a donné tant de relief à l'enseignement de l'histologie.

Je remercie vivement mes collaborateurs, MM. Sottas, Bonnier, Vincent, Aublé et Benoît, qui m'ont aidé de leurs talents et de leur travail.

MANUEL

DES

TRAVAUX PRATIQUES D'HISTOLOGIE

§ 1.

DÉNOMINATION DES DIVERSES PARTIES DU MICROSCOPE UTILES A CONNAITRE

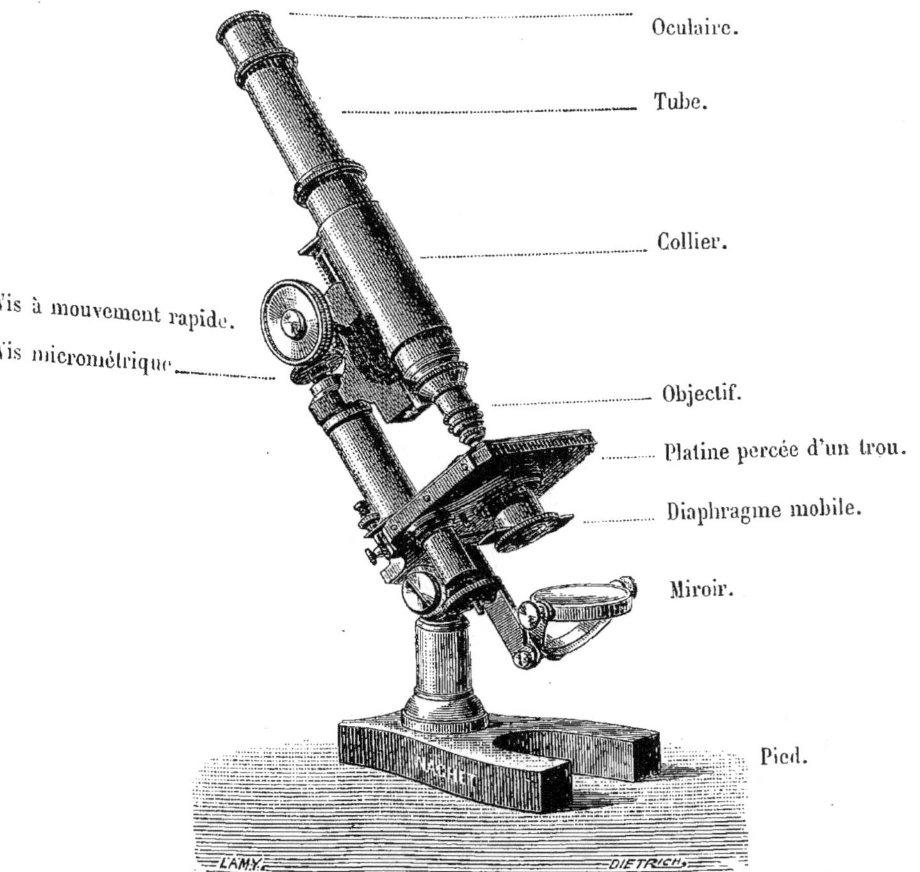

§ 2.

CONSEILS AUX DÉBUTANTS POUR LE MANIEMENT
DU MICROSCOPE

1° *Éclairage*. — Relevez le tube. Mettez un oculaire, orientez le miroir mobile de façon que l'œil placé au niveau de l'oculaire reçoive une lumière très vive. Servez-vous toujours du miroir concave ; le miroir plan **a** des indications spéciales que vous apprendrez plus tard.

Il est préférable de s'éclairer avant de mettre un objectif.

2° *Choix du système grossissant*. — Commencez par vous servir d'un objectif faible qui permet de voir l'ensemble d'une préparation.

Ne prenez de grossissement fort qu'après avoir choisi les points les plus transparents de la préparation pour un examen détaillé.

Un objectif donne un grossissement d'autant plus fort que sa lentille terminale est plus petite et qu'il porte un numéro plus élevé.

3° *Mise au point*. — Placez d'abord l'objet à examiner au centre du trou de la platine du microscope.

Toute préparation se compose d'une lame et d'une lamelle entre lesquelles se trouve l'objet à examiner. Mettez toujours la lamelle en dessus.

Regardez ensuite dans l'oculaire, descendez alors doucement le tube tout en observant.

Ce mouvement se fait, tantôt par glissement et rotation du tube dans son collier à l'aide de la main, tantôt par la rotation d'une roue engrenant sur une crémaillère.

Arrêtez quand les contours de l'objet se montrent.

Portez la main à la vis micrométrique et tournez en divers sens jusqu'à ce que vous voyiez nettement.

Pour les faibles grossissements, l'objectif s'arrête à environ un demi-centimètre de la préparation.

Pour les forts grossissements, l'objectif peut arriver à un millimètre de la préparation.

Aussitôt que l'objectif a touché la lamelle (ce qu'il faut éviter), relevez le tube et recommencez la mise au point.

4° *Examen de la préparation.* — L'objectif étant au point, continuez d'imprimer de très petits mouvements alternatifs à la vis micrométrique, afin de voir très nettement toute l'épaisseur ; pour étudier toute l'étendue d'une préparation, faites-la glisser sur la platine avec votre main gauche.

5° *Soins à donner au microscope.* — Avant de placer un objectif, regardez la lentille et assurez-vous de sa propreté : nettoyez-la avec un linge très fin ou un morceau de peau.

Quand vous enlevez un objectif, ayez soin de le dévisser *tout entier* à son union avec le tube du microscope.

Avant d'enlever une préparation de la platine du microscope, ayez toujours soin de relever le tube, afin que l'objectif ne soit pas touché par elle.

Ne renversez jamais le tube du microscope sans maintenir l'oculaire de façon à ce qu'il ne tombe pas.

Prenez garde de casser les préparations en descendant le tube du microscope.

Essuyez toujours les préparations, ne mettez point les objectifs dans la glycérine ou le baume qui bordent les préparations.

§ 3.

DES PARTIES A NÉGLIGER DANS L'EXAMEN
DES PRÉPARATIONS

1° *Bulles d'air.* — Rien n'est plus fréquent, dans les préparations histologiques, que la présence de bulles d'air due à l'inhabileté des manœuvres de technique. Ces bulles d'air sont en général les premières choses qui attirent l'œil du débutant, à cause de leur centre brillant et de leur bordure noire qui se font contraste. Ces bulles peuvent être très petites, mais elles dépassent toujours le volume des éléments anatomiques. Elles ne pourraient être confondues qu'avec des gouttelettes de graisse dont les bords très sombres se présentent aussi sous la forme d'un anneau noir ; mais le centre

Fig. 2.

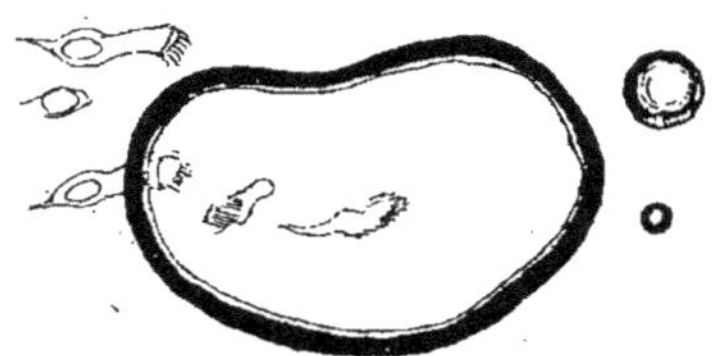

Bulles d'air de diverses grandeurs dans une préparation de cellules épithéliales à cils vibratiles.

de la gouttelette d'huile est toujours plus brillant que celui de la bulle d'air et il est quelquefois coloré ; enfin les gouttelettes de graisse présentent quelquefois des cristaux aciculés dont les aiguilles en faisceau sont caractéristiques.

2° *Corps étrangers.* — Ils se composent de poussières colorées diversement en fragments très irréguliers, débris de linge ayant servi à essuyer les lamelles, champignons provenant de matières colorantes mal filtrées ou altérées, moelle de sureau, etc.

L'irrégularité même des poussières suffit pour les faire reconnaître.

Les poils de coton, venus des linges, ne pourraient ressembler qu'à des fibres conjonctives ou nerveuses ou à des fragments de poils. Ils s'en distinguent très nettement parce qu'ils résistent aux diverses colorations.

Fig. 3 (Ch. Robin).

Filaments qui se rencontrent acciden-
tellement dans les préparations.

A, poils de chat;

B, poils de lapin;

C, fibres de coton;

D, fibres libériennes du lin;

F, fibres libériennes du chanvre;

E, barbes d'une plume de duvet.

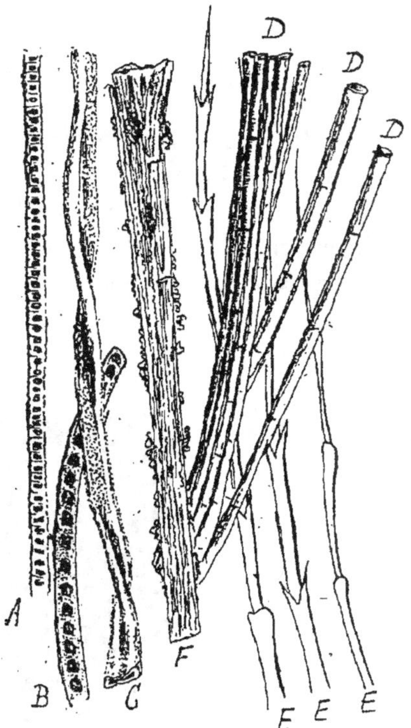

Quant aux champignons, ils ont la forme de filaments articulés,
de segments allongés, ovoïdes ou rectangu-
laires; les spores, très nombreuses, sont de
forme ovale. Ces spores sont plus petites que
les globules sanguins.

La fermentation des liqueurs dans lesquelles sont conservées les préparations histologiques, y amène souvent un grand nombre de bactéries de la putréfaction.

La moelle de sureau ne se rencontre que
dans les préparations qui ont nécessité l'intervention de manœuvres de coupes. Elle se
trouve souvent superposée aux coupes et dessine à leur surface

Fig. 4 (Latteux).

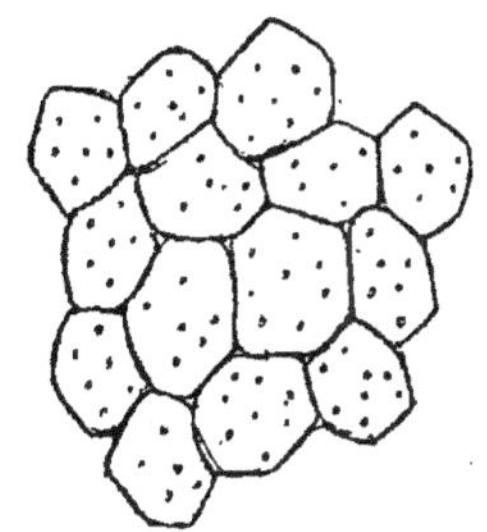

Moelle de sureau.

un réseau très élégant. Ce réseau est formé de mailles polygonales qui s'entre-croisent et qui sont de toutes dimensions. Les mailles du réseau sont limitées par un double contour très nettement accusé.

3° *Des mouches volantes.* — Pendant l'examen au microscope, dit Charles Robin [1], on peut être gêné par des mouches volantes; il faut savoir les distinguer des objets que l'on étudie. Bien qu'elles dépendent d'un état de l'œil, elles paraissent dans le champ du microscope sur le même plan que l'image des objets que l'on

Fig. 5.

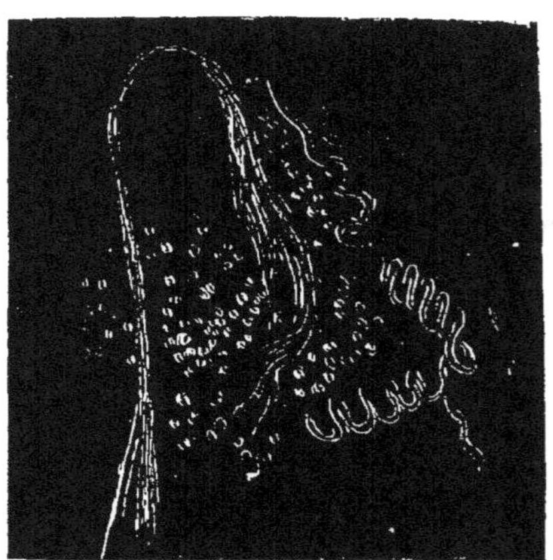

Elle représente, un peu réduit, le dessin, fait en 1849 par Charles Robin, des mouches volantes de son œil droit.

examine; elles se présentent sous forme de globules et de filaments, les globules étant généralement plus brillants que les filaments; tout l'ensemble s'agite sous l'influence des mouvements de l'œil.

1. *Traité des Humeurs.*

§ 4.

DÉFINITIONS

Éléments, *tissus*, *systèmes*, voilà des termes qui vont se retrouver à chaque instant dans les leçons ou les livres d'histologie.

On entend par éléments anatomiques, les parties les plus simples que l'on puisse séparer dans les êtres organisés par écartement ou dissociation mécanique, sans rupture.

Telle est la cellule épithéliale qui se détache de la surface de la langue. Tel le globule du sang, tel le spermatozoïde, la fibre musculaire, etc.

Cependant il ne faut pas se dissimuler que les éléments peuvent être composés eux-mêmes de plusieurs parties. Ainsi l'épithélium est composé d'une paroi celluleuse, d'un contenu ou corps cellulaire et enfin d'un noyau central. Le noyau lui-même présente des granulations, des filaments dont on a étudié les modifications curieuses. Mais ces diverses parties qui se voient, se reconnaissent, ont leur usage propre, ne peuvent être séparées. Leur réunion compose un élément anatomique.

Les tissus sont formés par *l'arrangement des éléments*, et les mêmes éléments différemment disposés pourront constituer des tissus très divers.

Tels seront par exemple les tissus fibreux, conjonctifs ou tendineux dans lesquels entre un même élément, la fibre conjonctive.

Si maintenant on étudie la disposition de *l'ensemble des tissus de même nom* dans un être vivant, cette étude est celle *des systèmes*. Mais il faut encore remarquer qu'il y a souvent des systèmes composés de divers tissus.

On peut dire qu'il y a eu presque autant de classifications que d'auteurs.

Sans nier leur importance, nous ne nous arrêterons pas sur elles. Cependant, pour donner une idée à ce sujet, nous reproduisons plus loin la liste des éléments anatomiques et celle des systèmes, d'après le premier professeur de cette Faculté.

Bien que les mots *tissus* et *systèmes* n'aient pas exactement la même signification, la confusion s'est souvent établie entre les deux termes, il s'est établi un usage auquel nous nous conformerons.

§ 5.

DE LA CELLULE

Les éléments anatomiques se présentent sous les états de cellules, de fibres; il existe en outre des substances amorphes, solides, ou liquides, ou solidifiables, ou cristallisables. La cellule, considérée théoriquement, se compose de trois parties : une enveloppe ou paroi, une substance intérieure ou corps cellulaire ou protoplasma, et enfin dans l'intérieur du corps cellulaire un noyau, lequel présente lui-même des nucléoles, des granulations et des subdivisions que nous étudierons à l'article Kariokinèse.

Il existe des cellules qui n'ont pas de membrane enveloppante spéciale, d'autres dont le corps cellulaire est extrêmement petit et presque invisible; la cellule semble donc réduite à son noyau. Par exemple, il est difficile de savoir à quel type de cellule appartiennent les globules du sang.

Les fibres se présentent sous forme de filaments très allongés, ordinairement simples comme structure; ces fibres dérivent de transformations par allongement du corps cellulaire des cellules. On peut trouver tous les intermédiaires, cellules fusiformes, cellules ramifiées, fibres pourvues d'un noyau très apparent, enfin fibres dont le noyau lui-même a disparu.

On désigne, sous le nom de fibres, des parties composées telles que les fibres musculaires, agrégation de fibrilles et de sarcolemme; telles que les fibres nerveuses résultant de l'union du cylindre-axe, de la myéline et de la gaine de Schwann.

§ 6.

ÉNUMÉRATION DES ÉLÉMENTS ANATOMIQUES AVEC LES SYNONYMES LES PLUS USITÉS

1. Hématies ou globules rouges du sang.
2. Leucocytes ou globules blancs du sang.
3. Médullocèles }
4. Myéloplaxes   } éléments de la moelle des os.
5. Ostéoblastes.
6. Cellules contenues dans les ostéoplastes.
7.   —   contenues dans les chondroplastes.
8.   —   rondes, embryoplastiques (Ch. Robin).
9.   —   fusiformes, corps fusiformes, étoilés, ramifiés, cellules plates de Ranvier, cellules fibroplastiques de Ch. Robin.
10. Cellules ramifiées des tissus muqueux.
11. Fibres lamineuses, conjonctives, fibreuses.
12. Vésicules adipeuses.
13. Cellules ramifiées pigmentaires.
14. Fibres élastiques, lames élastiques des artères.
15.   —   musculaires lisses.
16.   —   —   striées.
17.   —   —   cardiaques.
18.   —   tendineuses.
19. Épithéliums polyédriques.
       —   cylindriques.
       —   lamellaires.
       —   cylindriques, à cils vibratiles.
20. Cellules du cristallin.
21.   —   de l'émail.
22.   —   des poils, des ongles.
23.   —   pigmentaires de la choroïde.
24.   —   de l'organe de Corti.
25.   —   olfactives de Schultze.
26.   —   gustatives des bourgeons gustatifs.
27.   —   de la rétine.
28.   —   nerveuses de la moelle.
       —   —   du cerveau.
29.   —   myélocytes du cervelet.
30. Fibres nerveuses à myéline.
31.   —   —   sans myéline, ou de Remak.
32. Cellules nerveuses ganglionnaires.
33. Ovules.
34. Spermatozoïdes.
35. Spermatoblastes.

§ 7.

TISSUS D'APRÈS CH. ROBIN

I. — *Tissus constituants ou vasculaires.*

Tissu blastodermique.
— médullaire des os.
— adipeux.
— lamineux.
— fibreux, ligamenteux, sclérotique, aponévrotique, cornéen.
— tendineux.
— jaune élastique.
— dermique ou cutané.
— muqueux ou de la trame des muqueuses.
— séreux ou synovial.
— phanérophore.
— érectile.
— musculaire de la vie animale, viscéral.
— cartilagineux, fibro-cartilagineux.
— osseux.
— cérébro-spinal.

II. — *Tissus produits.*

Tissu épidermique ou épithélial du feuillet { interne.
{ externe.
— rétinien.
— pileux.
— de l'ivoire dentaire.
— de l'émail dentaire.
— du cristallin.
— de la capsule du cristallin.

On a encore multiplié les noms des tissus. Nous renvoyons aux dictionnaires de Littré et Robin, qui ont donné l'énumération complète.

Elle nous est inutile.

§ 8.

SYSTÈMES CLASSÉS D'APRÈS CH. ROBIN

Systèmes constituants.

Système constituant de la notocorde.
— médullaire.
— embryoplastique.
— adipeux.
— lamineux.
— fibreux.
— tendineux.
— élastique.
— tégumentaire.
— séreux.
— irido-choroïdien.
— capillaire.
— artériel.
— veineux.
— lymphatique.
— érectile.
— musculaire rouge.
— — viscéral.
— cartilagineux.
— osseux.
— glandulaire.
— parenchymateux non glandulaire.

Systèmes produits.

Système produit. . épithélial pileux.
— — onguéal.
— — dentaire.
— — cristallinien.
— — choroïdien.
— — tubulo-otolithaire.

§ 9.

MENSURATION DES OBJETS MICROSCOPIQUES

Procédé direct.

« Il est de grande importance de mesurer les éléments soumis à l'examen microscopique (Mathias Duval).

« L'appareil essentiel de la mensuration est le *micromètre objectif*. On nomme ainsi une plaque de verre sur laquelle est gravé un millimètre divisé en 100 parties égales. Ce petit dessin

Fig. 6.

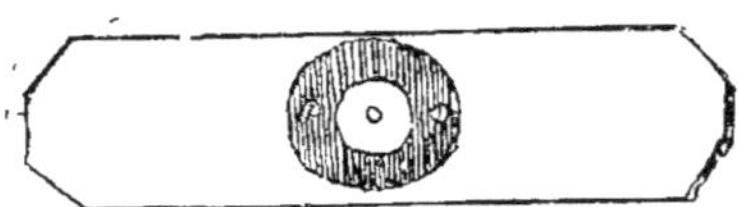

Micromètre objectif.

La division du millimètre en cent parties est placée au point noir central.

est à peine visible à l'œil nu ; mais en l'examinant au microscope avec divers grossissements, on aperçoit facilement chacune des divisions, chacun des centièmes de millimètre qui le forment :

Fig. 7.

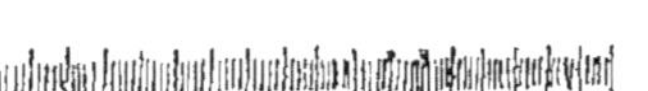

Aspect de cette division vue au microscope.

ce millimètre étant alors l'objet examiné, on lui a donné le nom de micromètre objectif. La plus simple manière de mesurer un objet avec cet instrument consisterait à placer cet objet (par exemple des globules de sang) sur le micromètre objectif, à faire la préparation avec ce micromètre comme lame porte-objet : en examinant le tout au microscope, on verrait par exemple qu'un globule de sang d'un oiseau placé selon son plus long diamètre, occupe à peu près une division et demie du millimètre divisé en 100 parties ; on en concluait donc que ce grand diamètre égale $\frac{1}{100}$ + la moitié de $\frac{1}{100}$ de millimètre, c'est-à-dire égale 15 à 16 millièmes de millimètre. C'est en effet le millième de millimètre que l'on a l'habitude de prendre pour unité dans les mesures micrométriques et que l'on désigne par la lettre μ; nous dirons donc que le grand diamètre des globules du sang d'un oiseau est de 15-16 μ. »

Ce procédé n'est pas pratique et userait rapidement les fines divisions du micromètre. On a donc imaginé des méthodes indirectes de mensuration dont voici les deux principales.

Procédé indirect à l'aide de la chambre claire.

Après avoir disposé la chambre claire au-dessus de l'oculaire, on dessine sur du papier les raies du micromètre objectif, puis, sans rien changer à la disposition de l'instrument, à part la mise au point, on remplace le micromètre par une préparation et on dessine le point de la préparation que l'on veut mesurer. Il suffit de comparer le dessin de la préparation et celui du micromètre pour avoir la mesure.

Deuxième procédé indirect à l'aide de l'oculaire quadrillé.

Si, après avoir mis au point les raies d'un micromètre objectif, on remplace l'oculaire du microscope par un oculaire spécial quadrillé, on verra, en même temps que les raies du micromètre, le quadrillé de l'oculaire, on calculera le nombre de divisions du quadrillé qui

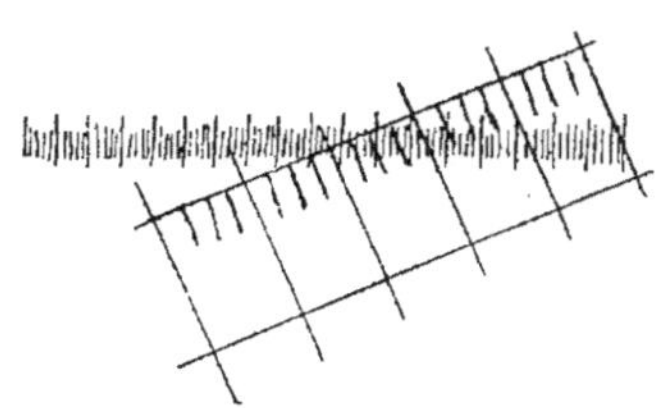

Fig. 8.

Aspect des deux divisions superposées, quand on a ajouté l'objectif quadrillé. Nous constatons que trois divisions du micromètre objectif répondent à une division de l'oculaire.

correspondent à une division de l'objectif. Ces préliminaires étant établis, substituez une préparation au micromètre objectif et vous verrez alors la préparation divisée en un certain nombre de parties par le quadrillé de l'oculaire ; tel élément correspondra à une division du quadrillage, et par suite à tant de divisions du micromètre.

L'image du quadrillé et celle de l'objectif ne sont jamais d'égale intensité, ce qui permet de les reconnaître très nettement. Les oculaires ne sont pas toujours quadrillés et contiennent quelquefois simplement des divisions graduées comme celles du micromètre.

Fig. 9.

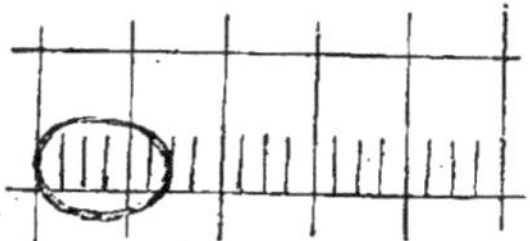

Si l'on remplace le micromètre objectif par une préparation, on voit le globule correspondant à six divisions de l'oculaire; six divisions de l'oculaire représentent 18 centièmes de millimètre.

Comparaison des dimensions moyennes des principaux éléments anatomiques.

Hématies.	7 μ.
Leucocytes.	8-14 μ.
Médullocèles.	5 8 μ.
Myéloplaxes.	20-100 μ.
Ostéoplastes.	35 μ.
Chondroplastes.	20-50 μ.
Cellules rondes conjonctives.	8-10 μ.
Cellules fusiformes conjonctives.	9 μ. larg., 30-40 μ. long.
Cellules étoilées du tissu muqueux.	50-60 μ.
Fibres lamineuses.	{ long. inconnue ; { larg. 1-50 μ.
Vésicules adipeuses.	70 μ.
Cellules ramifiées et pigmentaires.	20-80 μ.
Fibres élastiques	{ larg. 1-5 μ ; { long. inconnue.
Fibres musculaires lisses.	{ larg. 4-10 μ; { long. 60 μ ;
Utérus gravide.	15 μ sur 600 μ.
Fibres musculaires striées, larg.	{ jeunes sujets, 15-20 μ. { adultes, 50-100.
— —	long. inconnue.
Fibres musculaires cardiaques.	diamètre transversal, 40 μ.
Fibres tendineuses.	50-80 μ.

Epithéliums polyédriques. . . . . . . 10 à 40 μ.
    —   cylindriques. . . . . . . long. 10 à 50 μ.
    —   lamellaires. . . . . . . épaiss. 1 μ., larg. 10 à 40 μ..
Cellules du cristallin. . . . . 40-70 μ.
    —   de l'émail. . . . . 3-5 μ., long. 500 μ.
    —   pigmentaires de la choroïde. 12-20 μ.
    —   de la rétine (bâtonnets). . . long. 20 μ., épaiss. 2 μ.
Cellules nerveuses de la moelle, pro-
    longements non compris. . . . . 10-100 μ. et jusqu'à 500 μ.
Fibres nerveuses à myéline.. . . . . 10-20 μ. larg.
Fibres nerveuses sans myéline ou de Remak. . 2-3 μ..
Cellules nerveuses ganglionnaires. . . 25 μ.
Ovules. . . . . 100-300 μ. chez les mammifères.
Spermatozoïdes. Longueur totale. . . 50 μ.

                                            ⎧ 5 μ. longueur ;
    —   Tête. . . . . ⎨ 3 μ. largeur ;
                                            ⎩ 1 μ. épaisseur.

§ 10.

La division que nous adopterons dans cet ouvrage ne sera pas basée sur une classification régulière. Elle reproduira le groupement des matières enseignées dans chaque séance des travaux pratiques.

Chacune de ces leçons renfermera l'étude des éléments, des tissus, des systèmes ou des organes groupés de la manière la plus pratique. Un petit nombre de leçons s'occupera uniquement des éléments et des tissus, le reste sera consacré à l'histologie topographique ou répartition des éléments et des tissus dans les organes. Ceci nous semble une bonne préparation à l'anatomie pathologique, où les altérations des organes sont constituées par des modifications dans les rapports des tissus.

PREMIÈRE LEÇON

DU SANG

§ 11.

ÉTUDE DU SANG AU SORTIR DES VAISSEAUX

Le sang se compose de deux parties, un liquide amorphe et des éléments figurés. A l'état de vie les éléments figurés flottent au milieu du liquide et l'histologie n'a rien à faire avec le liquide. Mais, quand le sang est sorti des vaisseaux ou quand la vie a cessé, le liquide, ou plasma sanguin, laisse déposer une substance filamenteuse spéciale, la fibrine.

Nous aurons donc à étudier les éléments figurés du sang et la fibrine du sang.

§ 12.

DES GLOBULES DISCOIDES DU SANG

Sang humain.

Ils ont été découverts en 1661 par Malpighi. Ils sont de deux sortes, les rouges ou hématies; les blancs ou leucocytes. La figure qui suit les fera connaître.

Globules du sang de l'homme, étudiés dans une goutte de sang.

a, les globules rouges vus de face sont discoïdes et biconcaves ; montrant leur dépression centrale. Cette dépression centrale est toujours d'une autre teinte que les bords du disque ; la dépression est sombre quand le bord est clair, et inversement ; ils mesurent 7 µ. de diamètre ;

Fig. 10 (CADIAT).

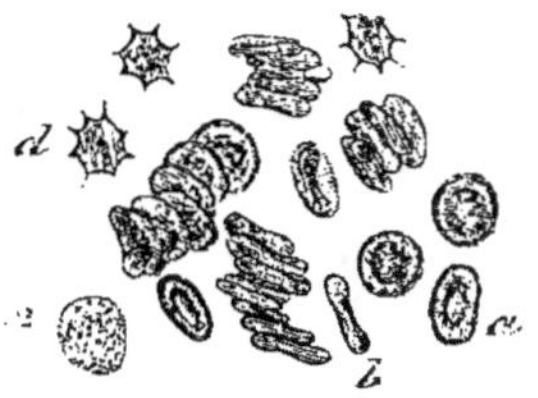

b, le globule rouge, vu de champ, a la forme d'un sablier ou d'un biscuit ;

d, globule rouge dont la forme crénelée indique un commencement d'altération.

Nota. Les globules rouges vus au microscope ont une teinte jaune verdâtre.

Au centre de la figure on voit des globules rouges empilés comme des pièces de monnaie ;

c désigne un globule blanc ; il est de forme sphérique, d'aspect granuleux, de couleur blanche, un peu nacrée.

On peut se servir, pour étudier la forme des globules sanguins, de préparations desséchées ou de sang conservé à l'acide osmique.

Les globules du sang perdent leur hémoglobine dans l'eau. Ils deviennent alors presque invisibles ; c'est pour cela qu'on a inventé divers sérums artificiels.

Fig. 11.

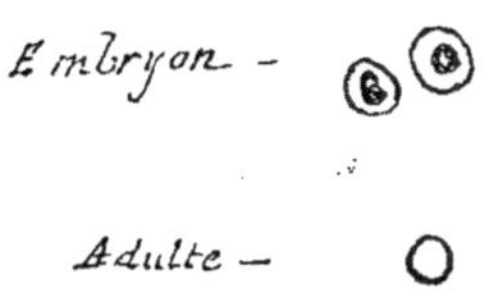

Pendant la vie embryonnaire, jusqu'à deux ou trois mois, les globules du sang de l'espèce humaine possèdent un noyau ; ils sont un peu plus gros que ceux de l'adulte.

Les globules du sang varient de forme et de dimension sur le même sujet ; il y en a de petits appelés *globulins*.

§ 13.

LEUCOCYTES

Synonymie. — Globules blancs du sang, globules de la lymphe, Cellules lymphatiques. Pyocytes.

Se rencontrent dans le sang,
—   la lymphe,
—   l'épaisseur des tissus,
—   à la surface des séreuses.
—   —   des muqueuses.

Les crachats en contiennent beaucoup.

Ils se trouvent en grand nombre dans les mucus, le muco-pus, la suppuration, les exsudats séreux. Ce sont des éléments anatomiques ayant la forme sphérique, l'aspect grenu nacré, la coloration blanche. Ils ont pendant leur vie la propriété de se mouvoir, comme les amibes, par expansions sarcodiques.

L'eau, l'acide acétique y font apparaître des noyaux multiples.

Leucocytes, d'après Ch. Robin, à divers états et modifiés par divers réactifs.

Fig. 12.

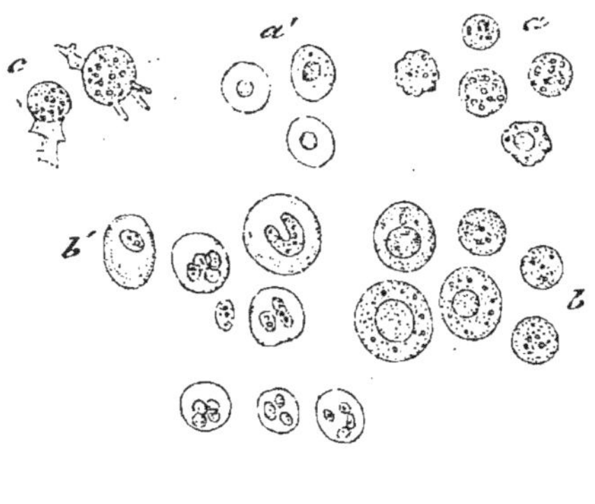

a, leucocytes à l'état vivant : sphériques, blancs, granuleux;

a', leucocytes traités par l'eau : le noyau apparaît, le corps cellulaire devient transparent, la paroi limitante se dessine;

c, leucocytes vivants, présentant des expansions sarcodiques ou amiboïdes;

b, leucocytes pris sur un malade atteint de leucocythémie : ils sont très volumineux et très nombreux dans le sang;

b', action de l'acide acétique sur ces globules.

Il faut savoir les distinguer des cellules rondes du tissu conjonctif.

L'observation des mouvements amiboïdes des leucocytes ne peut se faire qu'à l'aide d'appareils spéciaux qui empêchent la dessiccation du sérum dans lequel ils vivent et qui entretiennent

Fig. 15 (VÉRICK).

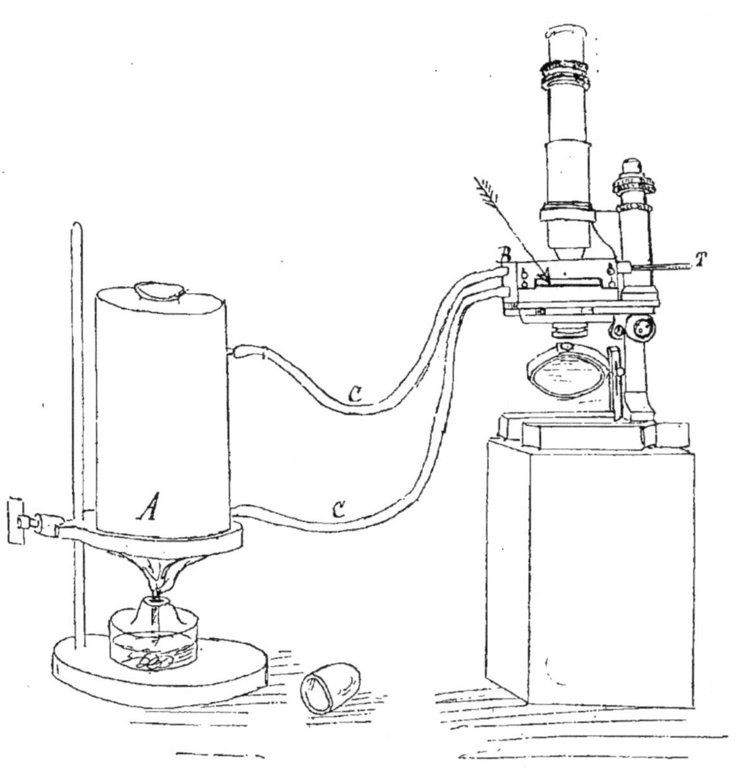

A, vase contenant de l'eau qui est chauffée par une lampe à alcool ;
B, boîte métallique ou platine chauffante qui est chauffée par un courant d'eau ou de vapeur conduit par les tubes en caoutchouc C ;
T, thermomètre inclus dans la boîte pour mesurer sa température.
La préparation s'introduit par une fente indiquée par une flèche.

en même temps un degré de chaleur convenable : ce sont les chambres humides.

Sous l'influence d'un courant électrique, les mouvements amiboïdes cessent immédiatement. On peut, à l'aide d'un dispositif très simple, faire passer un courant électrique entre les lamelles de la préparation.

On peut encore constater deux autres phénomènes qui caractérisent la vie des leucocytes. Quand, dans la chambre humide où se trouvent des globules blancs, on ajoute au liquide dans lequel ils nagent des granules de carmin, on voit des leucocytes englober les granules et se les incorporer. Quand on observe la circulation sur un animal vivant préparé dans ce but, on peut apercevoir des leuco-cytes qui traversent les parois des capillaires ; c'est un phénomène désigné sous le nom de diapédèse.

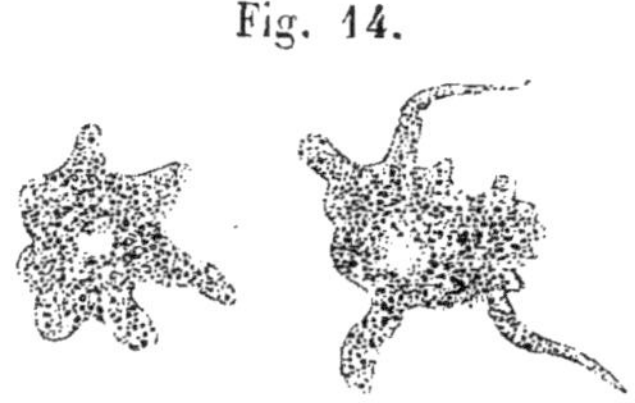

Fig. 14.

Pour bien faire comprendre les mouvements amiboïdes, nous reproduisons une figure de Cadiat représentant à très forts grossissements des amibes. Elles offrent des expansions sarcodiques ou pseudopodes très marqués.

§ 14.

DES GLOBULES ELLIPTIQUES DU SANG

A part des exceptions très rares, les globules elliptiques présentent un noyau ; ce noyau forme une saillie sur les deux faces du globule du sang qui est aplati comme une plaquette. Ce noyau est granuleux, il est incolore ou d'aspect blanchâtre, tandis que le corps du globule est coloré en jaune verdâtre. Quand on fait intervenir les matières colorantes, l'hémoglobine se dissout, le noyau se colore ainsi que la membrane d'enveloppe du globule.

Les globules blancs des animaux à sang elliptique sont toujours plus petits que les globules rouges : ils offrent les mêmes particularités de mouvement que ceux de l'homme et les mêmes modifications par les réactifs, apparitions de noyaux multiples, etc.

Il semble que ces globules blancs engendrent les globules rouges; on les voit s'envelopper de matière colorante ; ils sont considérés par Pouchet comme des hématoblastes. Ces globules se multiplient par scissiparité.

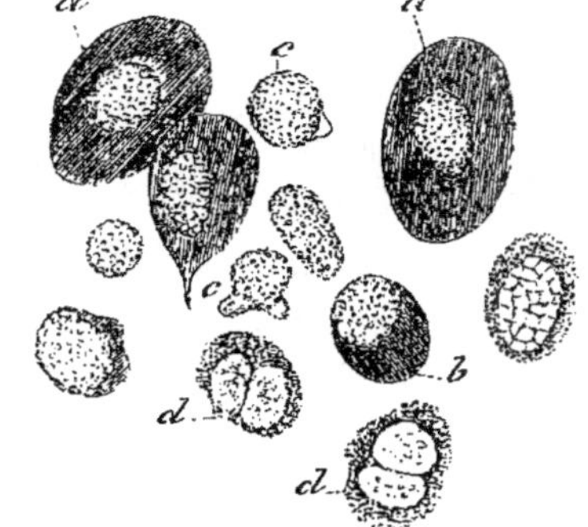

Fig. 15 (CADIAT).

Éléments du sang de la Salamandre.

a, hématies elliptiques à noyau, complètement développées ;

b, hématies en voie de développement ou hématoblastes : la substance colorante est accumulée sur un côté de la périphérie seulement ;

c, globules blancs ou leucocytes de formes très diverses : l'un deux présente des prolongements sarcodiques, il a été pris sur le fait pendant qu'il se déplaçait, en vertu de sa propriété amiboïde ;

d, leucocytes dont les noyaux sont très visibles et viennent de se séparer par scissiparité ; ils sont encore accolés l'un à l'autre.

L'un des globules rouges présente un prolongement qui lui donne la forme de raquette.

Une question à résoudre est celle de savoir si les globules du sang ont une enveloppe.

Sur l'homme l'étude en est difficile, mais sur le sang de grenouille l'enveloppe se voit très bien, ainsi que le noyau, par la coloration du violet de Paris[1].

---

1. Chez les Invertébrés il n'existe pas dans le sang d'autres globules que les leucocytes ; cependant M. de Quatrefages a constaté l'existence de globules du sang dans les Annélides marins du genre Glycère.

Diamètres comparés des globules rouges discoïdes du sang dans les diverses espèces animales.

Homme,	0,007	millièmes de millimètre.
Macaque,	0,007	— —
Chèvre,	0,004	— —
Lapin,	0,006	—
Rat,	0,006	—
Cheval,	0,005	— —
Cobaye,	0,006	— —
Éléphant,	0,009	— —
Chien,	0,006	— —
Porc,	0,006	— —
Bœuf,	0,006	— —
Mouton,	0,005	— —

Les cyclostomes sont les seuls poissons ayant des globules du sang de forme discoïde.

Diamètre comparé des globules elliptiques du sang dans les diverses espèces animales.

Pour les mensurations comparatives qui vont suivre et qui portent sur des corps elliptiques, nous ne donnerons que le grand diamètre.

Le chameau et le lama sont les seuls mammifères ayant des globules elliptiques.

Oiseaux,	0,009 à 0,016	millièmes de millimètre.
Reptiles,	0,009 — 0,024	— —
Poissons,	0,024	— —
Grenouille,	0,023	—
Triton,	0,030	— —
Protée,	0,062	— —
Proteus anguinus,	0,070	— —

Figure montrant, rangés par ordre de leur volume, quelques types de globules
rouges du sang; imitée de Frey.   Fig. 16.

1. Globule discoïde et biconcave de l'homme. . . . .   0^{mm},007

2. Globule discoïde et biconcave d'un cy-
   clostome. . . . .   0^{mm},011

3. Globule elliptique et nucléé d'un pigeon.   0^{mm},009

4. Globule elliptique, *sans noyau*, du chameau. . . . .   0^{mm},018

5. Globule elliptique et nucléé de la grenouille. . . . .   0^{mm},020

6. Globule elliptique et nucléé de la salamandre d'eau. . . . .   0^{mm},032

7. Globule elliptique et nucléé du protée.   0^{mm},070

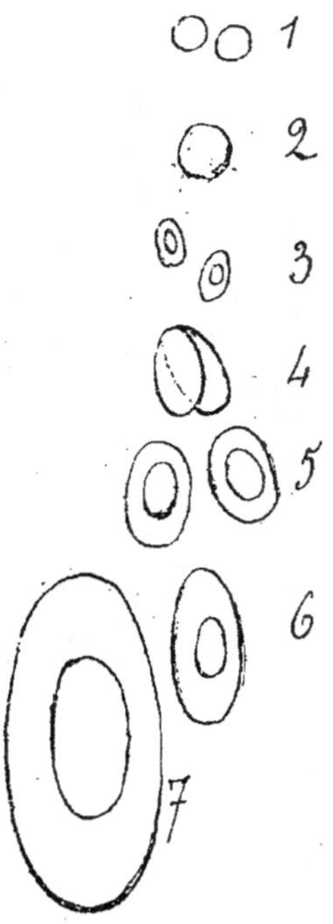

§ 15.

APERÇU DE LA NUMÉRATION DES GLOBULES

Comme les globules rouges du sang contiennent l'hémoglobine
qui prend l'oxygène dans l'air pour le transporter dans tous les
tissus, il est évident que plus leur nombre augmentera, mieux la
nutrition des tissus se fera, et inversement.

L'idée de compter le nombre des globules est déjà ancienne;
mais il n'y a qu'un petit nombre d'années qu'on a trouvé des procédés pratiques. Il y en a deux : l'un de Malassez, le premier en
date, l'autre d'Hayem.

Tous deux sont basés sur le mélange d'une quantité mesurée de
sang avec une quantité mesurée de sérum artificiel.

Les globules sont à la suite de l'addition du liquide assez écartés
l'un de l'autre pour qu'on puisse les compter. Sans cette addition.

les globules sont tellement serrés sous le microscope qu'il est impossible de les distinguer.

Fig. 17.

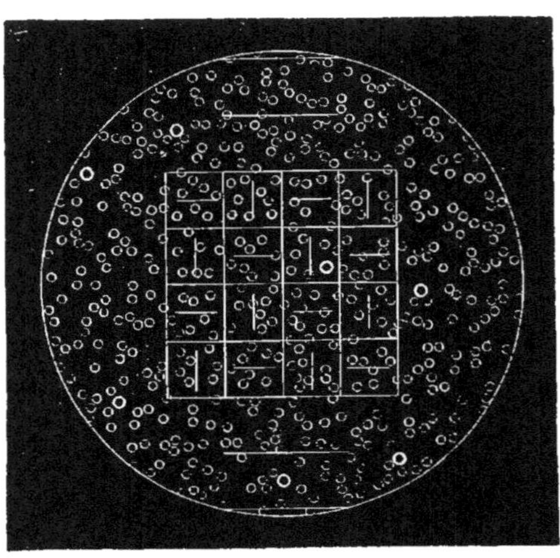

Aspect du sang dilué par le sérum artificiel; les globules blancs paraissent beaucoup plus gros que les rouges; le quadrillage gravé sur la plaque permet de les compter facilement; on compte les globules contenus dans deux ou trois divisions carrées.

On prend le sang à l'aide d'une pipette capillaire, on le mêle avec le sérum dans un petit vase gradué.

La question est maintenant de placer le mélange dans un espace dont on connaisse la capacité et de compter le nombre de globules contenus dans cet espace.

Une série de calculs permettra ensuite d'établir le nombre des globules par millimètres cubes et centimètres cubes.

Fig. 18.

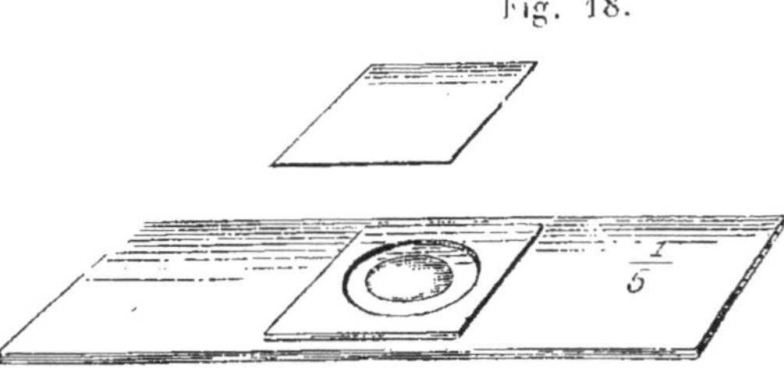

Cuve de Hayem dont la profondeur est mesurée par l'épaisseur de la rondelle de verre collée sur la lame.

Dans l'excavation de la rondelle, au centre est déposée une goutte de liquide.

Malassez se servait d'une cavité cylindrique, véritable capillaire artificiel. Hayem s'est servi d'une petite cuve.

Disons, pour terminer, que compter tous les globules contenus dans le tube ou la cuve aurait encore été impossible ; on ne compte que ceux d'un espace très restreint qui se limite par un quadrillage gravé sur le capillaire ou la cuve, ou enchâssé dans l'oculaire.

Lorsque le quadrillage est dans l'oculaire, il faut prendre toute une série de précautions, tirer le tube d'une certaine quantité, prendre un objectif spécial, etc.

La même méthode permet de compter blancs et rouges.

La moyenne des globules rouge dans le sang de l'homme est de 4 à 5 000 000 par mill. cube. Le nombre des globules blancs est de 1 sur 5 ou 400 rouges.

§ 16.

ÉTUDE DE LA CIRCULATION DU SANG A L'AIDE DU MICROSCOPE SUR LES ANIMAUX VIVANTS

Fig. 19.

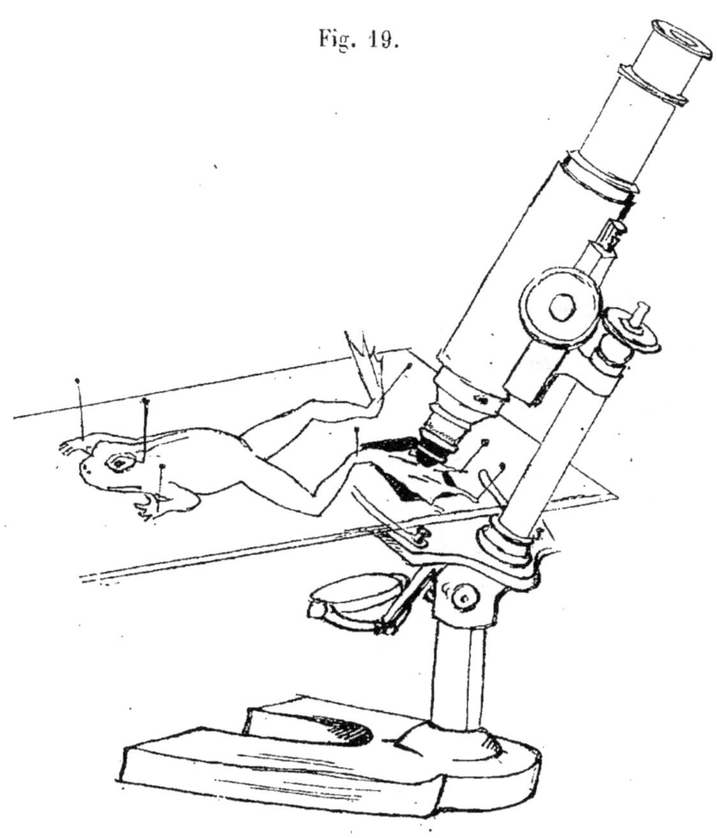

Manière de disposer une grenouille pour voir la circulation du sang dans les capillaires de la membrane interdigitale des pattes postérieures.

A l'angle d'une mince plaque de liège de forme rectangulaire percez un trou de 2 centimètres de diamètre.

Placez sur le liège une grenouille de telle façon qu'une patte de derrière passe au-dessus du trou. Si la grenouille n'est pas rendue immobile par le curare, fixez-la avec des épingles, et enfin tendez soigneusement la membrane interdigitale à l'aide d'épingles plantées dans chaque extrémité digitale.

Portez ensuite la plaque de liège sur la platine du microscope. Faites correspondre le trou du liège avec celui du microscope.

Mettez au point et regardez.

Aspect de la membrane interdigitale de la grenouille, observée avec un objectif assez fort pour voir les globules du sang. La membrane est toujours un peu opaque.

Fig. 20.

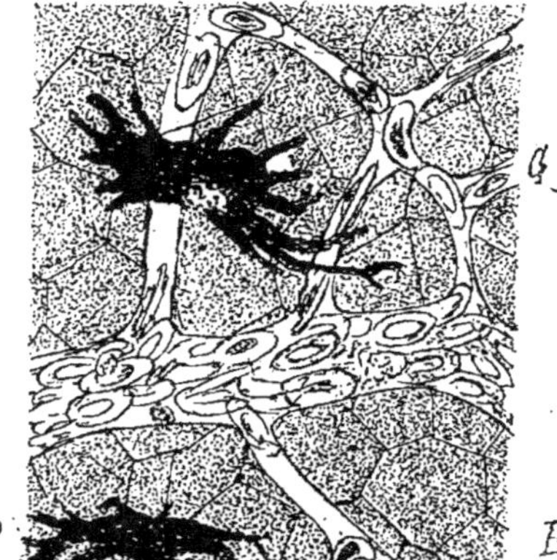

G, les vaisseaux se détachent sur le fond de la préparation, parce qu'ils sont un peu plus transparents; on y voit les globules elliptiques à noyau;

P, l'observation est gênée par la présence de grosses cellules ramifiées chargées de pigment noir; ce sont les chromoblastes qui sont dans le derme de la peau;

E, le revêtement épithélial cutané est visible, mais il ne gêne pas, il est transparent; on aperçoit les lignes régulières qui limitent ses cellules épithéliales.

Si la membrane interdigitale n'est pas trop tendue, si l'on a soin d'éviter sa dessiccation en humectant l'animal de temps en temps, on voit la circulation se faire sous ses yeux. Rapide dans les gros vaisseaux, elle est plus lente dans les capillaires. On observe des saccades et des arrêts dans le cours du sang, il change quelquefois de direction dans les petits vaisseaux.

Les globules s'étirent quand ils traversent des capillaires étroits, et se courbent quand ils se trouvent à cheval sur l'angle de bifurcation des artères. C'est dans ces conditions que l'on se rend compte de l'*élasticité* des globules du sang.

La langue de la grenouille convenablement étalée, le corps transparent d'un petit poisson, peuvent encore être utilisés pour voir la circulation du sang.

On peut même se servir aussi d'animaux tels que le lapin et le cobaye. Mais l'expérience ne peut durer longtemps et le dispositif est plus compliqué.

Lorsque l'on veut étudier la circulation de la lymphe, c'est sur le mésentère du lapin qu'on obtient les meilleurs résultats.

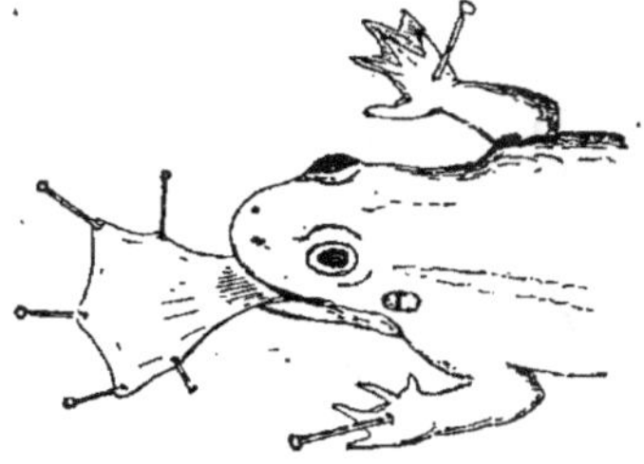

Fig. 21.

Appareil de Holmgren destiné à montrer la circulation du sang dans le poumon de la grenouille.

La grenouille est curarisée de façon à ce qu'elle soit dans l'im-

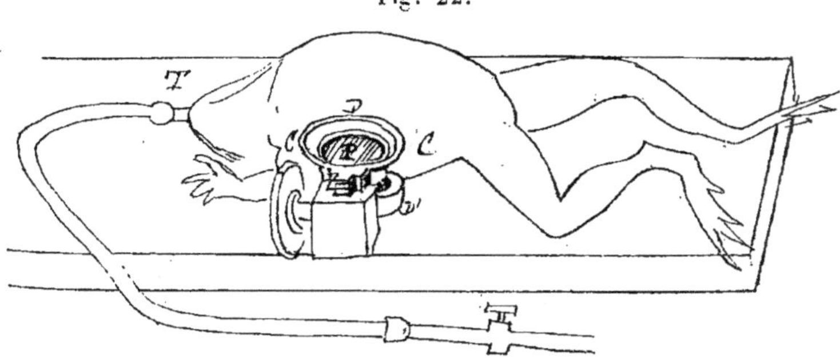

Fig. 22.

mobilité parfaite, elle est étalée sur une planchette. En lui ouvrant fortement les mâchoires, on lui introduit dans le larynx un tube T qui y est retenu par un renflement terminal; on insuffle alors les poumons de l'animal et on ferme le robinet pour maintenir la dilatation pulmonaire ainsi obtenue, puis on fait une incision latérale au thorax et le poumon fait hernie. Il se présente sous la forme d'une vésicule transparente ; on l'insinue entre les deux disques D et D' de l'appareil de Holmgren, qui peuvent être rapprochés à l'aide d'une vis et d'une crémaillère.

Observation de la circulation du sang dans le mésentère de la grenouille.

Il suffit d'une plaque de liège mince percée d'un trou, d'un bouchon percé d'un trou et d'une épingle. La figure ci-jointe n'a pas besoin d'explication.

Fig. 23.

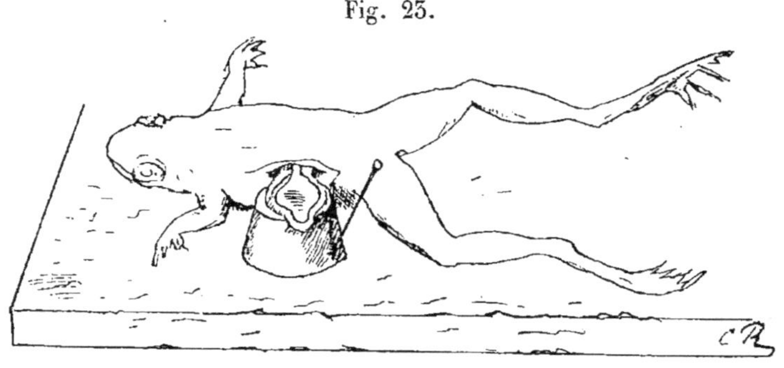

§ 17.

DU SANG COAGULÉ DANS LES VAISSEAUX OU ÉPANCHÉ DANS LES TISSUS

Une question importante pour l'histologiste est de reconnaître le sang au milieu des tissus, sans préparation spéciale, dans l'état que les liquides conservateurs lui ont donné.

Le sang est alors coagulé.

La partie liquide du plasma a disparu. La fibrine en est solidifiée,

les globules se sont entassés les uns sur les autres. Ils sont empri
sonnés dans les dépôts de fibrine qui sont d'abondance variable.

Fig. 24.

Caillot sanguin pris dans une grosse veine. La même figure est donnée par le caillot
résultant d'un épanchement de sang dans l'épaisseur des tissus.

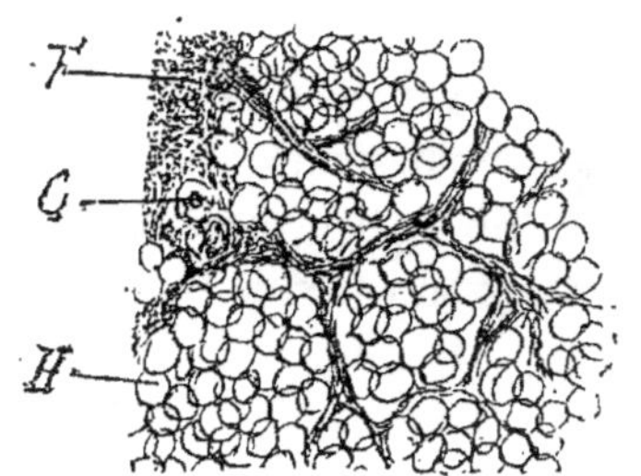

H, hématies superposées à contour délicat ;

F, filaments de fibrine formant réseau ;
ces filaments offrent à la fois l'aspect filamenteux et grenu ;

G, leucocytes ou globules blancs inclus
dans la fibrine.

Les globules sont souvent décolorés à moins qu'on ait employé
un moyen fixateur spécial tel que l'acide osmique. Le contour des
globules, arrondi ou polyédrique, est devenu délicat et difficile à
voir. Cependant, malgré la diffusion de l'hémoglobine du sang, les

Fig. 25.

Petite artère remplie par du sang
coagulé.

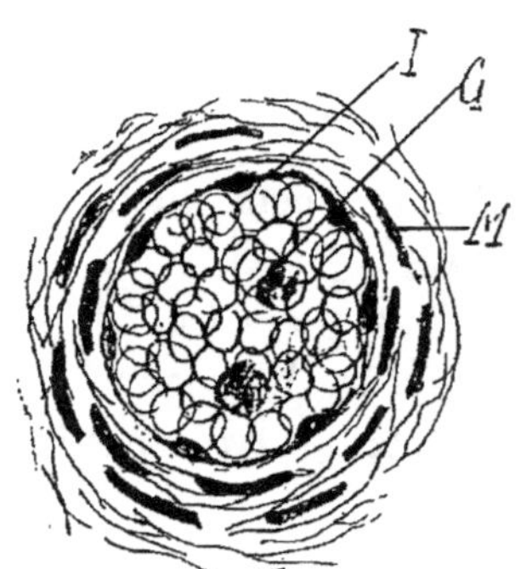

I, membrane interne de l'artériole dont
les cellules endothéliales sont visibles ;

M, tunique moyenne de l'artériole indiquée par les noyaux fusiformes de ses fibres
musculaires lisses ;

G', leucocytes emprisonnés au milieu
des hématies ; la fibrine n'est pas perceptible.

coupes fines de caillots sanguins conservent encore une coloration
jaune verdâtre et cette coloration devient brunâtre si la coupe devient
plus épaisse.

Quelquefois la fibrine n'est pas reconnaissable au milieu des globules. Dans de nombreux cas elle forme des filaments de grosseur
variable ramifiés, entrecroisés, séparant des îlots de globules.

Cette fibrine est tantôt grenue, tantôt fibreuse, tantôt incolore, tantôt colorée en rouge par l'hémoglobine dissoute.

§ 18.

DE LA FIBRINE

La fibrine se rencontre habituellement mélangée aux caillots, c'est là que l'histologiste a le plus fréquemment à l'étudier. Nous la connaissons déjà.

Elle se trouve dans des exsudats pathologiques.

On peut la voir se déposer sous les yeux en examinant une goutte de sang déposée sur une plaque de verre. Elle se produit au bout de dix à vingt minutes ; on voit de minces filaments qui traversent le champ du microscope en s'entrecroisant.

Au niveau des nœuds d'entrecroisement se trouvent de petits corps que M. le Dr Hayem a désigné sous le nom d'*hématoblastes* et qu'il considère comme les globules du sang en voie de développement.

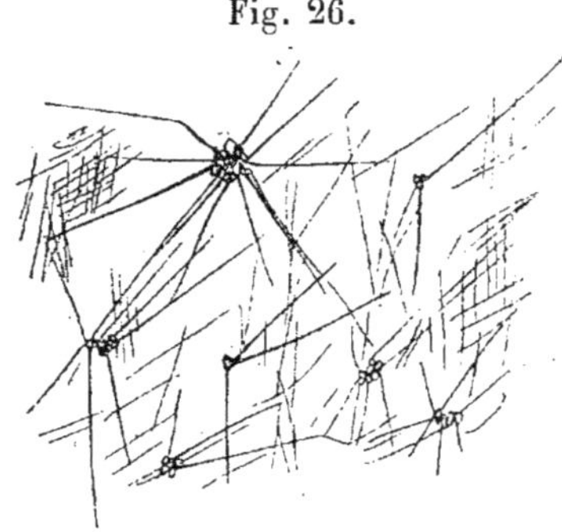

Fig. 26.

Réseau fibrineux fin.

Enfin on peut obtenir la fibrine par le battage du sang sorti des vaisseaux.

Elle est alors constituée par de gros filaments qui sont souvent d'apparence homogène ou gélatineuse.

Cet état ne tarde pas à se transformer et les filaments deviennent

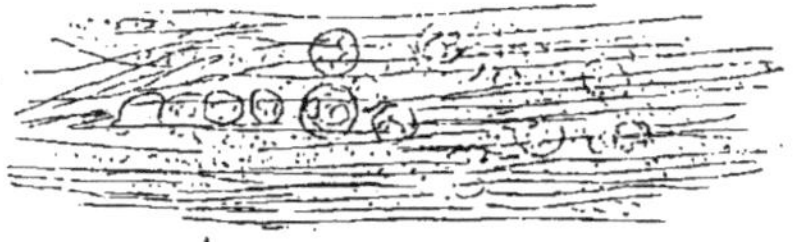

Fig. 27.

Filament de fibrine formé d'un lacis de fibrilles qui contient des globules blancs.

finement fibrillaires. L'acide acétique précipite l'apparition de l'état fibrillaire.

Suivant la rapidité de formation de la fibrine, elle renferme plus ou moins de globules blancs.

§ 19.

CRISTAUX SPÉCIAUX DU SANG

La seule substance cristallisable qui ne se rencontre que dans le sang, c'est l'hémoglobine. Cette substance lui donne sa coloration; elle est l'agent d'absorption de l'oxygène dans la respiration.

Du sang frais on tire par des préparations spéciales l'hémoglobine en cristaux. C'est une préparation de laboratoire qui demande une assez grande quantité de sang.

Quand on n'en a à sa disposition que de petites quantités, on ne peut plus obtenir les cristaux d'hémoglobine, mais on parvient à former une combinaison nouvelle, cristallisable aussi, qu'on désigne du nom d'hémine ou chlorhydrate d'hématine. Cette nouvelle forme cristalline dérivée de l'hémoglobine permet de reconnaître des traces de sang. Elle est utilisable en médecine légale.

Enfin dans les foyers hémorrhagiques anciens, la matière colorante du sang subit des transformations qui aboutissent encore à une forme cristalline : c'est l'hématoïdine qui est utile en anatomie pathologique.

Nous avons donc à étudier trois corps cristallins :

1° L'*hémoglobine*; 2° l'*hématine*; 3° l'*hématoïdine*.

Hémoglobine ou matière colorante du sang.

Cette substance, qui est une matière albuminoïde, a la propriété de donner des cristaux sous l'influence de divers agents.

C'est la seule matière albuminoïde qui soit susceptible de cristallisation, elle ne se rencontre que dans le sang.

Les cristaux ne se présentent pas avec la même forme dans toutes les espèces animales; cependant il n'y a pas autant de variations de formes que de variations d'espèces.

Nous donnons quelques types.

Forme des cristaux d'hémoglobine dans quelques espèces.

Homme, prismes à 4 pans rectangles ; rhombes allongés (A et B).

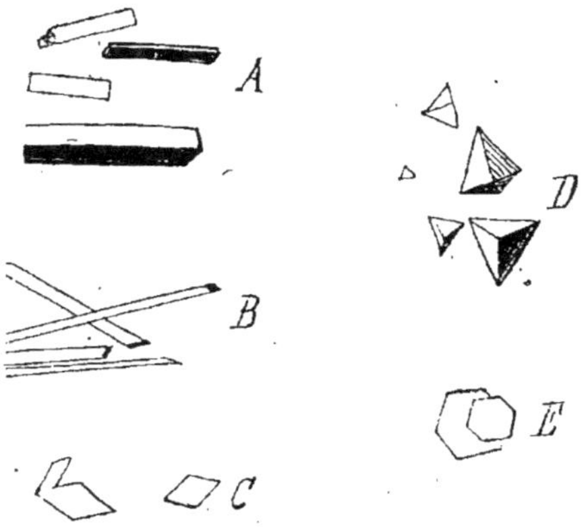

Chien, prismes à 4 pans.

Chat, prismes à 4 pans, faces terminales obliques, ou tables rhomboïdales minces (C).

Dinde, cubes à facettes octaédriques.

Cobaye et Souris, tétraèdres ou octaèdres orthorhombiques (D).

Écureuil, tables hexagonales (E).

Fig. 28.

Tous les cristaux d'hémoglobine, quel que soit leur type, ont la double réfraction, sont polychroïques, rouges par la lumière réfléchie, jaunes verdâtres par la lumière transmise.

Fig 29.

Hématine.

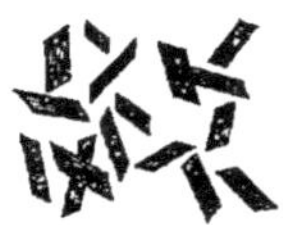

Elle se présente sous la forme de très petits cristaux de forme rhomboïdale, d'une couleur noire.

Fig. 50

Hématoïdine.

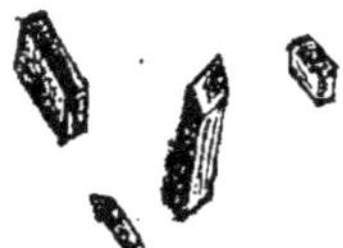

Elle se montre sous forme de petits prismes linorhombiques, d'un rouge-orange vif.

§ 20.

DU SANG EXAMINÉ AVEC LE MICROSPECTROSCOPE

On comprend que la lumière du ciel, ou celle du soleil, réfléchie sur le miroir du microscope, traversant les lentilles de l'objectif, puisse donner naissance à un spectre solaire, si l'on a remplacé l'oculaire par un petit spectroscope de dimension appropriée. Plus l'objectif sera faible, plus il laissera passer de rayons lumineux, plus le spectre sera net. On pourrait, pour l'avoir de coloration plus intense, enlever complètement l'objectif.

Le sang à examiner peut être simplement déposé sur une lame et recouvert d'une lamelle, ou étalé sur une lame et séché, ou enfin mêlé à une quantité d'eau variable dans une petite cuve

Le spectre, modifié par le passage du rayon lumineux à travers une couche de sang, se présente de la façon suivante : le spectre est

Fig. 31.

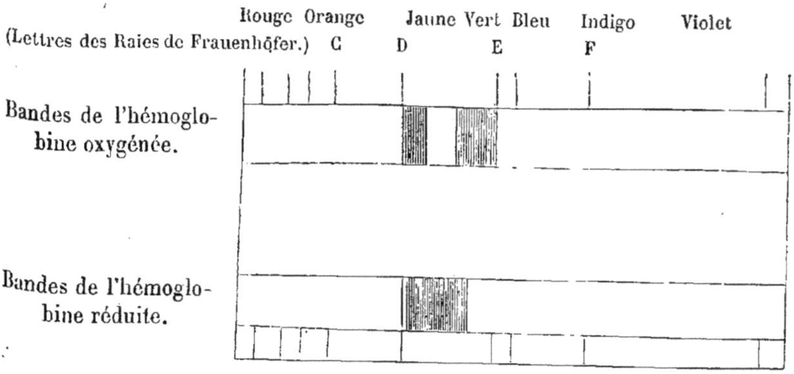

incomplet, l'extrémité rouge en est la plus lumineuse, la partie violette est très effacée. En outre, on remarque deux bandes d'absorption ; elles ont entre elles une bande lumineuse d'un jaune verdâtre.

La bande placée dans l'orangé est la plus étroite, la plus sombre ;

la bande placée entre le jaune et le vert est plus large, mais moins sombre.

Pour fixer exactement la position de ces bandes, on dit qu'elles sont comprises entre les raies D et E de Frauenhofer.

Le sang, sorti des vaisseaux et mis au contact de l'air, est toujours oxygéné; le spectre est donc celui de l'oxyhémoglobine ou hémoglobine oxygénée.

Quand on chasse l'oxygène de l'hémoglobine par un réducteur spécial, tel que le gaz hydrogène, le gaz acide carbonique, le sulfure d'ammonium, etc., les deux raies de l'hémoglobine se rapprochent et se confondent en une seule très large qui couvre le jaune, empiète sur le rouge, découvre le vert en se transportant vers le rouge.

C'est ce qu'on appelle la bande de l'hémoglobine réduite.

DES FEUILLETS DE L'EMBRYON

Le titre de manuel donné à notre travail ne peut nous dispenser *d'être complet.* Il n'est plus possible aujourd'hui d'étudier l'histologie sans parler de développement.

Partis d'une origine très différente, des éléments peuvent arriver à la ressemblance de forme, mais leurs propriétés resteront différentes et la physiologie normale et pathologique tire parti de la connaissance du développement.

Tous les éléments dérivent de l'ovule.

L'ovule se segmente en deux cellules, chacune des nouvelles cellules se segmente à son tour et par cette voie de multiplication naissent une quantité innombrable d'éléments.

Comme les ovules des mammifères sont petits, difficiles à trouver, comme l'époque de la fécondation est incertaine, on s'est servi, pour étudier ces premières modifications, d'œufs dont on pouvait surveiller l'incubation, œufs de poisson, et surtout œufs de poule.

Sur ce dernier on observe que les innombrables cellules, dont j'ai parlé, se disposent de manière à former une pellicule entourant le jaune de l'œuf. Une partie s'épaissit particulièrement et forme une plaque ovale, c'est l'embryon qui est d'abord lamelleux.

Fig. 32 (Cadiat).

Embryon de poulet.

A, son extrémité céphalique ;

D, son extrémité caudale.

Cette lamelle se ride en son milieu pour former, B, la gouttière nerveuse primitive de chaque côté de laquelle deux point noirs représentent les premières vertèbres.

A', pli formé par l'incurvation de la tête.

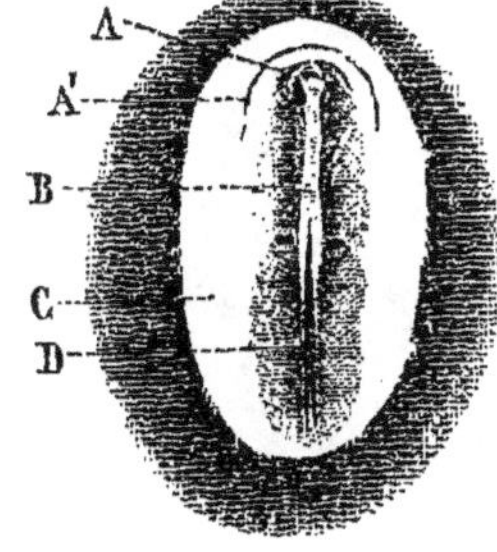

Cette lamelle, coupée transversalement, se présente composée de trois feuillets.

Fig. 33 (Cadiat).

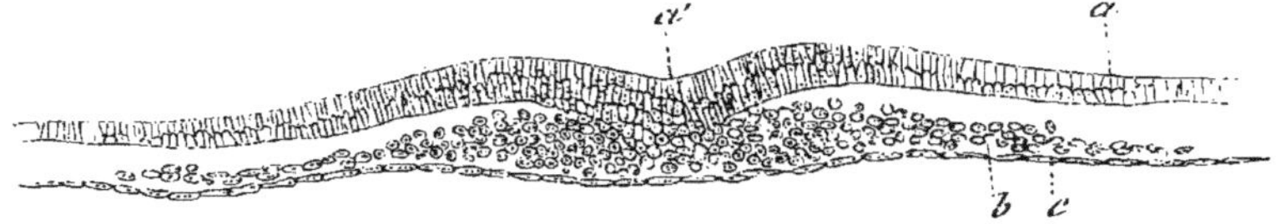

    a et *a'* feuillet externe ou cutané, exoderme ;
    b, feuillet moyen ou intermédiaire, mésoderme ;
    c, feuillet interne ou muqueux, ou intestinal, endoderme.

Ce dernier, en contact avec la provision d'éléments que contient le vitellus ou jaune de l'œuf, représente le premier intestin.

C'est de ces feuillets qu'on fait partir l'étude du développement. On les appelle feuillets du blastoderme.

EPITHÉLIUMS

§ 21.

ÉPITHÉLIUMS

Sous le nom d'*épithelium*, nous étudierons les divers éléments épithéliaux et les tissus épithéliaux.

Les épithéliums sont des éléments cellulaires caractérisés par leur situation en couche mince à la surface des téguments externes, internes, muqueux et séreux, dans les tubes des glandes et dans quelques organes glandulaires sans conduit excréteur.

Ils se développent surtout vers la surface et ne s'enfoncent que pathologiquement dans la profondeur des tissus (dégénérescence cancéreuse).

Les éléments épithéliaux présentent presque toujours avec netteté les trois parties constituantes de la cellule : paroi, corps cellulaire et noyau. Cet état parfait s'observe en particulier dans les cellules de la couche moyenne de l'épiderme ou corps muqueux de Malpighi, mais souvent une partie de l'élément prend de l'importance aux dépens des autres et il peut se produire ainsi toute une série de modifications que nous devons connaître.

Quelquefois la kératine épaissit les parois des cellules. Exemple : la couche cornée de l'épiderme, les ongles, les poils, les cornes.

D'autres fois, le corps cellulaire peut être distendu, soit par du mucus, par de la graisse, il peut contenir des matières colorantes, des ferments solubles, de la pepsine, du glycogène.

Enfin les épithéliums peuvent s'incruster de phosphate calcaire, comme les dents, se transformer en fibres, comme dans le cristallin, etc.

Les épithéliums ont des formes variables, qui permettent de les diviser en trois variétés principales :

Cylindrique (avec ou sans cils vibratiles), prismatique, conique.
Polyédrique, cubique-sphérique.
Lamellaire, pavimenteux.

Chaque variété d'épithéliums occupe plus particulièrement une région, mais peut se substituer à l'autre; exemple : les modifications de l'utérus.

L'origine des épithéliums est différente, les uns viennent du feuillet externe ou cutané, les autres du feuillet interne ou muqueux (du blastoderme). Leurs propriétés et leurs fonctions sont très différentes; les uns doivent offrir de la résistance, d'autres faciliter le glissement; les uns sécrètent de la graisse, les autres du glycose, les autres du mucus; les uns concentrent la lumière, les autres l'arrêtent, etc.

§ 22.

ÉPITHÉLIUMS CYLINDRIQUES

Ils se divisent en épithélium cylindrique simple, épithélium cylindrique à plateau et épithélium cylindrique à cils vibratiles.

Les épithéliums cylindriques simples se rencontrent dans l'estomac, les voies biliaires, les conduits de beaucoup de glandes, etc. Nous les étudierons avec les organes.

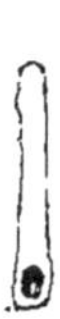

Fig. 54.

Épithélium cylindrique simple d'une glande du col utérin.

Les épithéliums cylindriques à plateau s'observent dans l'intestin grêle, et dans le gros intestin.

Les épithéliums à cils vibratiles se rencontrent dans les voies respiratoires, les voies génitales de la femme et de l'homme.

Partout où existent les épithéliums cylindriques avec ou sans plateau, les phénomènes d'absorption sont énergiques; dans les points où sont les épithéliums ciliés les phénomènes d'absorption sont au contraire peu prononcés. Les cils jouent un rôle spécial; ils se trouvent surtout dans les conduits excréteurs et vecteurs.

Fig. 35] (Cadiat).

Cellules épithéliales de l'intestin de l'homme, après dissociation.
Grossissement 1/580.

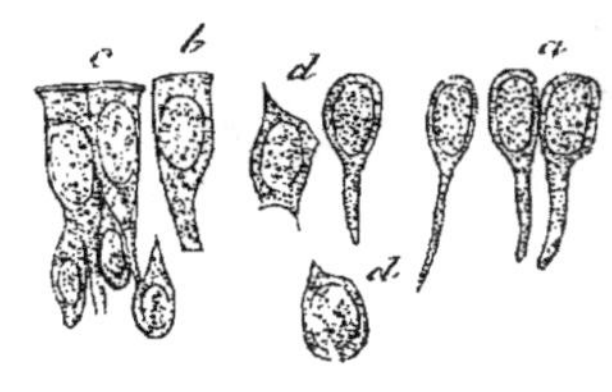

c, cellules cylindriques à plateau complètement développées;

b, cellules cylindriques à plateau non visible;

a, cellules en voie de développement;

d, cellules à un état encore moins avancé.

Il est très difficile de voir le plateau, surtout à cause de la rapidité avec laquelle l'épithélium s'altère dans le tube digestif, et en outre à cause de la difficulté de le dissocier; le plateau présente des stries difficiles à voir, perpendiculaires à sa surface, qui ont été prises pour de fins canalicules ayant un rôle dans l'absorption intestinale; très souvent on constate dans l'intérieur de ces cellules cylindriques de l'intestin des granulations graisseuses.

On voit fréquemment, à l'extrémité libre des épithéliums cylindriques simples, des saillies sphériques transparentes, ce sont des gouttes sarcodiques, phénomène cadavérique ou trace d'une dernière sécrétion, comme nous le verrons en étudiant les glandes.

Les épithéliums cylindriques à plateau se présentent souvent avec une apparence spéciale qui leur a fait donner le nom de cellules caliciformes. Leur corps cellulaire devient transparent, il est augmenté de volume. Il semble creusé d'une cavité qui s'ouvrirait à l'extérieur tandis que le noyau est repoussé vers la profondeur.

Épithéliums cylindriques à cils vibratiles de la trachée de l'homme,
obtenus par grattage de la muqueuse.

On voit sur cette figure la diversité de leurs formes qui correspond à divers
stades de leur développement.

Fig. 36 (Cadiat).

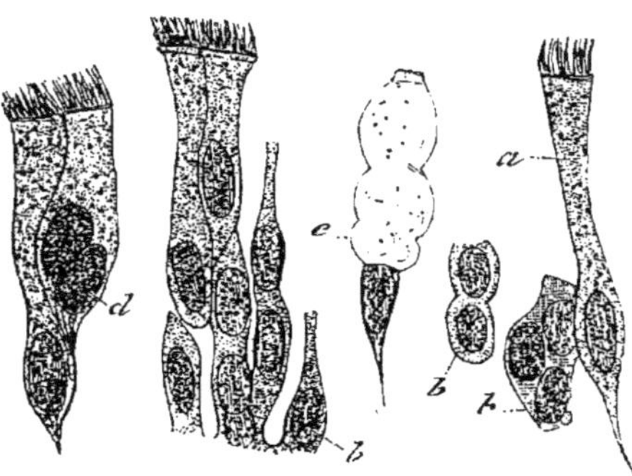

a, cellule typique montrant un corps cellulaire allongée, renflée en un point pour loger son noyau, terminée en pointe à son extrémité profonde, par une surface plane à l'autre extrémité qui est garnie de cils; sur les autres cellules, de forme identique, on voit nettement dessiné un petit plateau qui supporte les cils.

b, *b*, désigne des cellules qui sont situées au-dessous des cellules complètes, de forme très variable, non cylindriques et sans cils; ces cellules présentent, un, deux ou trois noyaux qui indiquent qu'elles sont en travail actif de développement; elles remplaceront les cellules complètes quand celles-ci seront disparues;

e, cellule dont le corps cellulaire est devenu vésiculeux; c'est un état pathologique ici qui est normal dans l'intestin.

Fig. 37 (Laguesse).

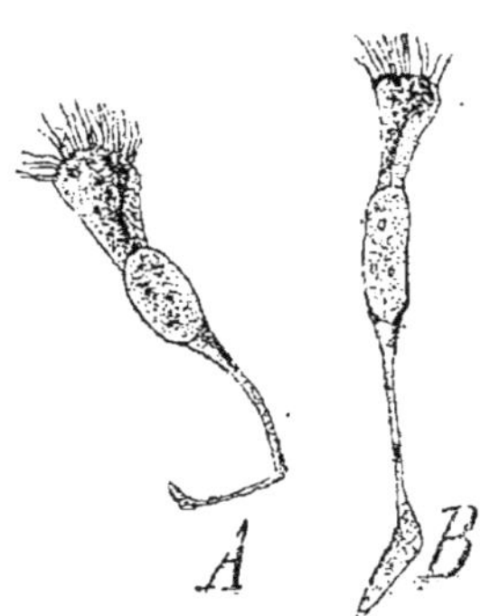

Épithéliums cylindriques à cils vibratiles; préparation par grattage, étudiée à plus fort grossissement.

Ils montrent l'irrégularité de forme des prolongements A et B, ainsi que du corps, qui présente des empreintes.

Il est intéressant d'examiner les cellules épithéliales à cils vibratiles lorsqu'elles sont encore vivantes. Pour cela on peut prendre

les cellules qui se détachent de la muqueuse nasale pendant le
coryza ou les cellules enlevées par ra-
clage de la muqueuse linguale ou trachéale d'une grenouille en ayant soin
de se servir de sérum; mais la méthode
la plus facile consiste dans l'examen
d'un petit morceau de branchies de
moule dans l'eau ordinaire à la température ambiante. Les cils vibratiles de ce
dernier animal sont très grands et leurs
mouvements persistent longtemps. Déta-
chés de la cellule avec le plateau qui les supporte ils continuent
encore à se mouvoir.

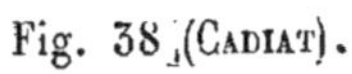

Fig. 38 (CADIAT).

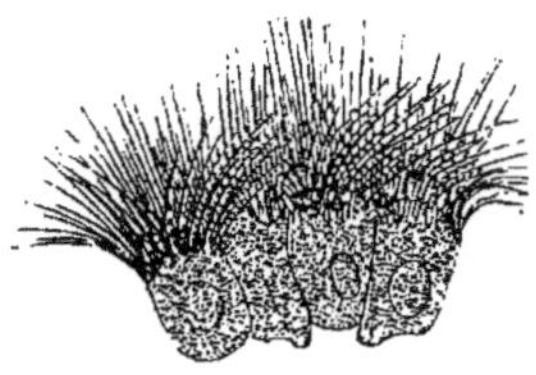

Cellules cylindriques à cils
vibratiles des branchies
de la moule.

§ 23.

ÉPITHÉLIUMS POLYÉDRIQUES

Ces épithéliums se rencontrent à la surface de la peau et à la
surface des muqueuses dérivées de la peau, langue, bouche,
œsophage, anus, canal vulvo-vaginal, canal uréthral et vésical.

En outre, ils entrent dans la composition d'une grande quantité
de glandes telles que la mamelle, le foie, les glandes salivaires, le
rein, le testicule, les capsules surrénales.

On a beaucoup discuté pour savoir si les éléments qui constituent
les glandes lymphatiques étaient des épithéliums et Robin l'affir-
mait nettement. Aujourd'hui son opinion n'est plus acceptée.

Dans le revêtement cutané, les épithéliums se présentent sous
des formes très diverses, ils sont tantôt fusiformes ou cubiques,
tantôt polyédriques, tantôt aplatis.

Nous ne pouvons représenter ici toutes leurs variétés, mais nous
aurons occasion de revenir plusieurs fois sur leur étude. Leurs parties constituantes présentent aussi de grandes variétés, leur corps
cellulaire est grand ou petit, chargé de granulations, colorées ou
non.

Fig. 39.

Épithélium polyédrique.

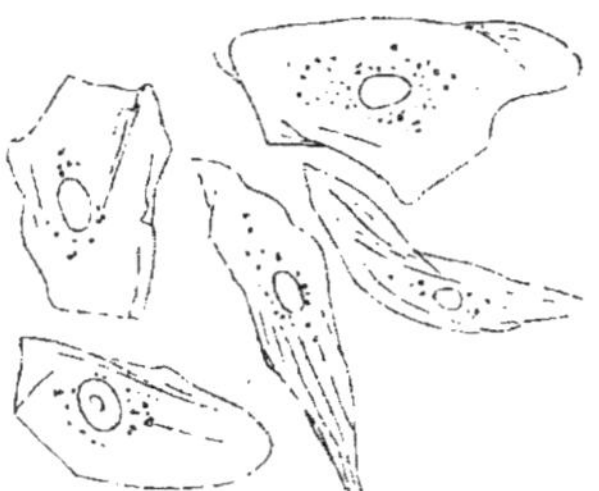

Cellules de la couche cornée de l'épithélium de la langue, couche la plus superficielle, obtenue par raclage de la langue ou simplement par l'examen d'un crachat. Elles ont un noyau. La trace de leur corps cellulaire est indiquée par quelques granulations. Elles sont de forme très irrégulière, plissées, et portent des empreintes dues au voisinage des autres cellules.

Souvent le noyau et le corps cellulaires sont devenus invisibles et il ne reste que la membrane d'enveloppe plissée et très irrégulière. Cette membrane d'enveloppe est épaissie, comme celle des cellules de la couche superficielle de l'épiderme cutané, par la kératine.

Fig. 40.

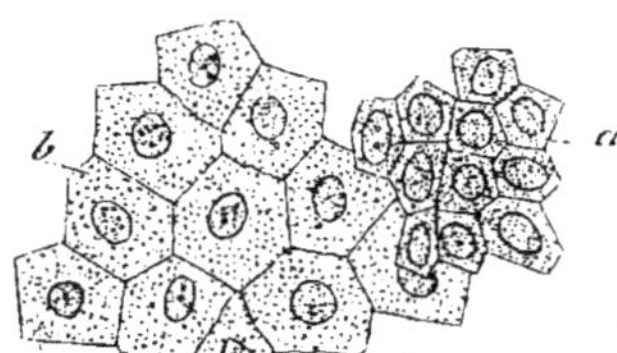

Cellules de l'épiderme d'un embryon humain, vues par leur face supérieure.

a, couche profonde ;

b, couche superficielle, elles sont d'une régularité parfaite de forme.

Dans les glandes, ils ne subissent pas d'aussi grandes modifications, leur forme ne s'écarte pas beaucoup de la forme sphérique, mais elle est très irrégulière, il suffit pour cela de comparer les diverses cellules du foie ensemble ou les cellules d'une glande sébacée.

Fig. 41.

Épithéliums glandulaires. Cellules épithéliales du foie de l'homme, isolées par grattage. Grossissement 1/580. Elles ont la forme de polyèdres très irréguliers.

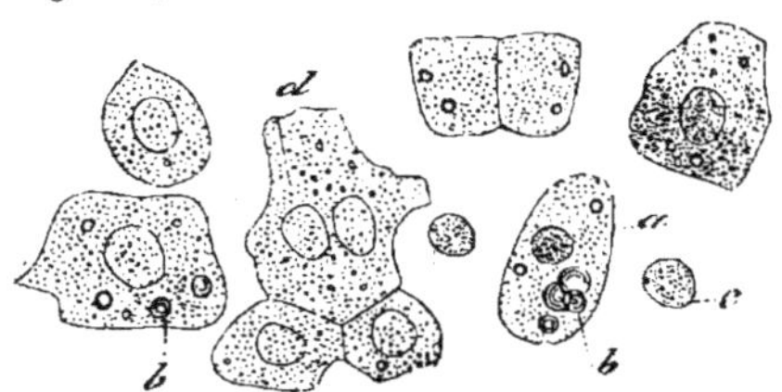

a, cellule qui contient un seul noyau et six gouttes de matière colorante biliaire, dont les plus grosses sont désignées par la lettre b. En outre de ces grosses granulations, on en rencontre une quantité d'autres, très fines, qui donnent un aspect grenu, trouble ;

c, noyau devenu libre par suite de la déchirure accidentelle de la cellule ;

d, cellule de forme très irrégulière présentant deux noyaux.

Fig. 42.

Cellules épithéliales de la glande mammaire en lactation, isolées par grattage
et traitées par l'acide osmique.

Elles ont la forme de polyèdres irréguliers ; quelquefois sans noyau visible, elles
ont d'autres fois un ou deux noyaux.

Les taches noires représentent de la graisse
noircie par l'acide osmique. Ces cellules présentent en outre un grand nombre de granulations fines.

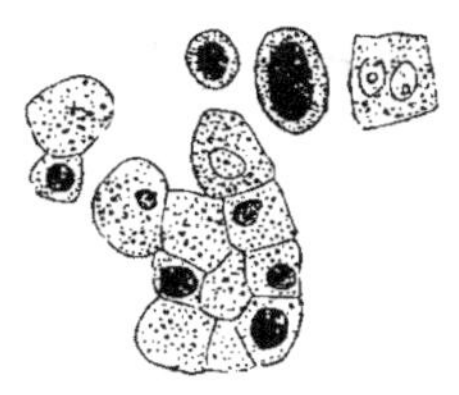

Fig. 43.

Cellules épithéliales du cul-de-sac d'une glande sébacée de l'homme.
Grossissement 1/500.

a, petite cellule tapissant la paroi et renfermant peu de graisse ;

b, cellule plus volumineuse et chargée de
graisse sous forme de petites granulations ;

c, cellules dans lesquelle les granulations
graisseuses se sont réunies sous forme de
gouttelettes ;

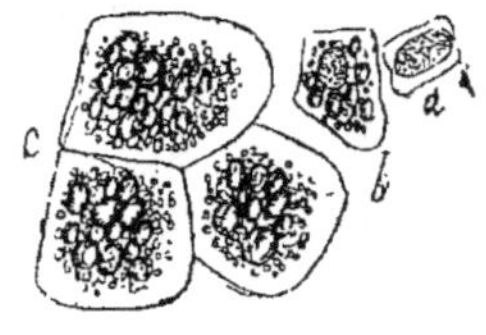

§ 24.

ÉPITHÉLIUMS LAMELLEUX

Les épithéliums plats ou lamelleux ont une origine très différente
des autres ; ils ne dépendent plus des feuillets externes ou internes
du blastoderme, feuillets épithéliaux proprement dits ; ils se sont
formés par transformation du tissu conjonctif, du mésoderme ou
feuillet moyen du blastoderme. Ils se rencontrent dans les cavités
vasculaires, dans les cavités séreuses et de plus ils tapissent des
membranes telles que les enveloppes des nerfs, les enveloppes des
tubes testiculaires qui avaient paru pendant longtemps formés de
lamelles amorphes.

Fig. 44.

Epithéliums plats ou lamelleux (synonyme : Endothélium),
obtenus par le raclage des séreuses.

1° *Péritoine.* — *a*, cellule vue à plat, de forme polygonale; le noyau est très visible, le corps cellulaire et le contour le sont souvent très peu;

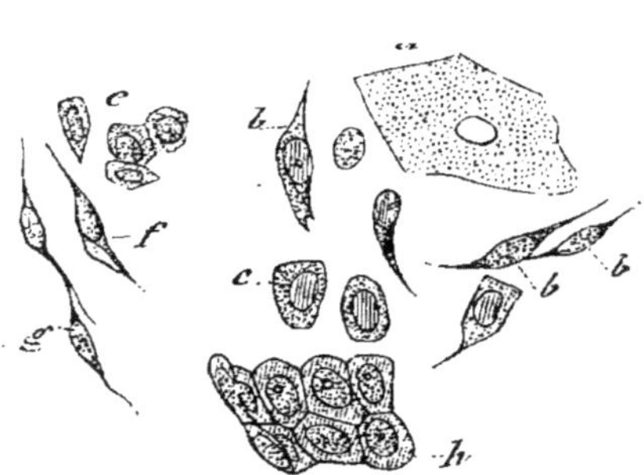

b, les mêmes cellules vues de champ, montrant le renflement du noyau ;

c, cellules plates, plus petites, à contour irrégulier, à corps cellulaires un peu plus épais: elles siègent dans les dépressions, les parties moins soumises aux frottement;

2° *Synoviale du genou.*

e, cellules plates, de petites dimensions, vues de face;

f, g, mêmes cellules, vues de champ;

3° *Tunique vaginale.*

h, cellules plates, vues de face.

§ 25.

TISSUS ÉPITHÉLIAUX

Nous envisagerons maintenant la disposition que les épithéliums offrent quand ils constituent des revêtements, c'est l'étude des tissus épithéliaux.

Les épithéliums se juxtaposent ou s'imbriquent de façon à former une couche continue, ils se desquament et se régénèrent continuellement, la régénération se fait par les cellules qui sont les plus voisines du tissu conjonctif sous-jacent. L'élément régénérateur offre des formes très différentes de l'élément définitif, comme on peut le voir sur les diverses figures de cet article et comme nous l'avons déjà dit. La desquamation se fait par la surface. L'épaisseur des couches d'épithélium varie suivant les tissus ; il en est de même de l'abondance de la desquamation.

Les tissus épithéliaux ne contiennent pas de vaisseaux, mais leur couche la plus inférieure n'en est séparée que par une mince membrane qu'on appelle la basement membrane.

Les tissus épithéliaux paraissent présenter des nerfs. Ces filaments nerveux se présenteraient sous forme de filaments très ténus dont on ne constate la présence qu'à l'aide de réactions très compliquées, aussi les a-t-on mis en doute.

Nous diviserons les tissus épithéliaux en

Fig. 45 (Ranvier).

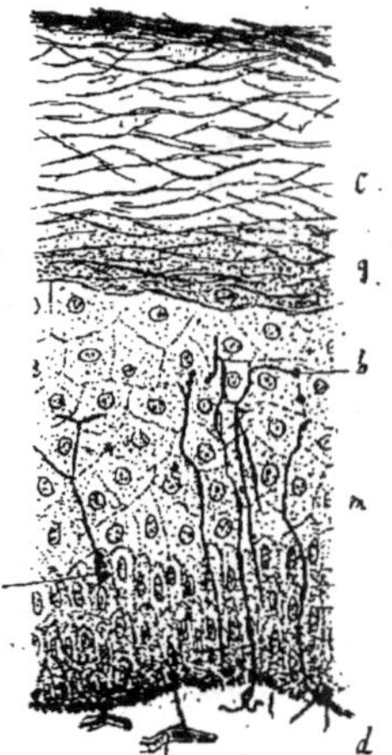

a, nerfs qui sont situés dans la couche dermique *d* de la peau du doigt d'un enfant. On voit des filaments s'en détacher et monter vers l'épithélium ; ils sont de volume irrégulier, ils se terminent au niveau indiqué par la lettre *b* ;

m, couche de Malpighi ;

g, stratum granulosum ;

c, couche cornée.

tissu épithélial polyédrique, pavimenteux stratifié ou cutané, ou cutanéo-muqueux, tissu épithélial polyédrique des glandes, tissu épithélial cylindrique à cils vibratiles, tissu épithélial cylindrique ou muqueux, enfin tissu des épithéliums plats ou endothélial.

Tissu épithélial polyédrique pavimenteux stratifié, cutané ou cutanéo-muqueux. — Il est constitué à sa partie profonde par des cellules allongées de forme, perpendiculaires au derme. Elles contiennent souvent plusieurs noyaux qui indiquent qu'elles sont en activité de développement : elles sont chargées de remplacer les cellules de la superficie qui sont en desquamation. Ces cellules sont très chargées de pigment et donnent à la peau sa coloration suivant la race.

Au-dessus de ces cellules s'en trouvent d'autres dont le corps cellulaire s'est agrandi et qui tendent à se rapprocher de la forme sphérique, puis vers la superficie ces cellules semblent s'aplatir ; leur corps cellulaire et leur noyau diminuent, enfin il ne reste plus que des lamelles formées par l'accolement des parois aplaties. Tel est le tissu épithélial pavimenteux stratifié dont nous donnons un exemple.

Fig. 46 (CADIAT).

Épithélium pavimenteux stratifié. Coupe du prépuce, comprenant l'épiderme et une très faible partie du derme.

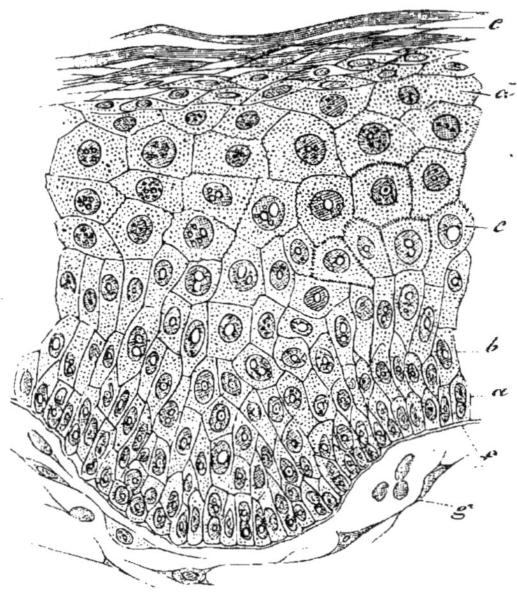

g, partie la plus superficielle du derme;

f, membrane basale qui sépare le derme de l'épiderme;

a, cellules épithéliales profondes de forme allongée et perpendiculaires au derme; beaucoup contiennent plusieurs noyaux; elles sont souvent chargées de pigment;

b, les cellules tendent à prendre une forme moins allongée; leur corps cellulaire augmente;

c, les cellules sont devenues polyédriques; leur contour paraît crénelé; leur corps cellulaire et leur noyau sont très développés; le noyau contient un ou plusieurs nucléoles;

d, les cellules commencent à s'aplatir et perdre de volume;

e, les cellules sont aplaties; le noyau et le corps cellulaire ont disparu, il ne reste plus que l'enveloppe; ce sont les *cellules cornées* qui constituent la *couche cornée*.

Cette coupe montre bien la disposition du corps de Malpighi, qui va de *f* à *d* (y compris); le *stratum granulosum* et le *stratum lucidum* n'existent pas; la couche cornée est très mince.

Une étude plus approfondie de ce tissu sera faite quand nous nous occuperons de la peau; il en sera de même pour le *tissu épithélial des glandes* que nous décrirons avec chaque glande en particulier.

Le *tissu épithélial cylindrique à cils vibratiles* est composé comme le précédent de plusieurs rangées de cellules.

Fig. 47 (Laguesse).

Épithélium cylindrique à cils vibratiles de la trachée. Les cellules
sont superposées pour former une couche.

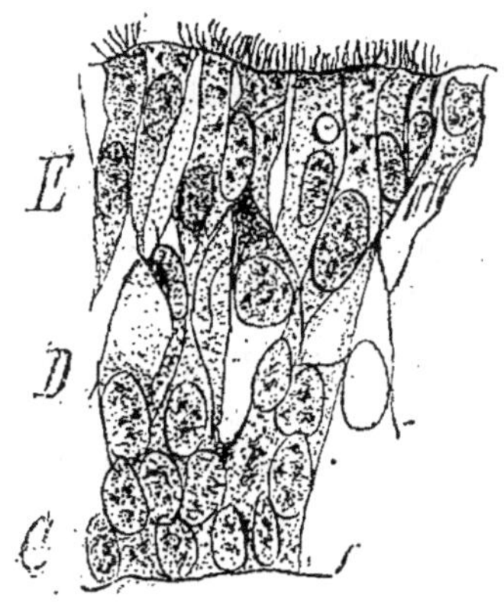

E, épithéliums superficiels, de forme allongée, ils ont une extrémité taillée à angle aigu qui s'enfonce vers la profondeur, une extrémité ciliée plus renflée tournée vers l'extérieur; on constate la présence d'un noyau au niveau duquel le corps cellulaire offre un renflement ;

D et C, épithéliums beaucoup plus courts, en voie de développement, destinés à remplacer les plus superficiels.

Le *tissu épithélial cylindrique ou muqueux* malgré sa faible épaisseur présente aussi la superposition des cellules.

Fig. 48 (Cadiat).

Épithélium cylindrique à plateau de la muqueuse intestinale d'un chat,
dessiné d'après une coupe.

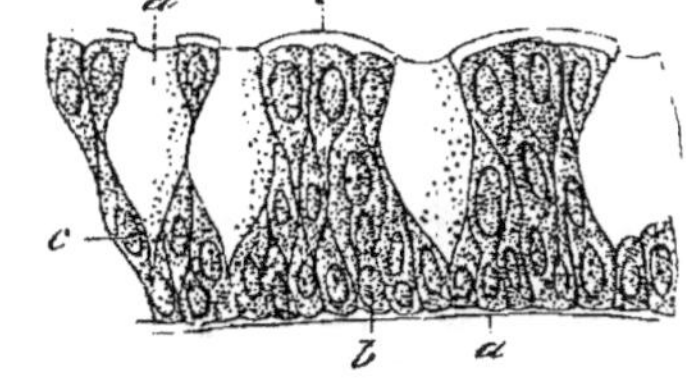

Ces épithéliums sont rangés sur plusieurs couches, et ceux de la partie superficielle *c* seuls méritent le nom de cylindriques; cependant ce qualificatif est impropre, en réalité ils sont prismatiques à la partie profonde, en *a* et *b* et *c* ces cellules ont une forme de fuseau plus ou moins effilé aux deux bouts;

En *d*, se voit une cellule cylindrique qui est distendue par le mucus; on la désigne sous le nom de cellule caliciforme.

Tissu épithélial lamelleux ou endothélial. — Ce tissu constitue les membranes excessivement minces qui tapissent les séreuses, les vaisseaux sanguins et lymphatiques et s'appliquent à la surface des diverses membranes amorphes. Il n'est pas en couches stratifiées comme les autres tissus. Ses cellules se soudent par les bords; comme elles sont minces et transparentes, les lignes de séparation ne sont visibles que par l'imprégnation du nitrate d'argent.

D'après Tourneux et Hermann, la régénération de ces cellules se ferait en certains endroits où sont amassées des cellules plus petites et plus épaisses.

Ce tissu épithélial fait partie, avec le tissu élastique, musculaire et conjonctif, du système vasculaire, capillaire, veineux et artériel.

Avec le tissu conjonctif élastique il forme les séreuses.

Certaines membranes d'apparence amorphe (comme la gaine lamelleuse des nerfs ou périnèvre, les enveloppes des corpuscules de Pacini, les membranes limitantes des conduits, tubes ou acini glandulaires) sont composées en réalité de cellules épithéliales plates que démontre la nitratation.

Epithéliums des membranes amorphes

Fig. 49 (Cadiat).

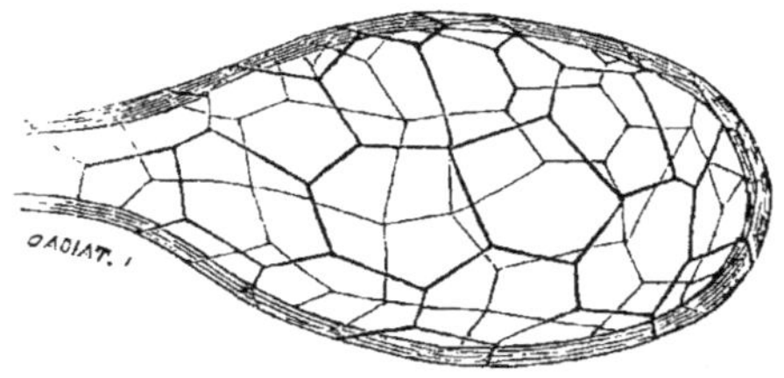

Corpuscule de Pacini, traité par une solution de nitrate d'argent. Les contours des cellules qui tapissent ses enveloppes y sont dessinés sous forme d'un réseau à mailles polyédriques

Fig. 50 (Cadiat).

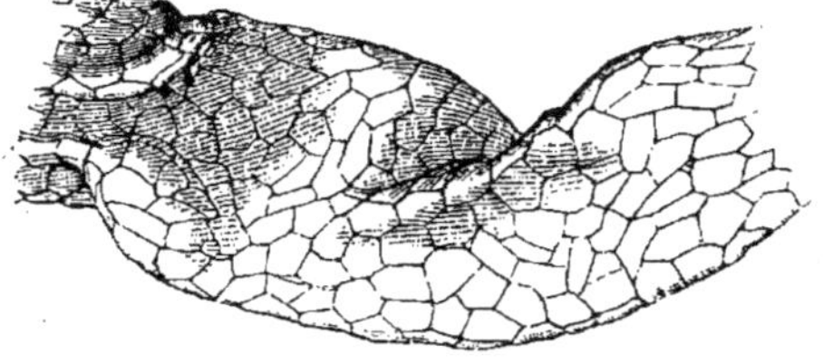

Paroi amorphe d'un tube spermatique, traité par une solution de nitrate d'argent. Le contour des cellules plates, dont il est tapissé, est nettement indiqué.

Fig. 51 (Cadiat).

Épithélium (endothélium) du péritoine, d'après une préparation au nitrate d'argent de Tourneux et Hermann, au niveau du centre phrénique dont on aperçoit par transparence les fibres tendineuses entre-croisées (lapin).

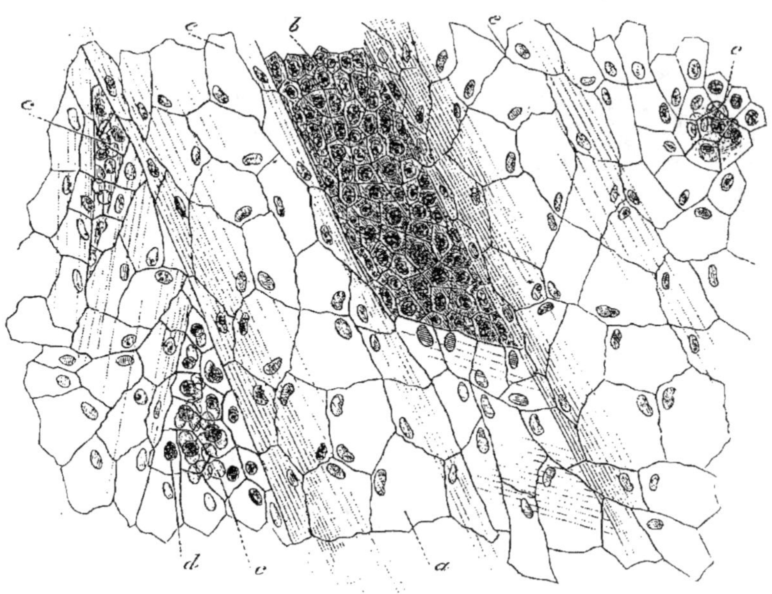

a, grandes cellules lamellaires;

b, cellules plus petites et plus épaisses, situées dans une dépression (centre de génération);

c (angle supérieur de la figure), enfoncements appelés puits lymphatiques, sujet de longues discussions;

d, noyau des cellules;

e, amas de noyaux sous-jacent aux endothéliums.

Fig. 52 (Cadiat).

Épithélium (endothélium) d'une *artère* dont les contours sont rendus visibles par l'emploi du nitrate d'argent.

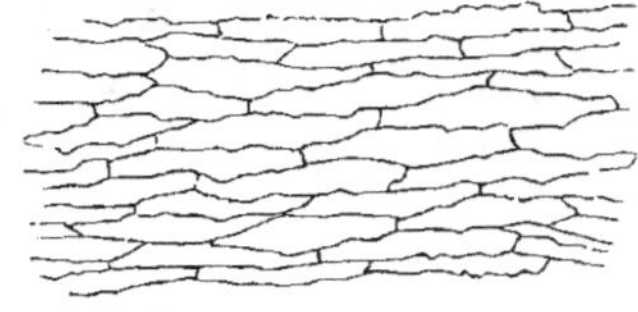

Le noyau n'est pas visible, il existe cependant, mais le réactif employé pour la préparation ne révèle que les contours de la cellule. Par contre sur des coupes, et sans nitratation, on ne voit que le noyau.

§ 26.

ÉPITHÉLIUMS MODIFIÉS

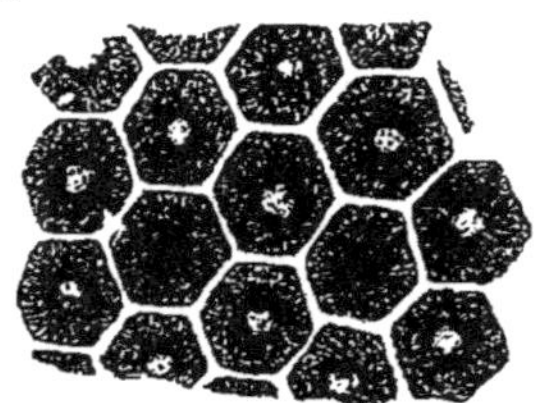

Fig. 53 (Cadiat).

Épithéliums pigmentaires, vus de face de la choroïde; le noyau est seul exempt de pigment.

Les épithéliums du feuillet externe du blastoderme servent à former des éléments dont l'aspect diffère beaucoup de la forme habituelle; c'est par aplatissement ou allongement des cellules, et modification de leur contenu que se forment les ongles, les poils; l'émail; les épithéliums pigmentaires de la choroïde; les fibres cristalliniennes.

Fig. 54 (Cadiat).

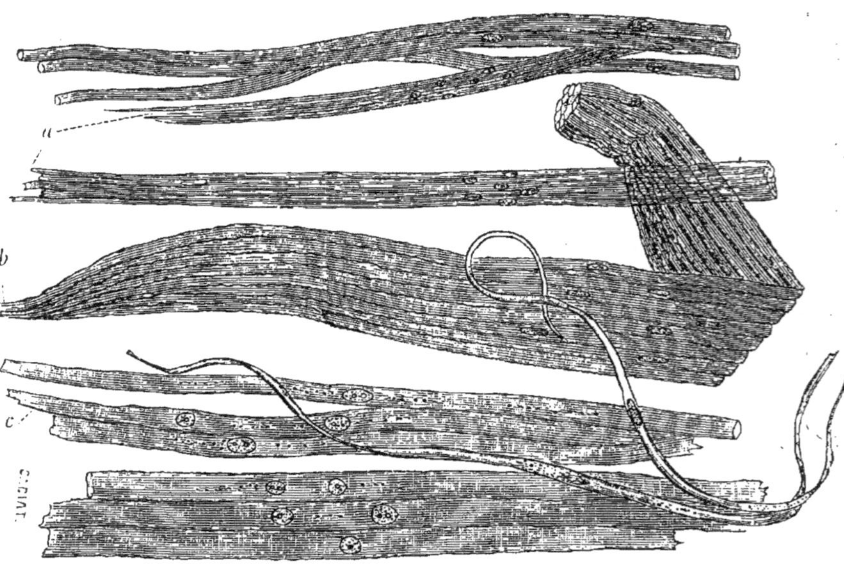

Fibres cristalliniennes. Elles sont de volume inégal, à bords tantôt rectilignes, tantôt sinueux; elles présentent habituellement un ou plusieurs noyaux; leur surface de section, visible à l'extrémité du faisceau *b*, est hexagonale.

Ces fibres ne sont autre chose que des épithéliums très allongés.

Fig. 55 (Cadiat).

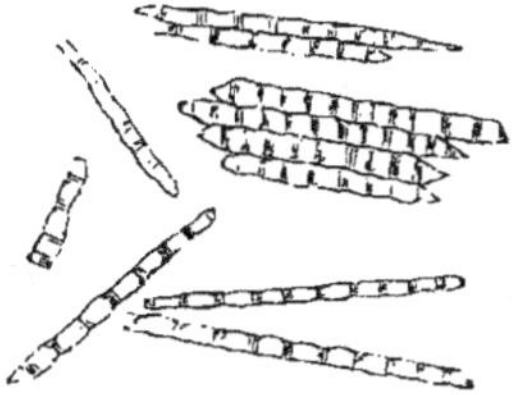

Épithéliums modifiés. Fibres de l'émail dentaire.

Enfin, les diverses terminaisons nerveuses des organes des sens et les cellules du système cérébro-spinal dérivent encore de ces mêmes éléments épithéliaux.

§ 27.

KARYOKINÈSE

Les figures destinées à faire connaître la karyokinèse sont prises sur les dessins de Flemming (*Archiv für microscopische Anatomie*, 1882).

Elles montrent ce phénomène sous divers états.

Elles ont été prises sur des cellules épithéliales de la peau humaine.

La découverte de cet état est la suite des améliorations survenues dans l'outillage microscopique et dans les méthodes de coloration. Elle est due à Strasbürger.

Il s'agit d'une modification du noyau des cellules; c'est ce qu'on désignait jadis sous le nom de *nucléoles simples* ou *multiples du noyau*.

Visible avec beaucoup de netteté sur les cellules végétales, la karyokinèse s'observe bien sur les cellules des animaux inférieurs et moins bien sur les cellules des divers tissus de l'homme.

A l'aide de forts grossissements et de l'éclairage *Abbé*, et de colorations spéciales, on peut voir que la substance du noyau des cellules n'est pas homogène, quelquefois il s'y rencontre des granulations plus ou moins allongées, quelquefois des filaments.

Les cellules désignées par les lettres IJ montrent des granulations ; les cellules AB, des granulations et des filaments très irréguliers.

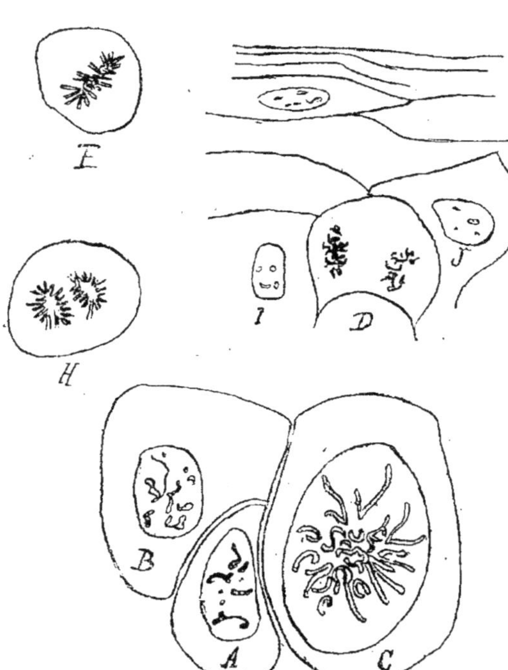

Fig. 56 (FLEMMING).

La cellule C, qui présente un noyau très volumineux, montre des filaments très nets, plus ou moins longs, courbés en rond ou coudés à angle. Ils semblent avoir la tendance à prendre une disposition rayonnée.

E, cellule très petite, où les filaments peuvent se grouper en deux amas. Ils seraient des agents importants de la segmentation du noyau.

Ce fait est de toute évidence sur les cellules végétales et les ovules animaux.

D, les filaments sont groupés en amas irréguliers.

H, ils forment des groupes étoilés (Asters).

TROISIÈME LEÇON

—

TISSU CONJONCTIF

—

§ 28.

DU TISSU CONJONCTIF

Synonymie. — Cellulaire. — Celluleux. — Muqueux. — Connectif. — Unissant. — Générateur. — Plastique. — Laminaire. — Lamineux. — Glutineux. — Aréolaire. — Réticulé. — Filamenteux.

Éléments du tissu conjonctif. — Les éléments du tissu conjonctif sont des cellules offrant un ou plusieurs prolongements, des fibres, avec ou sans noyau, de calibres différents, rectilignes ou contournées.

Ces éléments du tissu conjonctif étaient jadis désignés par des noms particuliers qui sont tombés en désuétude (cytoblastions et corps embryoplastiques). On les appelle aujourd'hui noyaux ou cellules du tissu cellulaire, corpuscule du tissu conjonctif, cellules conjonctives.

Les éléments du tissu conjonctif servent à former plusieurs variétés de tissu :

Le tissu conjonctif lâche, cellulaire ou lamelleux;

Le tissu fibreux;

Le tissu cornéen;

Le tissu dermique ou dermo-papillaire;

Le tissu du chorion des muqueuses ;
Le tissu adipeux ;
Le tissu élastique ;
Le tissu tendineux ;
Le tissu muqueux du cordon.

Cellules rondes ou noyaux du tissu conjonctif. — Ce sont des éléments qui sont à peu près de la grosseur des globules blancs du sang ; ils ont quelquefois un corps cellulaire à peine visible et ont quelquefois été considérés comme des noyaux ; ils se distinguent des leucocytes, parce que l'acide acétique ne les fragmente pas en plusieurs noyaux. Cependant quelques auteurs voient un rapport de parenté étroite entre les deux éléments.

Lorsque le corps cellulaire de ces cellules est un peu plus volumineux, elles ressemblent à des épithéliums. Elles s'en distingueront par la différence de coloration aux réactifs et en particulier au picro-carmin. L'épithélium se colore en jaune brun, tandis que le tissu conjonctif reste rosé.

Ces cellules composent les bourgeons charnus, les noyaux inflammatoires et les tumeurs qu'on appelle sarcomes.

Fig. 57 (Cadiat).

Noyaux de fibres conjonctives correspondant à trois modes
différents d'évolution.

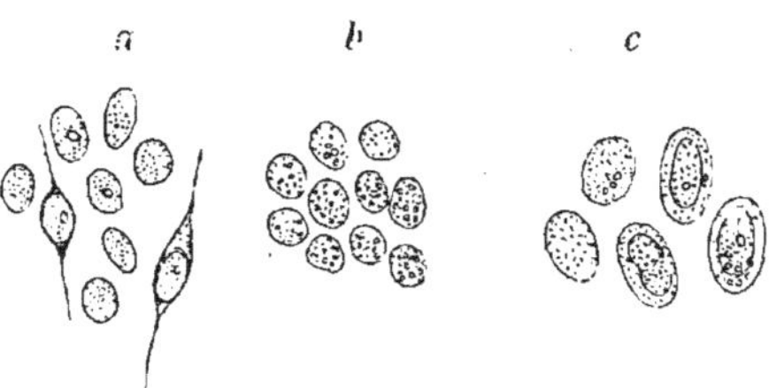

a, noyaux et cellules fusiformes du tissu conjonctif d'un embryon de mouton.

b, noyaux pris autour d'un tubercule.

c, noyaux d'une tumeur dite embryo-plastique (sarcome à petites cellules).

Corps fusiformes, fibroplastiques, cellules plasmatiques, cellules plates du tissu conjonctif. — Ils sont constitués par un noyau ovoïde ou sphérique et par un corps cellulaire enveloppant, très variable de forme, sans paroi apparente ; il se termine en pointe plus ou moins effilée à ses deux extrémités et prend la forme d'un fuseau, quelquefois d'une étoile à plusieurs branches.

Fig. 58 (Cadiat).

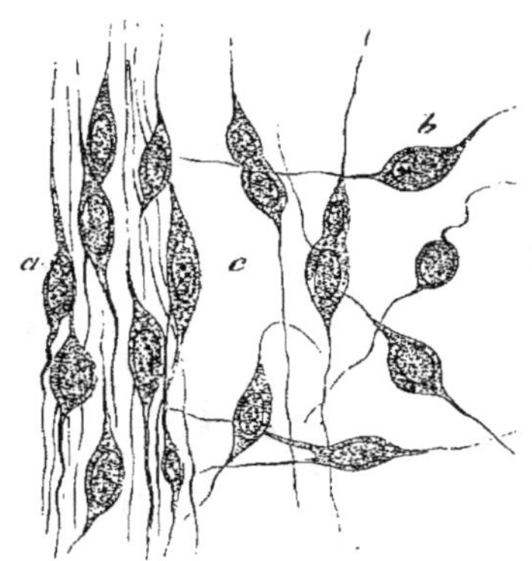

Corps fusiforme provenant du tissu conjonctif d'un embryon de mouton.

a, corps fusiforme à deux longs prolongements, ils sont parallèles comme dans le tissu normal et mêlés de fibrilles ;

b, les mêmes éléments dissociés ;

c, cellule avec deux noyaux en voie de développement.

Une autre cellule, dépourvue de lettre, est tripartite.

Cellules plates de Ranvier. — Difficiles à voir, parce qu'elles nécessitent une préparation spéciale par l'injection de gélatine et la formation de boules d'œdème artificielles.

Elles se présentent sous forme de cellules ressemblant aux épithéliums lamellaires.

Fig. 59.

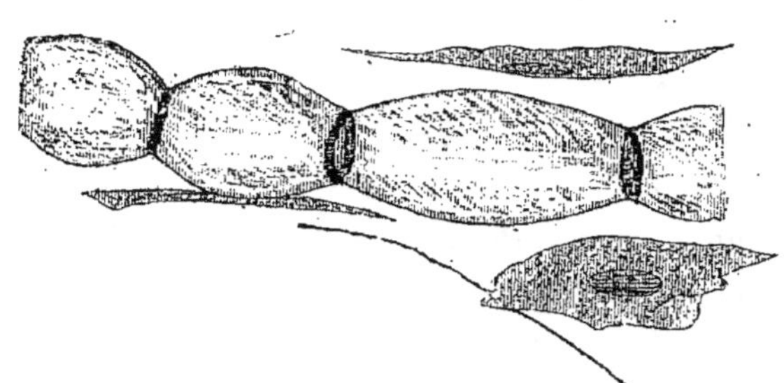

Cellules plates, fibre conjonctive, fibre élastique, d'après Ranvier.

Elles s'appliqueraient à la surface des fibres, leur permettant de glisser l'une sur l'autre, et elles circonscriraient ainsi des cavités dans lesquelles circulerait la lymphe d'après une théorie très répandue.

Fibres lamineuses. — Elles sont de longueur indéterminée et ont une largeur qui varie de 1 à 40 μ; elles sont à bords parallèles, incolores, transparentes, molles et flexibles; elles se gonflent dans l'eau et l'acide acétique et se transforment en une masse gélatiniforme. Toutes les fibres se touchent alors, laissant entre

Fig 60 (CADIAT).

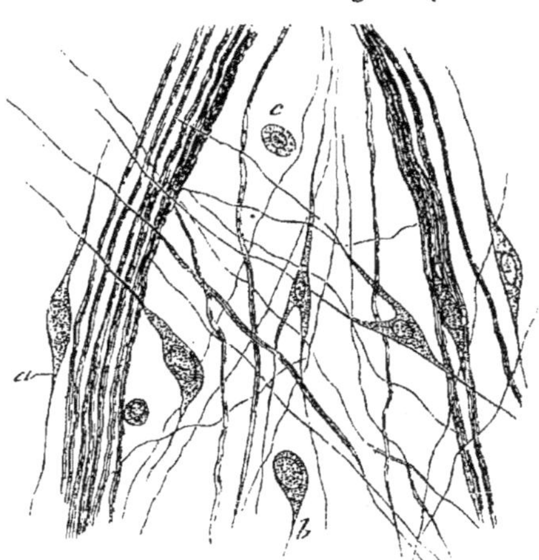

Figure montrant en *c* les noyaux, en *b* une cellule fusiforme à un seul prolongement, en *a* une cellule fusiforme à plusieurs prolongements.

Au centre de la figure se voit une cellule fusiforme à trois prolongements.

Les fibres sont variables comme dimension; elles sont onduleuses.

elles des espaces étoilés dans lesquels se montrent les noyaux des cellules rondes, ou fusiformes, ou plates ; c'est ce qu'on appelait les espaces plasmatiques.

Fibres et membranes élastiques. — Nous trouvons ici deux espèces d'éléments. Les fibres élastiques sont caractérisées par leur couleur jaune, leurs contours très nets et parallèles, leur absence de noyau et leur résistance à tous les réactifs; elles se retrouvent intactes après la digestion. Elles résistent à la putréfaction. Simples d'ordinaire, elles présentent quelquefois des bifurcations, mais jamais de ramifications compliquées. Quelquefois ces fibres s'anastomosent en forme de lames réticulées. Les lames ou membranes sont percées de trous, prennent l'aspect réticulé et se montrent enroulées sur elles-mêmes et sur d'autres éléments; elles

offrent trois variétés qui sont bien montrées par les figures ci-
jointes.

Fig. 61 (CADIAT).

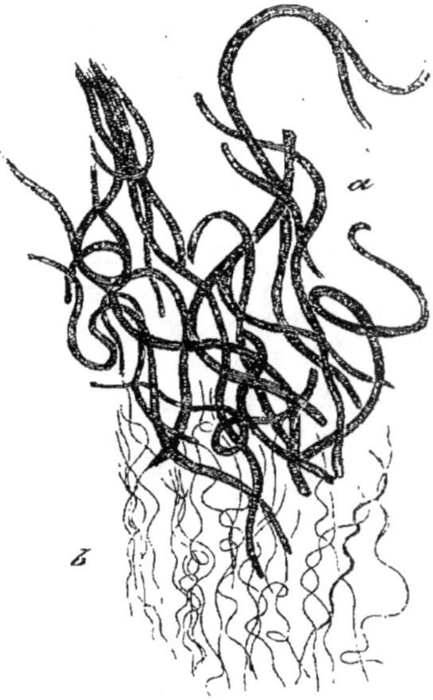

Fibres de tissu élastique.

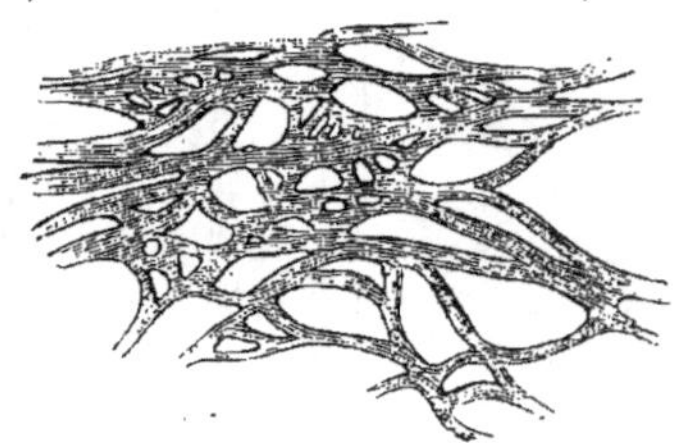

a, variété grosse ou dartoïque, 5 μ.
d'épaisseur; se trouve dans le derme, le
ligament suspenseur de la verge, les ligaments jaunes;

b, variété fine, 1 μ. d'épaisseur; elle
est répandue dans tous les tissus.

Fig. 62 (CADIAT).

Fibres élastiques, anastomosées, formant un réseau qui se rapproche des
membranes fenêtrées. Elles existent dans
les ligaments jaunes.

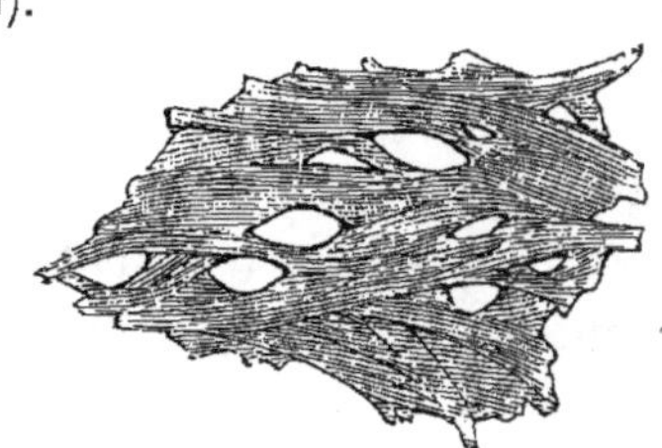

Fig. 63 (CADIAT).

Membrane élastique fenêtrée de
l'aorte. Ces membranes forment des couches concentriques dans les parois artérielles.

Développement des éléments du tissu conjonctif. — Dans la
période du développement sur l'embryon et le fœtus, le tissu con-

jonctif est composé de noyaux, de cellules fusiformes comme dans la figure ci-jointe : on peut y étudier le développement des fibrilles du tissu conjonctif. Ce tissu avait été appelé tissu *embryonnaire* ou embryoplastique.

Fig. 64 (CADIAT).

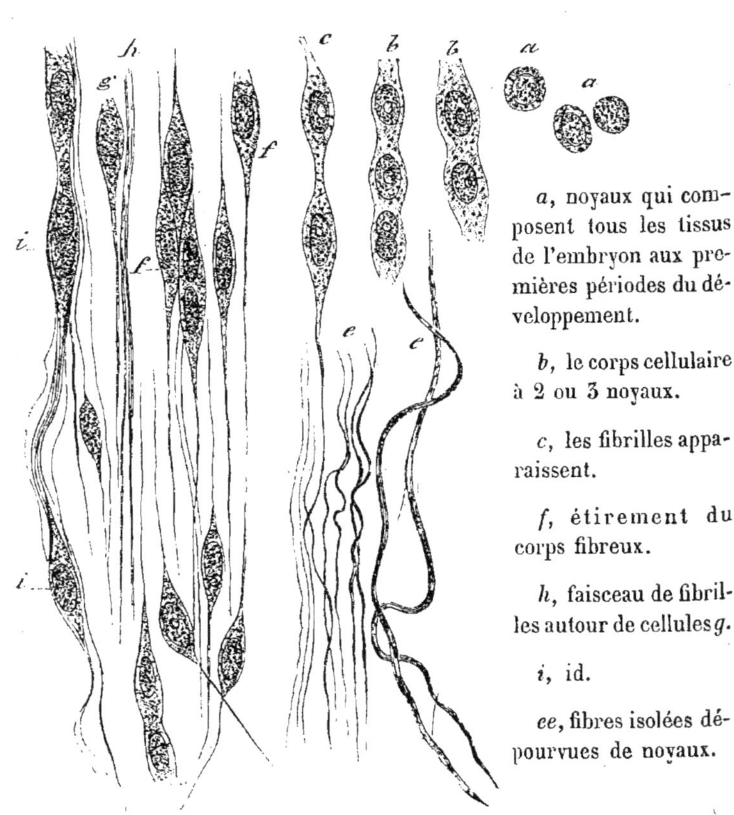

a, noyaux qui composent tous les tissus de l'embryon aux premières périodes du développement.

b, le corps cellulaire à 2 ou 3 noyaux.

c, les fibrilles apparaissent.

f, étirement du corps fibreux.

h, faisceau de fibrilles autour de cellules *g*.

i, id.

ee, fibres isolées dépourvues de noyaux.

Lorsque le tissu conjonctif subit une inflammation, ses noyaux se multiplient, aussi a-t-on dit qu'il retourne à la période embryonnaire ; le tissu des bourgeons charnus est ainsi formé.

Quand le tissu conjonctif se régénère, c'est-à-dire quand il se forme des cicatrices, les noyaux deviennent des corps fusiformes, ensuite des fibres qui se disposent comme du tissu fibreux.

Vésicules adipeuses. — Les vésicules adipeuses à l'état de développement complet sont sphériques, leur diamètre va de 40 μ à 100 μ; on leur trouve une mince paroi; un noyau accolé contre cette paroi et une gouttelette de graisse distendant la paroi.

Fig. 65 (Ranvier).

Vésicule adipeuse isolée.

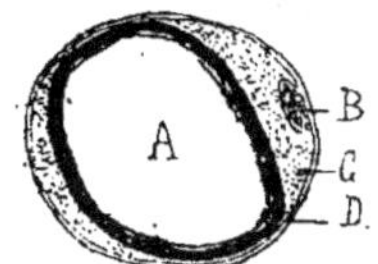

A, graisse;
B, corps cellulaire;
C, noyau;
D, paroi de la cellule.

Ces vésicules se trouvent éparses dans le tissu cellulaire et elles se rassemblent en pelotons graisseux pour former le tissu adipeux.

Ces cellules dérivent des corps fusiformes, comme on peut s'en rendre compte par la figure ci-jointe où l'on voit les gouttelettes de graisse qui commencent à distendre les cellules à deux et trois prolongements.

Fig. 66 (Robin).

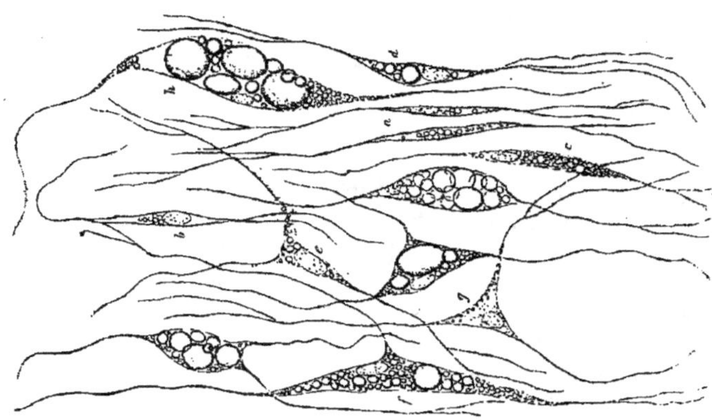

Développement de la graisse qui se dépose sous forme de gouttelettes dans le corps cellulaire de corps fusiformes. En suivant les lettres par ordre alphabétique on suit les progrès du dépôt graisseux.

Tissu conjonctif lâche ou cellulaire. — Il est composé de cellules rondes, de corps fusiformes, de cellules plates, de cellules étoilées, de vésicules adipeuses, de fibres ondulées, de fibres élastiques et enfin d'une substance amorphe interposée. Cette substance liquide contiendrait des leucocytes ; les fibres s'entrecroisent, les fibres élastiques entourent les fibres, les cellules plates tapissent les fibres, les cellules fusiformes engendrent les fibres et les cellules rondes engendrent les cellules fusiformes. On se rendra compte de ce phénomène en consultant la figure ci-jointe.

Le tissu conjonctif contient des capillaires et des nerfs.

Fig. 67 (Cadiat).

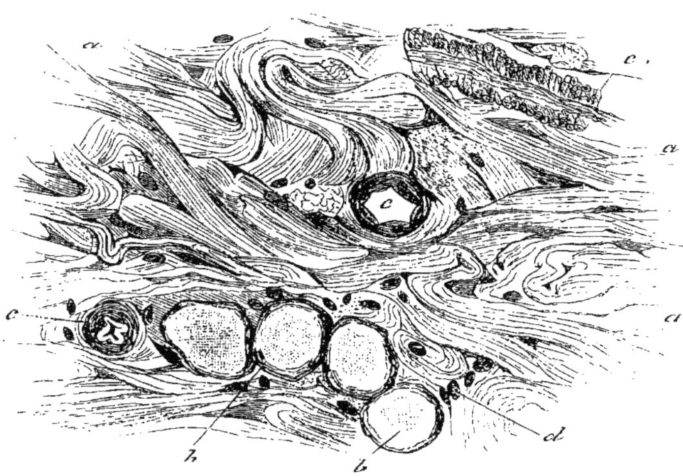

Tissu conjonctif de la couche conjonctive qui sépare la muqueuse des fibres musculaires de l'intestin ; on voit de nombreux faisceaux de fibres onduleuses entre-croisées, des noyaux (*d*) des corps fusiformes, des vésicules adipeuses (*b*), des vaisseaux sanguins (*c*). Ces rameaux sont de petites artères reconnaissables à la disposition de leur tunique musculaire et de la zone élastique plissée sur elle-même, qui est dans leur centre ; on ne voit pas les capillaires qui cependant ne doivent pas manquer d'exister.

Le tissu conjonctif lâche forme autour des tissus et des organes une sorte d'atmosphère qui les enveloppe. On peut l'insuffler comme le font les bouchers, et préparer ainsi les divers organes.

L'emphysème peut, par son intermédiaire, se répandre dans tout le corps.

Ce tissu est le lieu d'élection du phlegmon diffus.

On peut l'étudier très facilement sur l'enveloppe celluleuse des membres ; il forme la membrane d'enveloppe du système cérébro-spinal ou pie-mère.

Il sert de moyen de glissement aux muqueuses sur leurs muscles, à la peau sur l'aponévrose.

Il jouit d'une grande élasticité qui est due à ses fibres élastiques et à ses fibres conjonctives ondulées.

Tissu fibreux. — Le tissu fibreux qui compose les ligaments articulaires, les aponévroses d'enveloppe, la sclérotique, l'albuginée, la dure mère, qui se combine avec le cartilage dans certains cas, est formé par les mêmes éléments que le tissu conjonctif, la disposition seule varie, mais les fibres élastiques, les cellules, les vaisseaux sont moins nombreux.

Dans le tissu fibreux, les fibres sont rectilignes, une matière amorphe dense les agglutine et s'oppose à leur dissociation, leurs faisceaux sont collés les uns aux autres ; ils s'entre-croisent en tous sens dans la dure mère et les ligaments, à angle droit dans quelques aponévroses, à angle aigu le plus souvent ; ils ne sont jamais parallèles ; c'est au contraire le parallélisme des fibres qui caractérise le tissu tendineux, la figure ci-jointe donne une idée de l'aspect du tissu fibreux, à la coupe ; les intervalles laissés entre les sections des fibres sont très irréguliers, on y aperçoit rarement des noyaux.

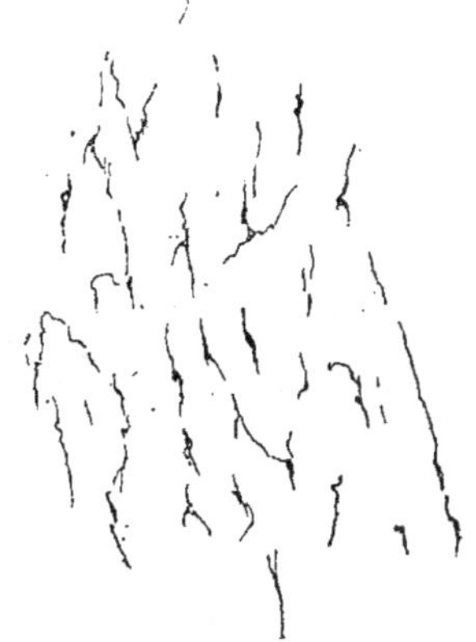

Fig. 68.

Le tissu *cornéen* est une variété du tissu fibreux que nous étudierons en parlant des organes des sens.

Il en est de même du *tissu dermique* que nous renvoyons à la peau, du *tissu tendineux* que nous verrons plus tard.

Tissu élastique. — Le tissu élastique ne se rencontre seul qu'en un endroit de l'économie, les ligaments jaunes; il est absolument dépourvu de vaisseaux; partout ailleurs ses éléments se mêlent à d'autres pour entrer dans la composition d'autres tissus.

Tissu adipeux. — Le tissu adipeux est formé par la réunion des cellules adipeuses en amas plus ou moins volumineux qui sont enveloppés de filaments de tissu conjonctif; les pelotons adipeux possèdent des vaisseaux, ils présentent, interposés entre leurs cellules, des noyaux et des corps fibroplastiques.

Le tissu adipeux forme une couche sous-cutanée plus ou moins épaisse, il donne aux reins une atmosphère graisseuse; forme la boule de Bichat, le coussinet adipeux de l'orbite et il s'accumule sous le péritoine et dans l'épiploon.

On peut trouver des vésicules adipeuses dans les divers points du tissu conjonctif; il existe des cellules qui se déposent de préférence autour des vaisseaux; ces éléments disséminés ne dépendent plus du système adipeux; il ne se développe pas de vésicules adipeuses dans les tissus fibreux ou tendineux, ni dans le chorion des muqueuses.

Fig. 69 (Cadiat).

Trois lobules graisseux enveloppés de tissu conjonctif; on reconnaît les fibres, les cellules fusiformes et rondes.

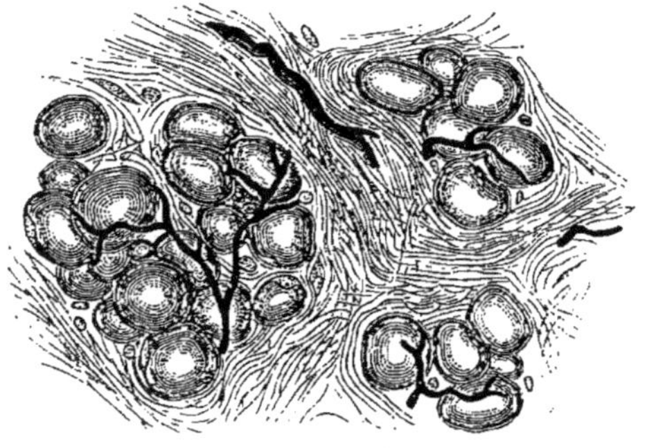

Les cellules adipeuses se reconnaissent à leur forme sphéroïdale et à la réfringence de leur contenu. On voit le noyau de la cellule graisseuse refoulé contre la paroi cellulaire par la graisse. Les traits noirs représentent les vaisseaux capillaires sanguins qui ont été injectés par de la gélatine.

Tissu muqueux du cordon. — Il est caractérisé par la présence de cellules étoilées très grandes, dont les prolongements semblent s'anastomoser avec les prolongements voisins et qui sont séparés par une substance amorphe très abondante.

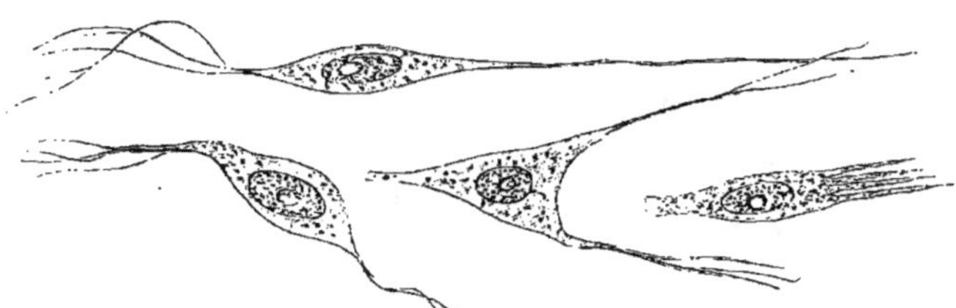

Fig. 70 (CADIAT).

Grandes cellules à grands prolongements du tissu muqueux du cordon ombilical.

Le chorion des muqueuses se fait remarquer par l'abondance du tissu amorphe, l'absence de fibres élastiques ; il n'a comme éléments figurés que quelques cellules rondes, un très petit nombre de corps fusiformes et des filaments de tissu conjonctif anastomosés en réseau ; il ne contient jamais de vésicules adipeuses.

Pour bien voir sa différence avec le tissu conjonctif ordinaire, il suffit de le comparer avec le tissu conjonctif de la couche celluleuse de l'intestin.

Nota. — Les éléments fusiformes ou ramifiés du tissu conjonctif peuvent se charger de granulations pigmentaires noires qui se rencontrent dans la choroïde qui forme les chromoblastes des animaux ou de granulations jaunes qui caractérisent les cellules de l'ovisac du corps jaune.

Fig. 71 (CADIAT).

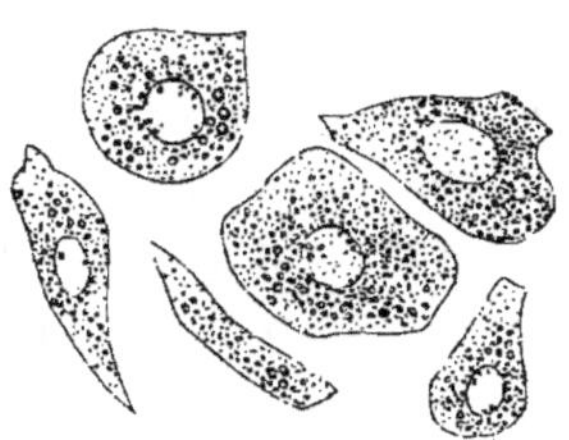

Cellules de l'ovisac, prises sur un ovaire de truie, 10-100 μ de diamètre.

Fig. 72 (Cadiat).

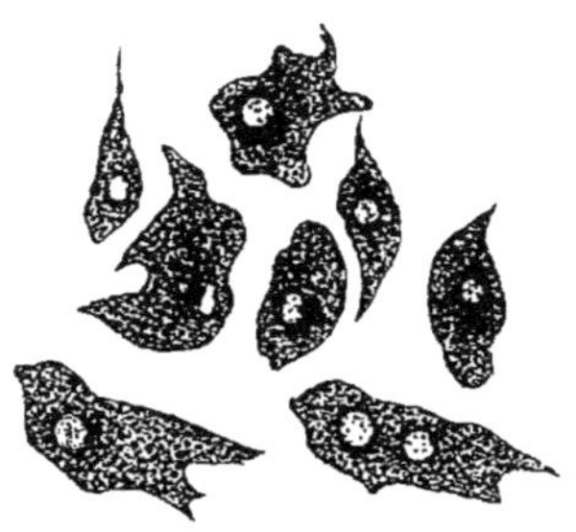

Cellules pigmentaires de la *lamina fusca*. Éléments du tissu conjonctif infiltrés de corpuscules colorés, analogues aux chromoblastes ramifiés des batraciens.

§ 29.

APPENDICE A LA TROISIÈME LEÇON

Nous rapprochons des leçons sur les épithéliums et le tissu conjonctif, l'étude des systèmes séreux et glandulaires, qui sont essentiellement formés par l'union des deux tissus épithéliaux et conjonctifs.

§ 50.

SYSTÈME DES SÉREUSES

Les séreuses sont des membranes minces et transparentes qui ont la propriété de faciliter les glissements et qui sécrètent un liquide plus ou moins visqueux qui s'appelle tantôt sérosité, tantôt synovie. Elles sont lisses au toucher, luisantes à l'aspect.

Les plèvres, le péricarde, le péritoine, la vaginale, l'arachnoïde, les synoviales articulaires, tendineuses, les bourses séreuses sont comprises sous cette dénomination commune.

Elles offrent entre elles de très grandes analogies de structure, quel que soit le liquide qu'elles renferment, qu'il soit épais comme la synovie, liquide comme la sérosité péricardique ou le liquide céphalo-rachidien.

Elles sont constituées par un revêtement d'épithélium lamellaire

et une couche de substance conjonctive amorphe. Après la chute de
l'épithélium lamellaire, la substance amorphe conserve le poli et
le glissement qui caractérisent les séreuses.

Ces deux parties sont essentielles et semblables dans la constitution de toutes les séreuses.

Il existe en plus une couche de soutien qui est variable dans sa
composition; c'est du tissu musculaire au niveau de l'utérus, du
tissu fibreux dans le péricarde pariétal, du tissu fibreux et du
tissu élastique dans le péricarde viscéral, du tissu conjonctif lâche
dans l'épiploon, dans l'arachnoïde ; c'est quelquefois du fibrocar-
tilage et de la graisse dans les articulations.

Les séreuses sont vasculaires, elles présentent aussi des cavités
lymphatiques.

On range souvent la membrane interne des vaisseaux et celle du
cœur parmi les séreuses.

L'épithélium plat et lamelleux des séreuses que nous avons déjà
décrit sous le nom d'endothélium, ne se voit bien que peu de temps
après la mort, et à l'aide du nitrate d'argent; il forme un revêtement complet. Les cellules ont des formes régulières géométriques,
elles augmentent de largeur dans les points qui supportent le plus
de frottement et diminuent dans les autres.

Pour certains auteurs elles se juxtaposent exactement, pour
d'autres, il y aurait entre elles des orifices
ou stomates. Ceux-ci se rencontreraient surtout dans les régions où existent des lymphatiques; quelquefois ils seraient bordés par
deux petites cellules qui formeraient deux
valves comme cela s'observe sur les stomates
végétaux.

La certitude sur ces ouvertures n'existe
pas encore. Les stomates simples ne se
voient que sur des revêtements endothé-
liaux nitratés sous forme de gros points

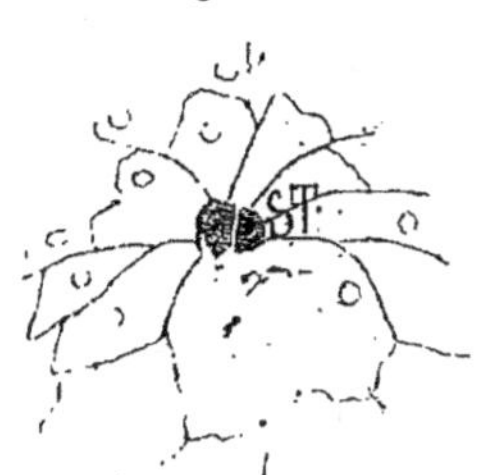

Fig. 73.

Stomates à deux cellules,
d'après Ranvier.

noirs placés sur le trajet des lignes noires qui limitent les cellules voisines. Elles pourraient être le produit d'un accident de
préparation.

Il existe un point du corps où une séreuse se continuant directement avec une muqueuse, c'est au niveau de la trompe où on observe une transformation très curieuse de l'épithélium.

Fig. 74 (HERMANN et TOURNEUX).

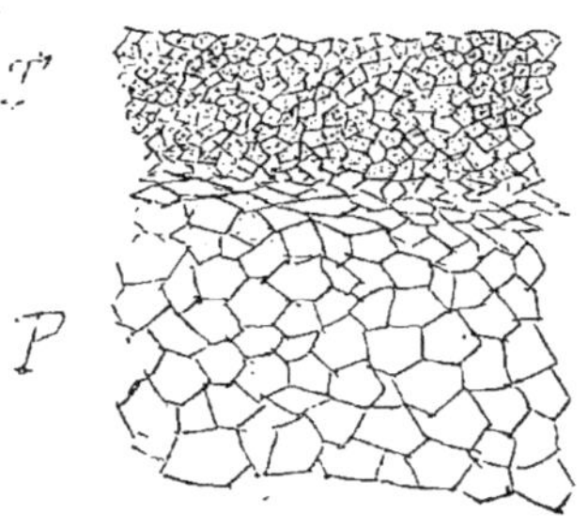

Nitratation du revêtement endothélial du péritoine P, qui se continue avec l'épithélium cylindrique T de la trompe. Il paraît beaucoup plus petit et ressemble à l'épithélium pavimenteux parce qu'il est vu de face suivant l'axe des cylindres.

Péritoine.

Le péritoine viscéral, à la surface de l'intestin, de la rate, du foie et de la matrice, n'est représenté que par l'épithélium et la couche amorphe sous-jacente ; il adhère intimement au tissu musculaire de l'intestin et de la matrice.

Fig. 75 (CADIAT).

Coupe du péritoine pariétal au niveau de la paroi abdominale.

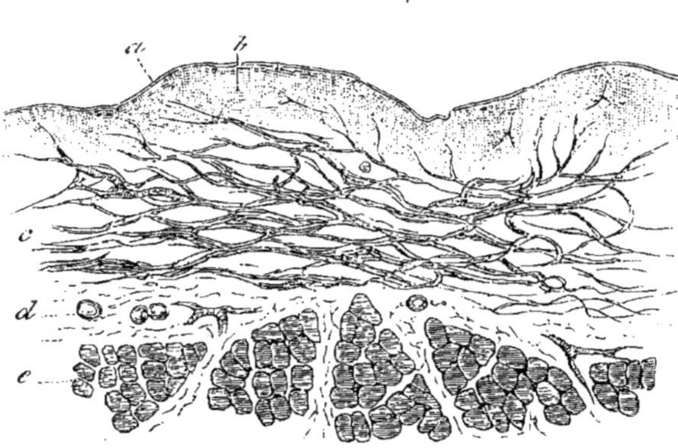

a, couche épithéliale ;

b, substance amorphe sous-jacente ;

c, réseau élastique, très développé, qui sert de soutien à la séreuse et qui se trouve développé au milieu d'une couche de tissu conjonctif ;

d, périmysium ;

e, muscle strié de la paroi abdominale.

Le *péritoine pariétal* adhère dans la plus grande partie de son étendue avec les aponévroses d'enveloppe des muscles de la paroi antérieure de l'abdomen; il n'y a que quelques endroits où il soit séparé de cette couche musculaire par une couche de graisse. Dans le bassin, et sur la partie postérieure de l'abdomen, dans les mésentères, il repose sur le tissu conjonctif et adipeux.

Au niveau du centre phrénique, les couches essentielles des séreuses reposent directement sur les tendons du muscle diaphragmatique et en beaucoup de points sur un réseau superficiel de capillaires lymphatiques; c'est en ce point qu'on a décrit les stomates et les puits lymphatiques.

Fig. 76 (CADIAT).

Figure montrant la disposition de l'épithélium qui passe au-dessus des tendons du diaphragme.

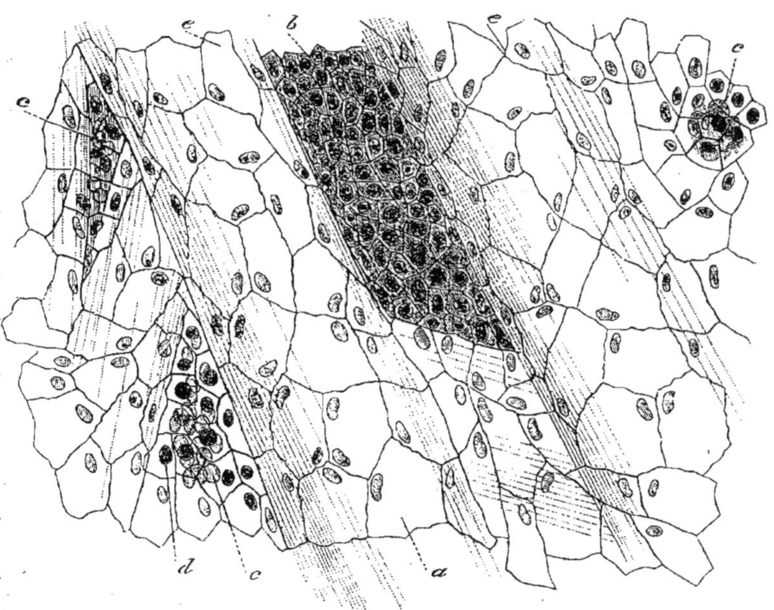

Dans les dépressions inter-tendineuses, cet épithélium est plus petit, *b*; en *c* se voit une dépression cratériforme que l'on considérait comme un puits lymphatique.

Sur l'ovaire le péritoine subit des modifications très importantes qui seront étudiées avec les organes génitaux.

Epiploon. — Les couches constituantes des séreuses, épithéliums et substance sous-jacente enveloppent les vaisseaux et le tissu conjonctif, plus ou moins chargé de graisse, qui forme les mailles du réseau de l'épiploon.

L'épiploon peut donc présenter un grand nombre de perforations ou même une disposition tout à fait réticulée; il n'est jamais dépourvu de la couche séreuse.

La vascularisation du péritoine n'a rien de spécial, sa circulation lymphatique est au contraire très intéressante; il existe dans l'épaisseur de la séreuse des lymphatiques très visibles au niveau des principaux viscères tels que l'utérus, les intestins, le foie, la rate.

Fig. 77 (Cadiat).

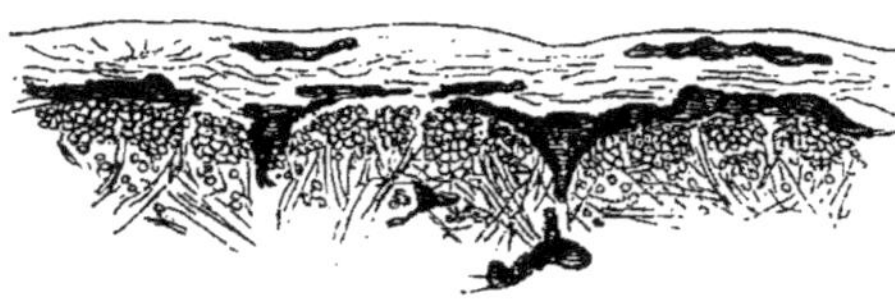

Péritoine au niveau de la matrice.

Cette figure montre le péritoine réduit à sa couche amorphe appliqué sur les muscles lisses coupés transversalement.

De larges taches noires très irrégulières figurent les lymphatiques.

Le péritoine pariétal en est dépourvu, excepté sur le centre phrénique.

Tunique vaginale.

La tunique vaginale rappelle la disposition du péritoine pariétal et du péritoine viscéral; les couches essentielles des séreuses sont adossées à une sorte de membrane adventice, celluleuse et élastique dans le feuillet pariétal.

A la surface de l'albuginée et du testicule le feuillet viscéral est très aminci; il adhère au tissu fibreux; il est parcouru par des vaisseaux lymphatiques.

Arachnoïde.

L'arachnoïde pariétale est la plus intéressante à connaître; elle se présente sous forme d'une mince couche de substance homogène. Très riche en substance amorphe, avec quelques noyaux. revêtue d'endothélium, elle repose sur du tissu fibreux.

Fig. 78 (CADIAT).

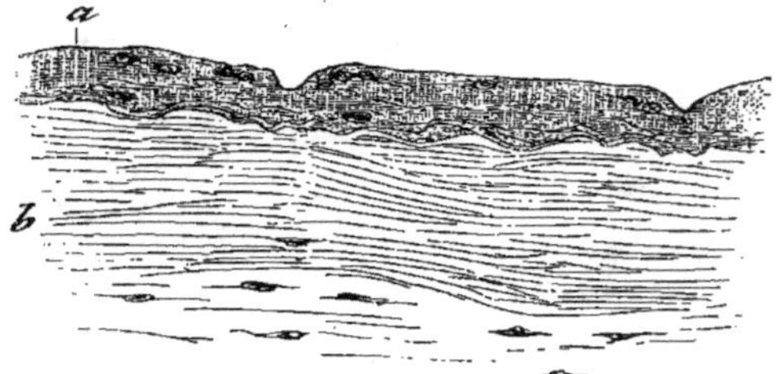

Arachnoïde au niveau de la faulx du cerveau.

a, couche amorphe de la séreuse;

b, tissu fibreux.

Plèvres.

La plèvre pariétale est doublée d'une couche conjonctive et élastique comparable à celle du péritoine; la plèvre viscérale repose sur le tissu conjonctif qui limite les alvéoles pulmonaires; on retrouve la même structure dans la constitution des deux parties de la plèvre, l'endothélium qui la tapisse est beaucoup plus large et plus régulier que dans le péritoine.

Séreuses synoviales articulaires.

Les synoviales articulaires sont revêtues d'endothélium comme les séreuses; elles présentent un grand nombre de noyaux dans la couche qui supporte les épithéliums. Quelques auteurs ont pensé que quelques-unes de ces cellules appartenaient au cartilage; tantôt la séreuse synoviale est lisse, tantôt elle est villeuse; quelquefois elle adhère au tissu fibreux ou cartilagineux sous-jacent, beaucoup plus souvent elle possède une couche adipeuse interposée entre elle et les parties qu'elle recouvre.

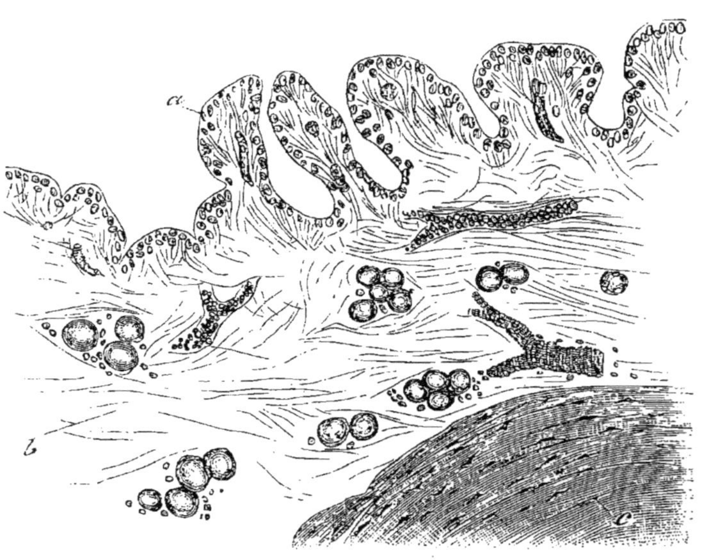

Fig. 79 (CADIAT).

Coupe de la synoviale du genou au niveau du ligament latéral interne d'un supplicié.

a, franges de la synoviale;
b, tissu conjontif sous-séreux, renfermant de la graisse et des vaisseaux;
c, ligament latéral interne.

L'épithélium des synoviales est souvent irrégulier et a bords onduleux, les gaines synoviales tendineuses et les bourses séreuses sont encore mal étudiées.

Le revêtement épithélial des *bourses séreuses* est habituellement incomplet, ce sont du reste des séreuses artificielles produites par le glissement; elles ne ressemblent en rien aux véritables séreuses qui se développent par des fissures dans le tissu embryonnaire bien avant qu'il n'existe aucun mouvement.

§ 31.

SYSTÈME GLANDULAIRE

Ce système doit être divisé en glandes à conduit excréteur et glandes sans conduit excréteur ou vasculaires sanguines, et lymtiques.

Il est formé par l'union du tissu conjonctif et du tissu épithélial, mais l'élément fondamental du système est l'épithélium.

Dans les glandes vasculaires sanguines ou lymphatiques, on pense que des éléments cellulaires du tissu conjonctif rempliraient le rôle d'éléments glandulaires.

L'épithélium est cylindrique (glandes utérines), polyédrique (glandes sébacées), cubique (glandes sudoripares, reins). Mais il peut revêtir toute espèce de forme. Tantôt il est rendu transparent par le mucus, tantôt il est granuleux par la présence de pepsine dans l'estomac, du glycogène et des matières colorantes dans le foie, il est opaque par la graisse dans les glandes sébacées. Nous l'avons étudié à l'article *Épithéliums*.

Cet épithélium est sujet à des alternatives de gonflement et de dégonflement pendant et après la sécrétion ; quelques épithéliums laissent échapper le produit qu'ils ont formé par rupture ou déhiscence (glandes sébacées) ; d'autres laissent suinter des gouttelettes, des boules de mucus ; nous renvoyons cette étude à l'article *Glandes salivaires*, dans la leçon sur l'appareil digestif.

Parmi les épithéliums glandulaires il faut remarquer que les uns forment de toutes pièces une substance qui n'existait pas dans le sang, telle que la ptyaline, la pancréatine, la pepsine, les matières colorantes biliaires ; d'autres laissent filtrer des substances préalablement formées dans le sang. Telle l'urée.

Glandes à conduit excréteur. — Elles se composent d'une gaine amorphe plus ou moins épaisse de tissu conjonctif, qui touche aux vaisseaux sanguins par l'extérieur et qui supporte par l'intérieur un revêtement épithélial.

Variété de forme des glandes à conduit excréteur.

1° Glandes en tube.

Les *glandes en tube* sont courtes comme dans la muqueuse uréthrale où elles portent le nom de follicules.

Fig. 80 (CADIAT).

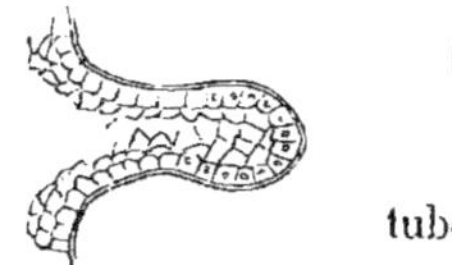

Glande

en

tube, courte.

Simples, comme les glandes de Lieberkuhn.

Fig. 81 (CADIAT).

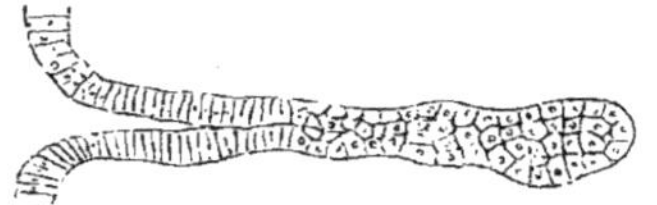

Glande
en tube, simple,
longue.

Composées de plusieurs tubes comme les glandes de l'estomac.
Très longues et pelotonnées ou repliées sur elles-mêmes comme
les glandes sudoripares ou les tubes du rein.

Fig. 82 (CADIAT).

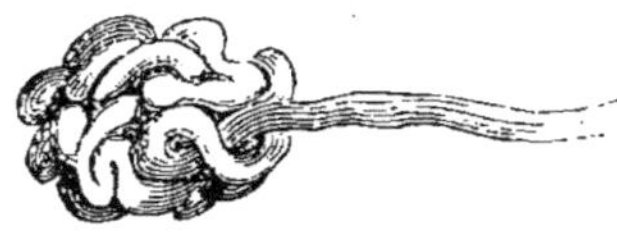

Glande
en tube enroulé
(Sudoripares).

2° Glandes en grappe.

Les *glandes en grappe* sont formées d'un conduit s'ouvrant à
l'extérieur et de plusieurs renflements sphériques communiquant
avec lui.

Ces glandes sont simples (cavité buccale, œsophage, prostate, etc.)

Fig. 83 (Cadiat).

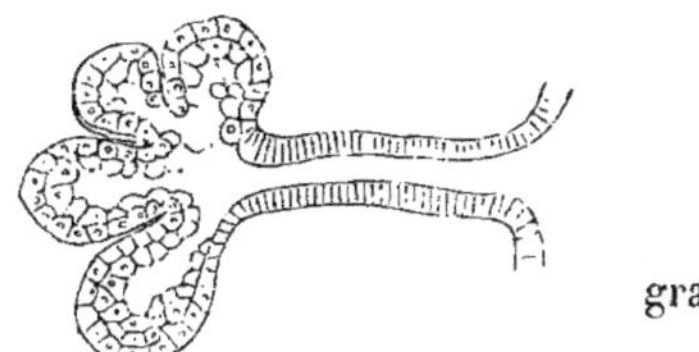

Glande

en

grappe simple.

ou composées quand les divers conduits des acini se réunissent pour former un canal excréteur : exemple, glandes salivaires.

Fig. 84 (Cadiat).

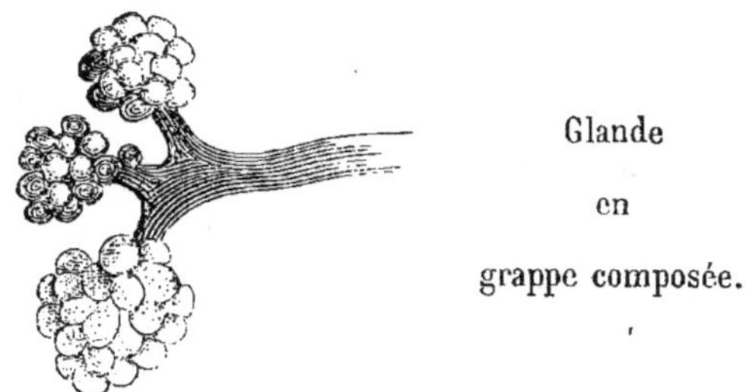

Glande

en

grappe composée.

Glandes sans conduit excréteur, follicules clos. — Le type des follicules clos est fourni par la glande thyroïde qui est formée par l'accumulation de cavités sphériques tapissées d'une couche épithéliale ; dans ces cavités existe un liquide dont la formation et l'utilisation nous échappent.

Il existe des glandes qui ne sont formées que par ces follicules ou par des groupes de cellules disposés dans les mailles d'un réseau vasculaire ; telles les glandes pinéales et pituitaires, la pulpe splénique, le lobule hépatique, les capsules surrénales. Ce sont ces glandes qu'on a désigné sous le nom de *vasculaires sanguines*. On suppose que le produit qu'elles forment est versé dans le sang. Le fait n'est démontré que pour l'une d'entre elles, le foie, qui charge de glycose les veines hépatiques.

Fig. 85 (Cadiat).

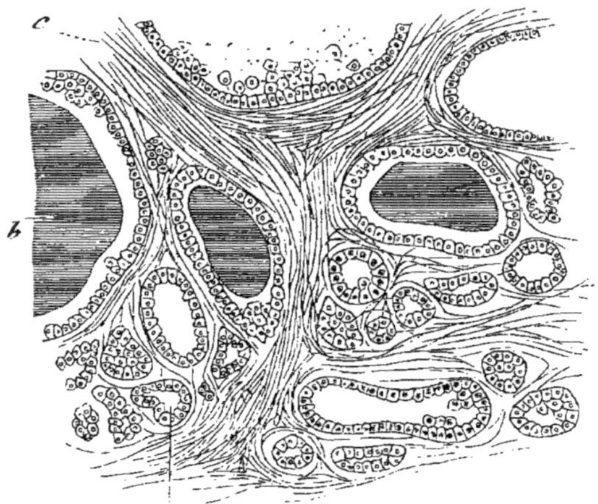

Coupe de la glande thyroïde montrant ses follicules clos (*a*) séparés par du tissu conjonctif (*c*) et remplis d'une substance amorphe.

Les follicules clos lymphatiques ne sont pas aussi bien limités que ceux dont nous venons de parler; ils n'ont pas de membrane limitante, ils sont formés d'un amas de cellules maintenues par une trame de tissu conjonctif réticulé. Ils seront étudiés avec les ganglions ou glandes vasculaires lymphatiques.

Les follicules lymphatiques se mêlent aux glandes vasculaires sanguines dans la rate.

Le foie est composé par un amas épithélial suspendu au milieu de vaisseaux, il doit être comparé à une glande vasculaire sanguine, mais en même temps ses cellules servent de paroi à une glande à conduit excréteur (glande biliaire).

QUATRIÈME LEÇON

ÉLEMENTS ET TISSUS MUSCULAIRES
TISSU TENDINEUX

---

§ 52.

DES ÉLÉMENTS MUSCULAIRES

Les éléments musculaires se présentent sous trois variétés :

1° La fibre musculaire striée ou de la vie animale.
2° La fibre musculaire lisse ou de la vie organique.
5° La fibre musculaire striée et anastomosée du cœur.

§ 55.

FIBRE MUSCULAIRE STRIÉE

Les fibres ou faisceaux primitifs musculaires striés se présentent sous la forme de cylindres dont la largeur varie de 30-150 μ, leur dimension longitudinale n'est pas connue ; il n'est pas probable que les fibres du muscle couturier se continuent dans toute sa longueur (on l'évalue à 4 centimètres) ; ce cylindre est parsemé de noyaux sur son pourtour et présente une striation transversale très évidente.

Ces faisceaux sont formés de fibrilles accolées les unes aux autres et enveloppées dans une membrane spéciale nommée myolemme; les fibrilles musculaires sont fortement réunies les unes aux autres et il faut l'action de réactifs pour les séparer. Quand on examine un muscle à l'œil nu, ce qu'on appelle des fibres n'est en réalité qu'un amas de faisceaux.

Lorsqu'on dissocie cet amas de faisceaux à l'aide d'aiguilles, on peut isoler les faisceaux ou fibres striées, mais il faut encore une autre intervention pour décomposer le faisceau musculaire dans ses éléments les plus ténus.

Développement des fibres musculaires striées.

Fig. 86 (Robin).

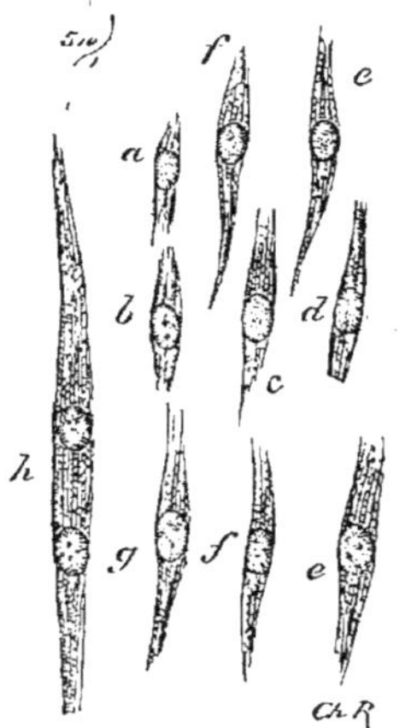

C'est par la transformation en fibrilles striées du corps cellulaire des cellules de l'embryon que se forme le faisceau musculaire. Le noyau persiste au milieu d'elles, les lettres depuis *a* jusqu'à *h* indiquent des degrés de plus en plus avancés du développement.

Étude du faisceau musculaire vivant.

On peut étudier le muscle vivant sur de petits insectes transparents ou sur des fragments de muscle enlevés à des grenouilles ou des membres amputés.

En les examinant dans du sérum, immédiatement, on voit la fibre se contracter spontanément; on peut aussi réveiller sa contractilité par l'action électrique; on voit alors ces fibres prendre une configuration semblable à celle qui a été figurée par Charles Robin.

Fig. 87 (Robin).

Fibre ou faisceau musculaire strié, enlevé au muscle soléaire d'un homme amputé; dessin de Ch. Robin, fait 30 minutes après l'opération.

La vie du muscle persiste, mais est déjà profondément altérée ; ainsi cette fibre est parcourue par des contractions localisées, au lieu d'être tout entière contractée, et en second lieu, le myolemme s'est séparé de la substance contractile en beaucoup d'endroits.

Supposez une ligne réunissant *c* et *d*; elle passerait par un épaississement partiel du muscle révélant sa contraction.

e, *f*, gonflements et ampoules circulaires du myolemme qui entraîne avec lui plusieurs des noyaux musculaires superficiels ;

h, *g*, les gonflements du myolemme sont au niveau de ces lettres, séparés par des plis intermédiaires indiqués par un trait fin.

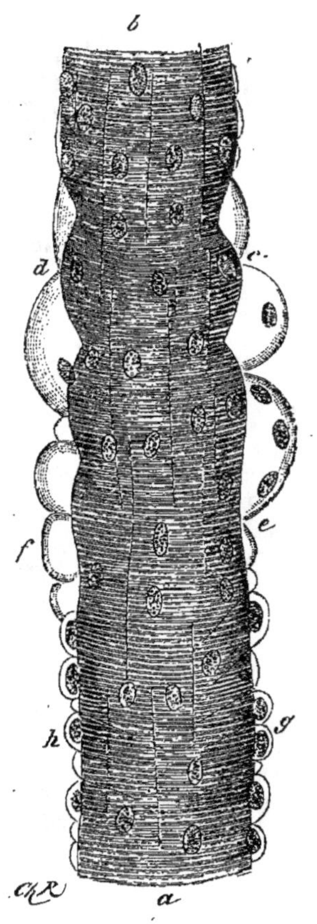

La couleur de la fibre musculaire vue par transparence est un jaune verdâtre, d'une couleur qui rappelle celle de la matière colorante du sang.

La fibre présente des renflements et des resserrements. On peut voir le resserrement annulaire se déplacer le long de la fibre par un mouvement ondulatoire (onde musculaire), puis le muscle s'immobilise définitivement par rigidité cadavérique; les liquides ambiants le pénètrent et l'enveloppe de la fibre musculaire, myolemme ou sarcolemme, se soulève de distance en distance en formant des espèces d'ampoule.

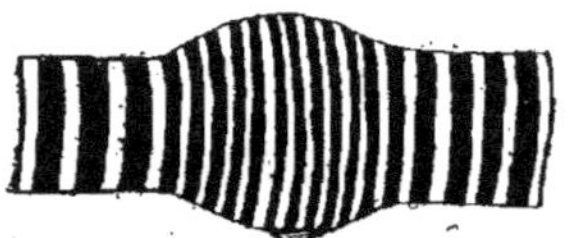

Fig. 88.

Schéma qui montre le rapprochement des stries, et l'élargissement des faisceaux musculaires au moment de la contraction.

Étude des parties composantes du faisceau musculaire dans les divers réactifs.

Les stries des faisceaux musculaires se montrent avec une très grande netteté sur les pièces sortant des macérations dans le liquide de Muller, dans l'alcool ordinaire, la séparation en fibrilles se voit après le séjour dans l'acide chromique; les fibrilles se rompent à diverses hauteurs, s'écartent les unes des autres.

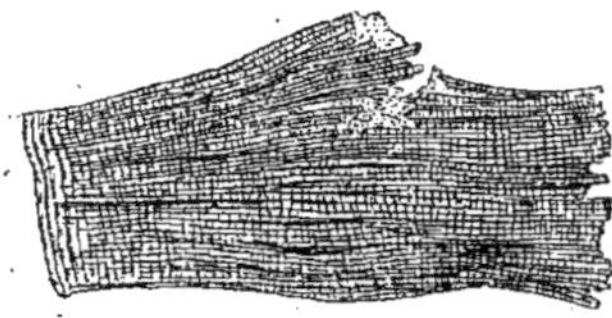

Fig. 89 (Sappey).

Les diverses fibrilles se juxtaposent de telle façon que les stries de même couleur se juxtaposent exactement. Quand on fait agir l'acide chlorhydrique dilué, ou le suc gastrique pendant un certain temps, l'une des deux substances composant les disques disparaît et le faisceau musculaire se décompose en

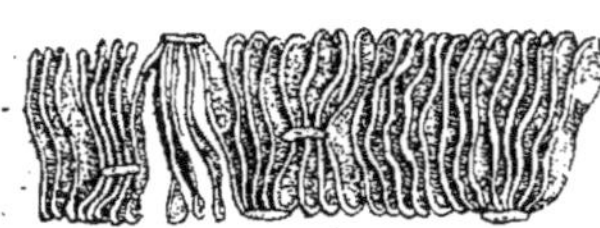

Fig. 90 (Sappey).

Disque de Bowmann.

disques comprenant toute son épaisseur (disques de Bowmann).

Pour voir le *sarcolemme* il faut faire intervenir diverses préparations. Par les matières colorantes, on voit alors les noyaux situés dans son épaisseur apparaître très évidents à la surface du cylindre; quant au sarcolemme lui-même c'est une mince membrane transparente qui ne se colore pas; elle est invisible dans ces conditions.

Elle s'aperçoit dans des préparations heureuses quand elle est tiraillée entre deux fragments de faisceaux rompus; les plis qu'elle fait en revenant sur elle-même la rendent perceptible. Cette membrane s'étend sur toute la longueur du faisceau strié et se termine en cul-de-sac aux deux extrémités. L'addition d'acide acétique rend le sarcolemme encore plus apparent.

Fig. 91 (FREY).

Sarcolemme ou myolemme et fibre musculaire rompue.

b, *b*, substance musculaire;

a, sarcolemme, visible entre les deux bouts de la fibre sous forme d'une membrane incolore, présentant quelquefois des noyaux aplatis.

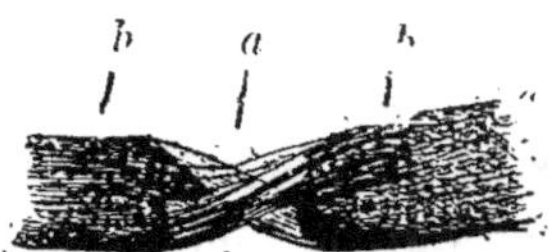

Les *fibrilles* se présentent sous forme de filaments à bords parallèles, d'apparence prismatique, les stries sont figurées par des parties claires et des parties sombres; la partie claire est en général plus longue que la partie sombre, il faut employer de forts grossissements pour se rendre compte de la disposition de ces fibrilles.

Celles de l'homme peuvent servir dans ce but, mais il est préférable de se servir de celles qui viennent des insectes, des ditiques par exemple, dont les fibrilles sont facilement séparables.

Les parties claires et les parties obscures sont limitées par des plans réguliers, de sorte qu'on peut croire à la superposition de disques alternativement sombres et clairs.

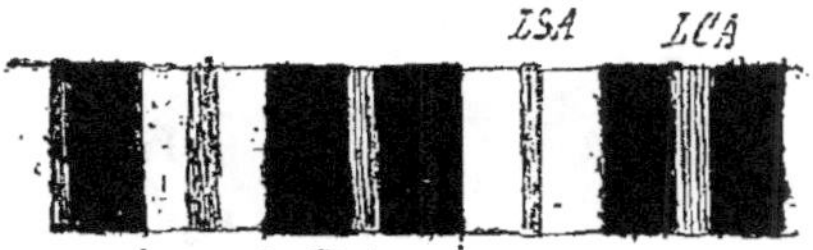

A un plus fort grossissement il est assez facile de voir (fig. 92) dans l'aile de l'hydrophile surtout, que le disque clair DC est partagé lui-même par une étroite bande obscure LSA et que le disque sombre DS renferme une bande claire LCA.

Fig. 92.

Sur les modifications qui se produisent pendant la contraction sur les disques clairs et obscurs, on a écrit beaucoup, nous laisserons ces discussions de côté.

L'union des fibres musculaires avec le tissu tendineux se fait par l'intermédiaire du myolemme qui se continue avec les fibrilles du tissu conjonctif qui constitue le tendon.

Fig. 93.

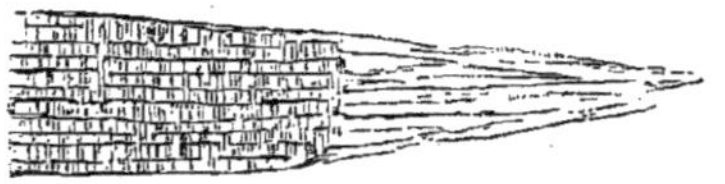

Ranvier est parvenu à le démontrer sans conteste par un artifice de préparation. Le muscle s'est détaché du sarcolemme et les fibres tendineuses adhèrent à cette membrane.

Fig. 94 (RANVIER).

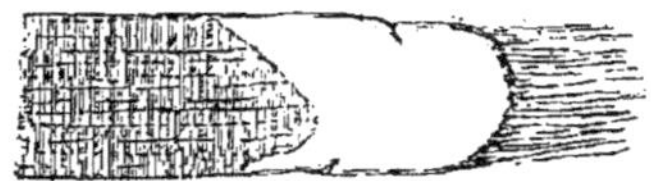

Lorsqu'on pratique sur un muscle durci des coupes fines, on peut étudier sur elles les détails élémentaires qui nous restent à connaître.

Sur une coupe perpendiculaire on voit des noyaux qui siègent dans le milieu des fibrilles; c'est un vestige du développement embryonnaire; les fibrilles se forment alors autour d'un noyau qu'elles entourent comme celles du tissu conjonctif (page 80).

Les fibrilles sont reconnaissables; elles sont séparées les unes des autres par un petit réseau qui est appelé champ de Conheim.

Fig. 95 (CADIAT).

Coupe transversale d'une fibre musculaire striée.

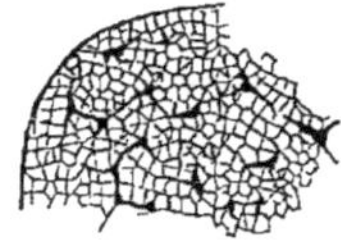

Les fibrilles qui la composent sont plongées dans une matière amorphe qui, sur la coupe ci-contre, dessine un fin réseau de lignes noires; les espaces clairs limités par les mailles de ce réseau sont appelés : champs de Conheim.

Le sarcolemme est visible, sous forme d'une ligne brillante et de noyaux colorés qui limitent le faisceau.

Les coupes parallèles n'ajoutent rien à la connaissance de l'élément.

Du tissu musculaire. — Des faisceaux striés du tissu conjonctif, des vaisseaux, des nerfs composent le tissu musculaire. Sur une coupe qui comprend toute l'étendue d'un muscle, on peut se rendre compte de la disposition réciproque des éléments musculaires et du tissu conjonctif qui forment le tissu musculaire.

Chaque fibre ou faisceau primitif est séparé des voisins par une petite couche de tissu conjonctif formé de matière amorphe, de fibres et de noyaux.

En outre, les fibres musculaires sont réunies en groupe ou faisceaux musculaires secondaires visibles à l'œil nu et ceux-ci sont séparés par des cloisons de tissu conjonctif beaucoup plus épaisses. Des cellules adipeuses se rencontrent quelquefois dans les cloisons les plus larges.

Les diverses cloisons larges sont unies entre elles et avec l'enveloppe commune du muscle.

Nous distinguons donc : PM, enveloppe générale du muscle ou périmysium, PE, cloison intra-musculaire ou périmysium intramusculaire, PI, cloison du tissu conjonctif spéciale entourant chaque faisceau, FM, faisceau musculaire primitif, le sarcolemme n'est pas visible, la graisse est indiquée par des cercles.

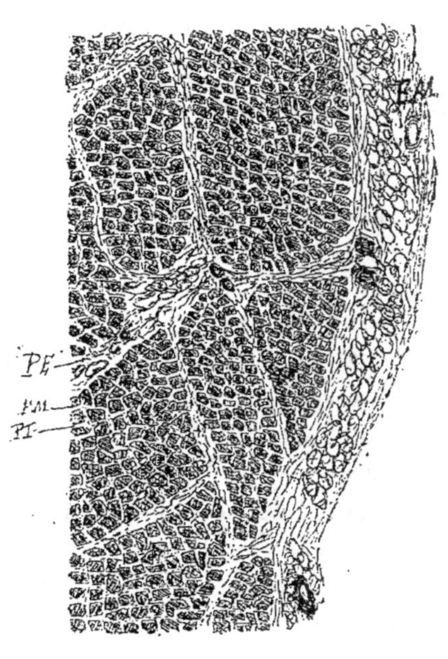

Fig. 96.

La figure suivante est dessinée à plus fort grossissement; elle montre des détails plus complets de structure.

Fig. 97.

Coupe perpendiculaire d'un faisceau musculaire secondaire.

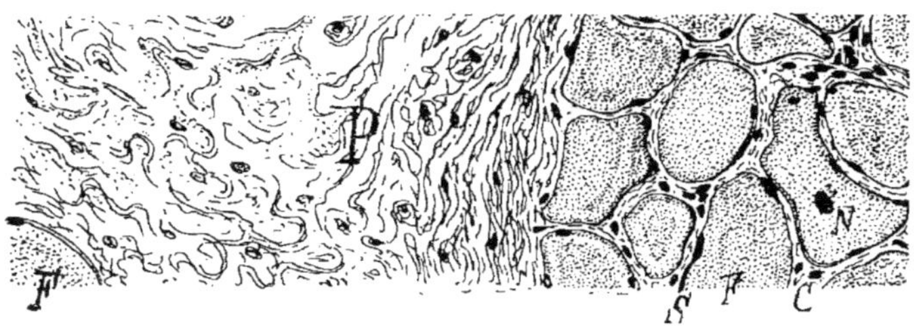

P, périmysium intra-musculaire;
C, cloison dépendant du périmysium et séparant chacune des fibres;
S, sarcolemme ou myolemme, deux noyaux sont visibles sur la fibre F;
N, noyau intra-fibrillaire; les fibrilles sont représentées par des points.

Vaisseaux des muscles striés. — Les artères sont très riches en fibres musculaires lisses qui leur permettent de se dilater ou de se resserrer selon l'état de repos ou de contraction du muscle. Elles se placent dans les grandes cloisons de périmysium et se résolvent enfin en capillaires qui se placent dans le périmysium interposé aux faisceaux. Aucun capillaire ne pénètre dans le sarcolemme.

Ces vaisseaux forment des réseaux à mailles allongées autour des fibres.

Nerfs des muscles striés. — Ce sont des nerfs à myéline principalement, il existe aussi des fibres de Remak.

La terminaison des nerfs à myéline dans la fibre musculaire est bien connue. On peut la voir avec des réactifs très simples comme l'acide acétique, la soude, l'eau salée; c'est ainsi que Doyère les a découvertes et que Charles Robin a figuré le dessin que nous donnons ci-dessous. Les nerfs suivent en général le trajet des artères avant de pénétrer dans les muscles; les faisceaux nerveux se groupent par paquet de deux à cinq, et on voit des fibres nerveuses isolées se terminer sur un faisceau musculaire par une plaque ovale sur le plat, un peu conique de profil et se perdre dans un amas de noyaux, c'est la plaque de Doyère ou de Rouget.

Fig. 98.

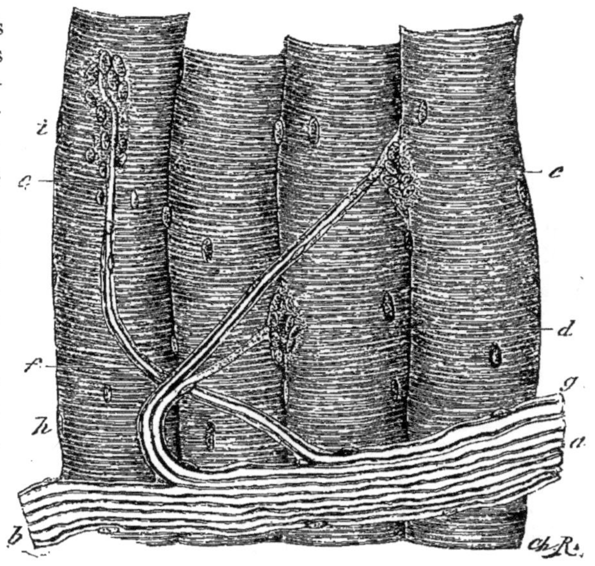

Terminaison des nerfs moteurs dans les muscles striés (dessin de Charles Robin).

a, faisceaux des nerfs à myéline.

e, plaque motrice vue de face, composée de noyaux au milieu desquels se termine le nerf.

c, *d*, plaques motrices vues de profil;

f, tube nerveux isolé.

h, *i*, noyaux du myolemme.

Nous devons signaler de suite la différence de configuration de la plaque terminale traitée par le chlorure d'or. Nous reviendrons en détail sur cette partie en traitant le système nerveux.

Fig. 99.

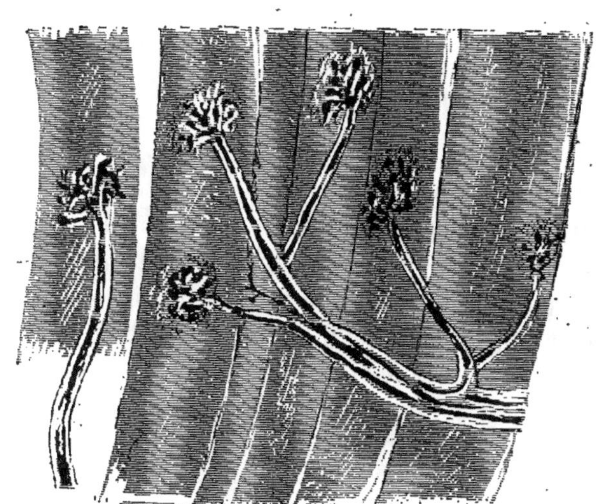

Terminaisons nerveuses musculaires traitées par le chlorure d'or, montrant la ramification ou arborescence terminale du cylindre-axe.

§ 54.

TISSU TENDINEUX

Les éléments du tissu tendineux sont ceux du tissu conjonctif: les fibres du tissu conjonctif de forme rectiligne sont accolées les unes aux autres de façon à former des faisceaux ayant de 100 à 700 ou 800 μ. Ces faisceaux s'accolent eux-mêmes entre eux par une partie de leur surface ; ils ne sont séparés que par des cellules aplaties de tissu conjonctif qui peuvent se voir par dissociation des éléments du tendon sur de jeunes animaux.

Fig. 100 (CADIAT).

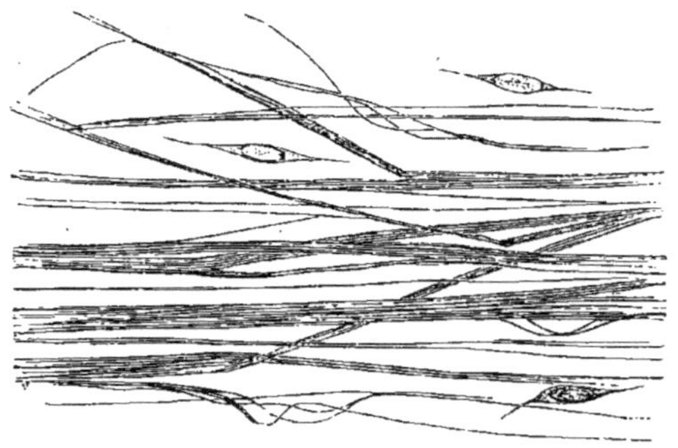

Fibres et cellules dissociées d'un tendon de jeune animal.

Les faisceaux de fibres de tissu conjonctif rectilignes, forment ainsi les faisceaux tendineux qui rappellent par leur groupement les faisceaux musculaires. Les faisceaux tendineux sont enveloppés par du périmysium comme la figure ci-dessous le fait comprendre : dans le périmysium, il y a des vaisseaux et des nerfs, l'extrémité du tendon continue avec le muscle nous est connue, quant à l'autre adhérente à l'os, elle se continue avec les fibres lamineuses du périoste et probablement avec les fibres de Sharpey, car elles s'insèrent directement sur la substance osseuse.

Fig. 101 (Cadiat).

Coupe transversale d'un tendon, pris sur un fœtus à terme.

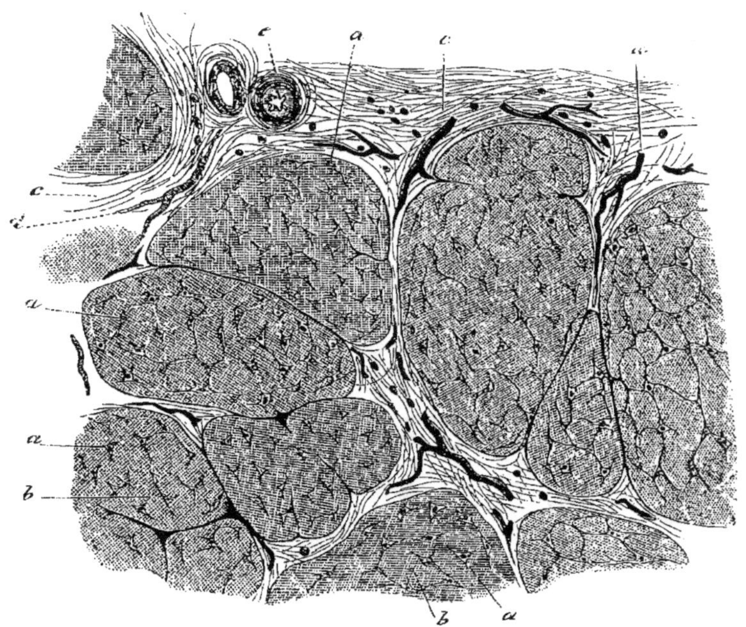

Entre les faisceaux tendineux se trouvent des cloisons de tissu conjonctif c, c,
qui contiennent des vaisseaux sanguins; e, artères; d, capillaires injectés.

Les faisceaux tendineux offrent sur leur surface de section des figures étoilées,
plus ou moins ramifiées, qui semblent les subdiviser en faisceaux secondaires. En
effet, chaque faisceau primitif est composé de faisceaux secondaires, b, placés
parallèlement les uns aux autres et séparés par des cellules spéciales, a. Les
figures étoilées ne sont autre chose que la coupe de ces cellules : leurs dimensions
sont ici un peu exagérées, elles sont souvent beaucoup plus aplaties.

§ 35.

FIBRES LISSES

Éléments, fibres ou fibres cellules de la vie végétative.

Ces fibres sont des cellules en forme de fuseau ou fusiformes.
allongées, pointues aux deux bouts, renflées en leur milieu. Elles

contiennent un noyau très allongé également, en forme de bâtonnet. Elles sont de dimensions variables comme on peut s'en convaincre par la figure ci-jointe.

Fig. 102 (Robin).

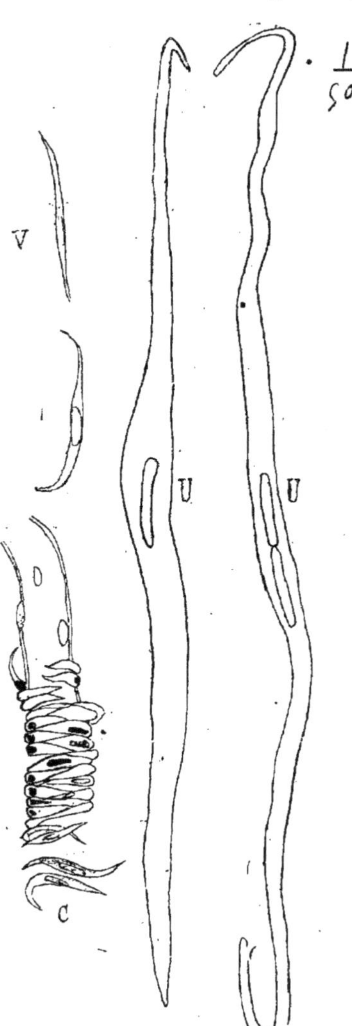

Fibres musculaires lisses vues au même grossissement.

U, de l'utérus de femme enceinte de 9 mois ;

V, de la vessie d'un homme ;

P, de la prostate.

C, d'une artériole de la pie-mère.

Leur longueur varie de 30 μ. à 700 μ. et leur largeur de 3 μ. à 20 μ. L'étude des muscles lisses à l'état vivant n'est guère praticable.

L'isolement des fibres lisses reste difficile en raison de leur petitesse qui les soustrait aux pointes des instruments de dissociation et en raison de la solidité de la substance qui les unit. Il faut l'emploi de réactifs pour arriver à bien connaître ces éléments.

Leur corps cellulaire est homogène ou à peine granuleux.

Leur noyau est de forme très allongée, très granuleux il est caractéristique, se colore très fortement avec tous les réactifs, tandis que le corps cellulaire se colore très peu.

Fig. 103 (Cadiat).

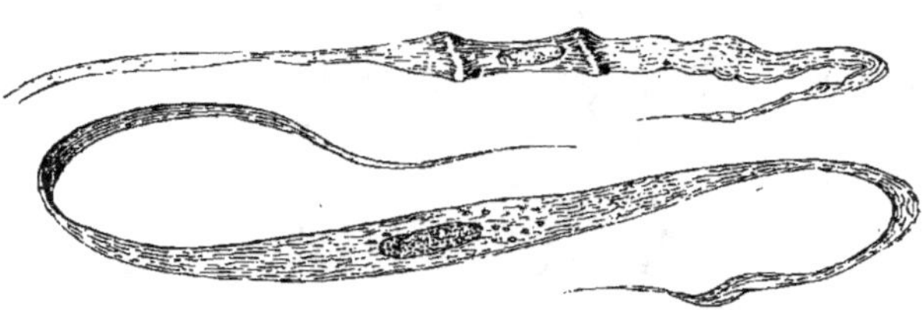

Fibres musculaires lisses d'une vache en état de gestation;
Grossissement 1/350.

Fig. 104 (Cadiat)

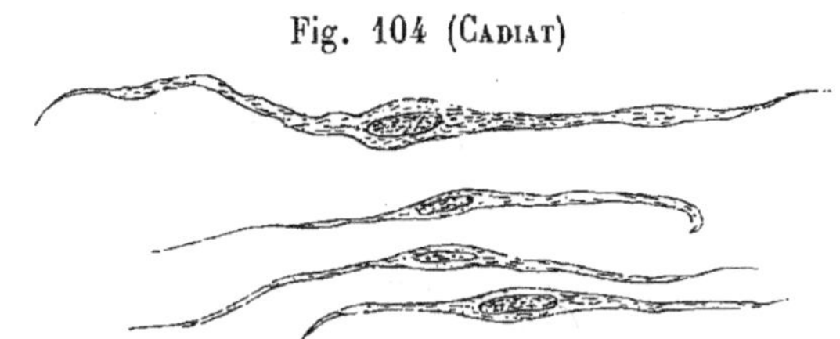

Fibres musculaires lisses de l'artère crurale d'un chien.
Grossissement 1/350.

Les fibres cellules musculaires lisses sont des éléments fusiformes comme les corps fusiformes du tissu conjonctif; les deux espèces d'éléments peuvent être de même dimension, la différence réside dans le noyau cylindrique dans la fibre lisse, il est arrondi de la cellule fusiforme.

Fig. 105.

Fibres musculaires de la paroi vésicale d'une grenouille. — Différences entre les éléments du tissu conjonctif et du tissu fibreux.

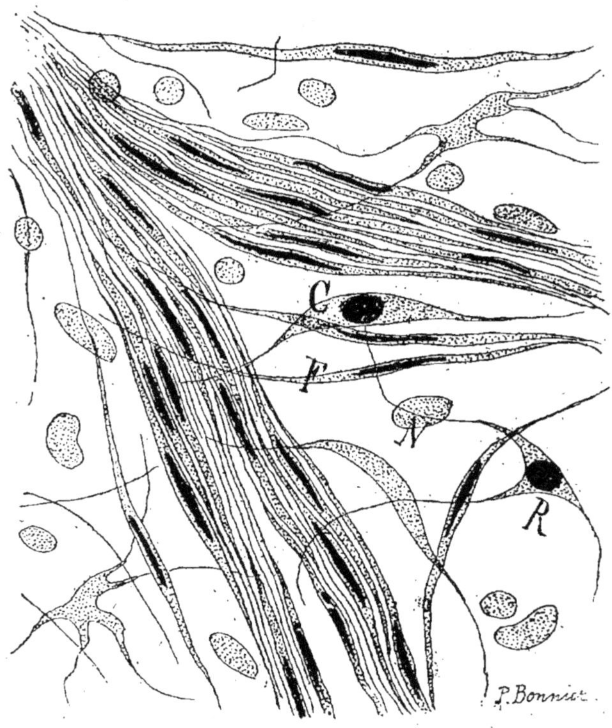

F, fibres musculaires lisses, à noyaux allongés, isolés ;
C, corps fusiformes du tissu conjonctif à noyaux arrondis sphériques :
N, noyau du tissu conjonctif ;
R, corps étoilé du tissu conjonctif.

Tissu musculaire lisse.

Les fibres lisses s'accolent les unes aux autres sans interposition d'aucun autre élément ; elles forment ainsi des groupes qui sont alors entourés par du périmysium.

Le sarcolemme n'existe pas. Les vaisseaux restent dans les

enveloppes de périmysium, les nerfs sont des fibres de Remak qui se terminent d'une manière encore mal connue.

Il existe dans l'épaisseur des muscles, en particulier dans les tuniques de l'intestin, des réseaux nerveux desquels partent des filaments qui se terminent par une pointe au milieu des amas de fibres cellules.

Fig. 106 (CADIAT).

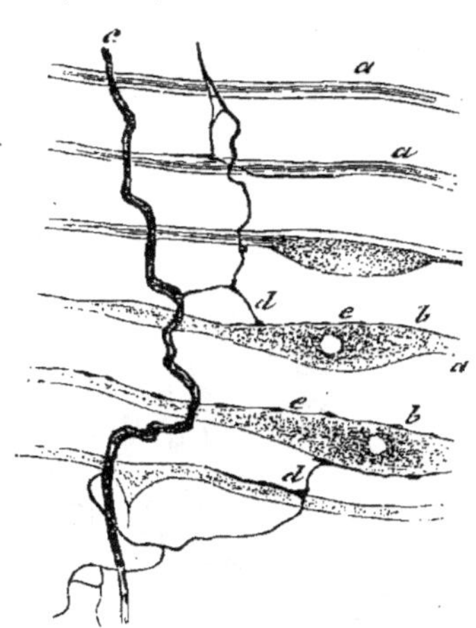

Terminaison des nerfs dans les muscles lisses, d'après Gscheidlen.

a, fibres lisses de l'escargot.

c, fibre de Remak.

d, ses terminaisons par un filament présentant des renflements *b*.

Les fibres lisses se rencontrent dans les muscles pâles de l'intestin, d'une partie de l'œsophage, de la vessie, du vagin, de l'utérus, des trompes ; elles forment une couche autour des artères, des veines et des gros lymphatiques, autour des canaux excréteurs de la plupart des glandes ; on en trouve dans quelques glandes, dans la peau, dans l'iris et dans les voies respiratoires

En beaucoup d'endroits elles ne sont visibles qu'au microscope. Les couches musculaires formées autour des organes ont des dispositions diverses et souvent importantes à connaître et que nous tâcherons de montrer dans l'anatomie topographique des organes.

Etude d'une coupe de fibres lisses. — Sur une coupe perpendiculaire, on voit les faisceaux de fibres lisses entourés de périmysium ; les fibres cellules y sont en contact intime, les vaisseaux n'y pénètrent pas.

Sur les coupes parallèles, tantôt les fibres se montrent avec tous leurs détails, tantôt elles ne présentent que leur noyau allongé caractéristique et la séparation des fibres n'est plus visible, tantôt on ne distingue que le contour des fibres et pas le noyau.

Fig. 107.

Fibres musculaires de l'homme dont les noyaux sont très apparents, mais dont les contours sont confondus.

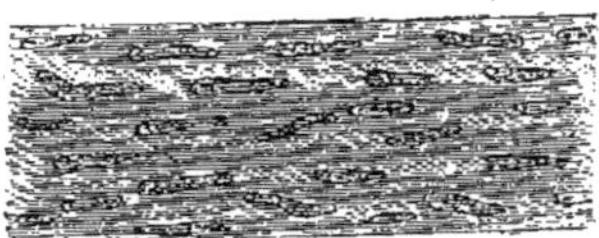

Cet aspect s'observe facilement lorsque, après avoir coloré les éléments, on a fait agir l'acide acétique, la forme des noyaux est tellement caractéristique qu'il suffit de les reconnaître pour annoncer la présence de fibres lisses.

Fig. 108.

Étude comparative d'une coupe perpendiculaire des tissus musculaires lisses et striés.

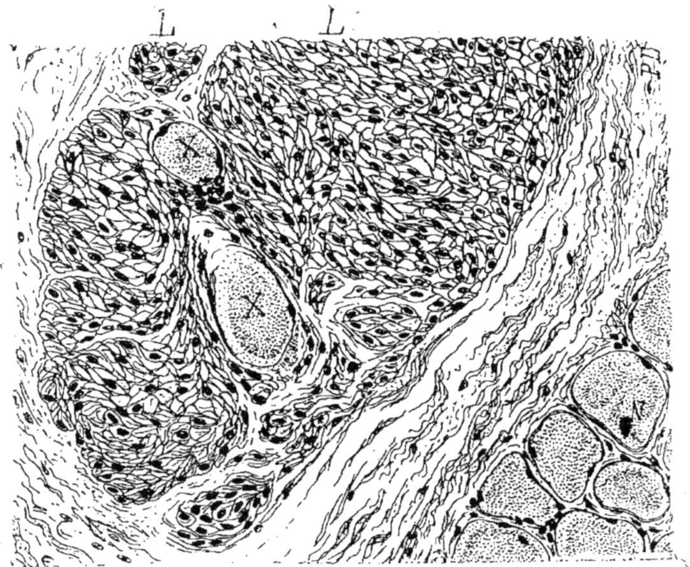

La coupe représente une section de l'enveloppe de l'œsophage au point où le tissu musculaire lisse se mêle au tissu musculaire strié;

X représente des faisceaux musculaires striés isolés au milieu des fibres lisses;

L, fibres lisses réunies en faisceaux par accolement immédiat de leurs éléments constituants; elles sont coupées perpendiculairement à leur longueur et ne laissent voir qu'une très petite partie de leur surface. On distingue le noyau et le corps cellulaire qui l'enveloppe;

PB, le périmysium déjà connu.

Fig. 109.

Coupe de la paroi musculaire de l'intestin.

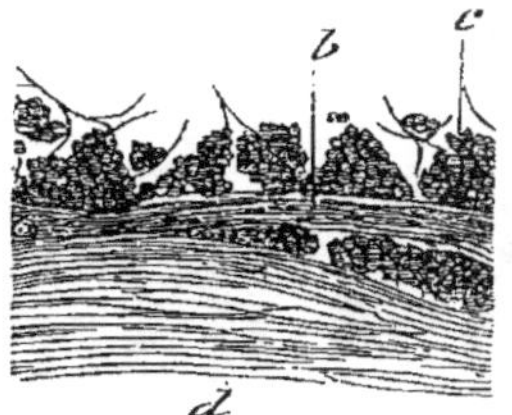

d, fibres vues en long dont le noyau n'est pas apparent.

c, fibres coupées perpendiculairement à leur longueur, disposition rappelant celle des champs de Conheim. Le périmysium est indiqué par des traits courbes.

b, cordon nerveux.

§ 36.

FIBRES MUSCULAIRES STRIÉES ET ANASTOMOSÉES DU CŒUR

Elles ont des caractères très différents des fibres musculaires striées que nous avons décrites. Elles sont composées de fibrilles, striées, adhérentes entre elles, groupées autour de noyaux, mais elles n'ont pas de sarcolemme.

Fig. 110 (RANVIER).

Coupe perpendiculaire de fibres musculaires cardiaques.

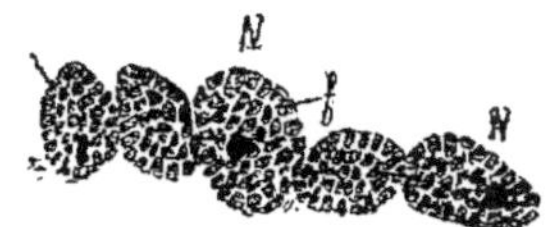

N, fibres pourvues de noyau à leur centre;

f, les fibres qui les composent.

Ces fibres sont souvent très courtes et elles se présentent alors sous forme de courts rectangles striés présentant un noyau à leur centre. Elles ressemblent à des cellules et s'appellent cellules de Purkinje. Quelquefois le corps cellulaire est très développé autour du noyau et les fibrilles qui les enveloppent sont peu nombreuses.

Fig. 111 (FREY).

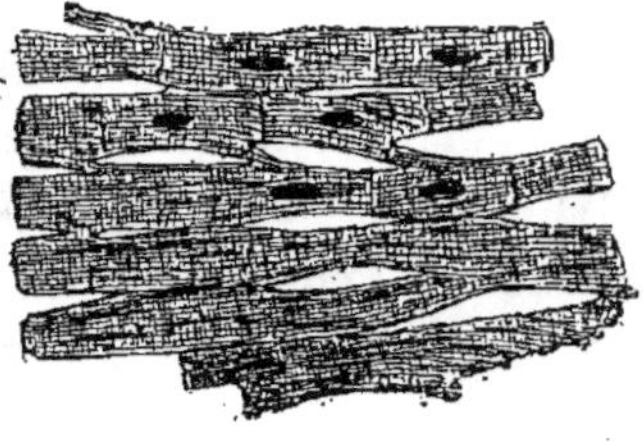

Enfin les fibres cardiaques sont anastomosées entre elles. Si l'on suit un des faisceaux musculaires on voit qu'il émet après un court trajet des paquets de fibrilles plus ou moins nombreuses qui se jettent dans un faisceau voisin, deux ou trois fibrilles seulement peuvent quelquefois composer l'anastomose.

Fig. 112 (Cadiat).

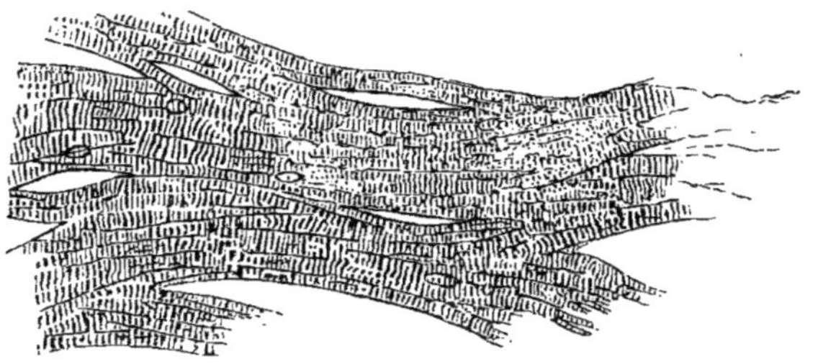

Fibres musculaires cardiaques. Leurs anastomoses, leurs fibrilles et leurs striations sont très visibles.

§ 37.

APPAREIL CIRCULATOIRE SANGUIN

La connaissance des tissus que nous avons étudiés jusqu'ici nous permet d'aborder la description de l'appareil circulatoire, il comprend le *cœur*, les *artères*, les *veines* et les *capillaires*.

§ 58.

CŒUR

Le cœur présente à étudier les masses musculaires des oreillettes et des ventricules, des anneaux fibreux qui jouent le rôle de squelette pour leur insertion, des prolongements fibreux qui forment les valvules; le cœur est revêtu en dehors par le péricarde et en dedans par l'endocarde.

Le myocarde est formé par des fibres striées anastomosées déjà décrites.

Entre elles se trouve du tissu conjonctif, très peu abondant où ne se dépose jamais de graisse ; les fibres ainsi réunies forment des faisceaux séparés par des cloisons plus épaisses ; et le tissu du myocarde rappelle ainsi la disposition du tissu musculaire strié ordinaire.

La différence est que les fibres sont de volume très inégal et plus petites en général que celles du tissu musculaire strié ; on ne leur trouve pas de sarcolemme, c'est-à-dire de membrane qui limite leur contour ; par contre, on observe plus fréquemment les noyaux des muscles proprement dits, situés au centre de l'amas de fibrilles.

Les capillaires sont très nombreux autour des fibres musculaires du cœur.

Le tissu élastique est abondant dans le tissu conjonctif qui limite les deux faces du muscle cardiaque, il est surtout développé dans l'oreillette gauche sous l'endocarde. D'après Robin, cette couche élastique doit suppléer à l'absence du sarcolemme.

Les fibres nerveuses qui entrent dans le muscle cardiaque sont de deux ordres : des fibres à myéline et des fibres de Remak. Ces dernières sont les plus nombreuses. Ces fibres aboutissent à des plexus au niveau desquels existent des amas de cellules nerveuses (ganglions) ; les fibrilles nerveuses qui en partent présentent encore sur leur trajet des renflements ganglionnaires et se terminent dans les fibres musculaires par un petit bouton, d'après Henocque, ou un filament (Ranvier). Il existe donc une grande différence entre les fibres striées à sarcolemme et les fibres striées du cœur au point de vue des terminaisons nerveuses.

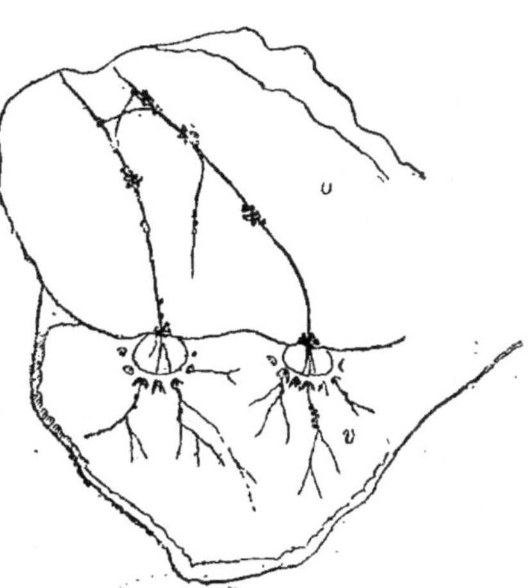

Fig. 113 (Dogiel).
Cœur de grenouille. — Nerfs préparés au chlorure d'or.

o, oreillette. — v, ventricule.

Endocarde. — L'endocarde est une membrane mince formée de trois couches :

1° Une couche superficielle endothéliale ;
2° Une couche homogène et hyaline ;
3° Une couche profonde mélangée de fibres lamineuses et élastiques.

La couche superficielle est composée de cellules minces aplaties, qui ne se voient presque jamais dans les coupes, et ressemblent aux endothéliums des veines. Les fibres élastiques forment par leur abondance une véritable membrane sous la couche amorphe. Par sa face profonde l'endocarde adhère intimement au tissu conjonctif du myocarde. Sur ses limites il se continue avec la membrane interne des vaisseaux artériels et veineux.

Fig. 114 (CADIAT).

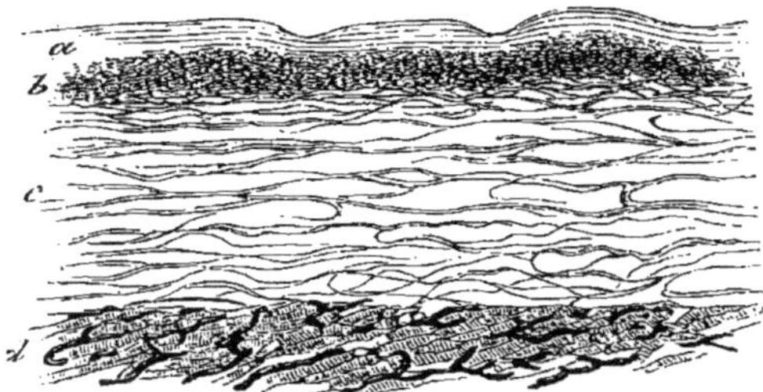

L'endothélium n'est pas visible.'

a, couche amorphe ;

b et *c*, couche élastique et conjonctive ;

b, fibres élastiques et peu serrées ;

c, fibres élastiques grosses, les vaisseaux indiqués par des traits noirs s'arrêtent à la face profonde de l'endocarde et restent limités aux muscles striés.

Anneaux et valvules du cœur. — Nous prendrons pour type la coupe d'une valvule auriculo-ventriculaire (fig. 115).

On trouve à son point d'insertion une masse fibreuse (*e*) qui représente la section de l'anneau fibreux et donne insertion au muscle de l'oreillette et du ventricule. Quelques fibres musculaires du cœur, mélangées aux fibres conjonctives, s'observent dans l'épaisseur de la valvule au niveau de son insertion. Elles lui sont donc parallèles.

La valvule elle-même est constituée par une lame d'expansion

de ce tissu fibreux, que des traits noirs entre-croisés représentent (fig. 115).

Sa face ventriculaire est tapissée seulement par l'épithélium et
par la couche superficielle de l'endocarde, et sa face interne par
les trois couches.

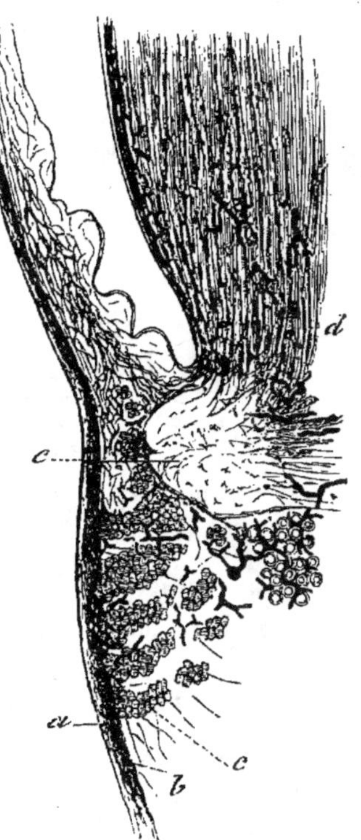

Fig. 115 (CADIAT).

La couche amorphe (*a*) et la couche élastique (*b*) de l'endocarde se voient nettement à la face supérieure de la valvule
et dans l'oreillette. Il n'en est pas de
même de la face inférieure ou ventriculaire.

c, muscles, section perpendiculaire ;

e, anneau fibreux près duquel se voient
des cellules adipeuses sphériques ;

d, tissu musculaire du ventricule.

Les vaisseaux indiqués au trait noir gras
ne pénètrent pas la valvule. La préparation
est vue en sens inverse de la position donnée habituellement au cœur.

Péricarde. — Le péricarde présente la structure générale des
séreuses, épithélium, couche amorphe sous-jacente, couche mélangée de fibres conjonctives et élastiques.

Il est séparé du myocarde par une couche de tissu conjonctif
dans laquelle peuvent se développer des cellules adipeuses.

§ 59.

ARTÈRES

Les artères sont formées de trois tuniques ; l'interne ou tunique de Bichat ; la moyenne ou tunique musculaire : l'externe, adventice, celluleuse ou vasculaire.

La *tunique* interne présente un revêtement épithélial qui se voit après l'addition du nitrate d'argent sous forme d'un réseau à mailles très allongées : chacune des mailles représente le contour noirci d'une cellule au milieu de laquelle existe un noyau.

Fig. 116 (CADIAT).

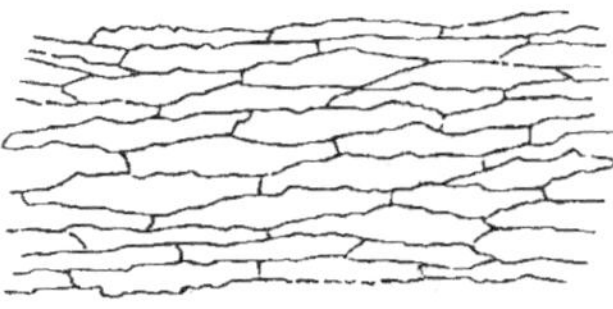

Épithélium de la tunique interne des artères. Les cellules sont en général quadrangulaires, et limitées par des lignes plus ou moins droites, ou en tout cas peu sinueuses. Elles sont allongées dans le sens du vaisseau, et leur diamètre longitudinal est six ou huit fois plus grand que leur diamètre transversal.

Sur la coupe, la plupart du temps les épithéliums ne se voient pas, ou ils ne sont révélés que par la saillie ovale de leurs noyaux. Cet épithélium repose sur une couche transparente dans laquelle on aperçoit des stries, des noyaux et quelquefois des fibres élastiques ; c'est la lame striée des auteurs allemands.

La *tunique moyenne* est composée de deux ordres d'éléments : des fibres musculaires lisses et des éléments élastiques.

Les fibres musculaires sont souvent courtes, elles forment des faisceaux circulaires ou perpendiculaires à la longueur de l'artère ; si la couche musculaire est très épaisse, on ne peut pas toujours distinguer la limite des fibres ; mais on peut toujours distinguer les noyaux.

Les fibres élastiques sont quelquefois très peu abondantes, et à peine visibles au milieu des fibres musculaires.

Quelquefois il n'existe qu'une lame élastique qui est placée à l'union de la couche moyenne et de la couche interne.

D'autres fois il se trouve en outre de la lame élastique, des fibres élastiques très volumineuses qui forment un lacis très apparent au milieu des muscles.

Enfin à ce lacis peuvent s'ajouter des lames multiples qui masquent les fibres musculaires.

La *tunique externe* est formée de fibres conjonctives et de fibres élastiques.

Là, les lamelles élastiques n'existent plus, mais les variétés fines et grosses de fibres élastiques forment de véritables couches qui s'appliquent à la face extérieure de la tunique moyenne.

Il n'existe des vaisseaux (*vasa vasorum*) que dans la tunique externe.

On y trouve en outre des plexus nerveux qui donnent naissance à des fibrilles qui se terminent dans la couche musculaire.

Il existe plusieurs variétés d'artères dont nous allons donner un court résumé.

Aorte. — L'aorte ne présente dans sa tunique interne d'autre particularité que son épaisseur. Sa tunique moyenne est formée de lames et de fibres élastiques de gros calibre qui s'entre-mêlent pour former un très important réseau. Le tissu musculaire est presque masqué par l'élément élastique, on aperçoit avec difficulté quelques noyaux révélant sa présence.

La tunique n'offre rien de spécial.

Il est curieux que nul vaisseau ne pénètre dans la tunique moyenne de l'aorte malgré son épaisseur.

L'aorte est le type des artères à tunique élastique.

Fig. 117.

Aorte, coupe perpendiculaire.

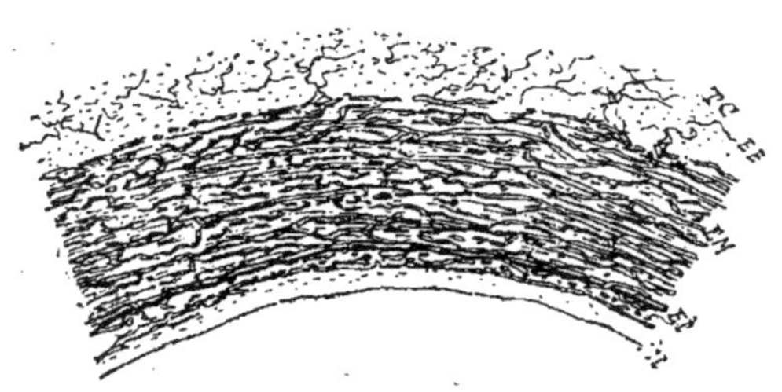

MI, tunique interne.
EI, lame élastique interne de la tunique moyenne.
EM, réseau élastique de la tunique moyenne.
EE, réseau élastique de la tunique externe.
TC, tissu conjonctif de la tunique externe.

Pour les artères d'un calibre moins important, tels que la *sous-clavière* et la *carotide interne*, le réseau élastique est très important, mais on distingue déjà une lame élastique interne et quelques faisceaux de fibres musculaires lisses.

Sur l'artère *rénale*, entre une lame élastique interne et le réseau élastique de la tunique externe, se voit, au milieu de la couche musculaire, un lacis très serré de fibres élastiques fines.

Fig. 118.

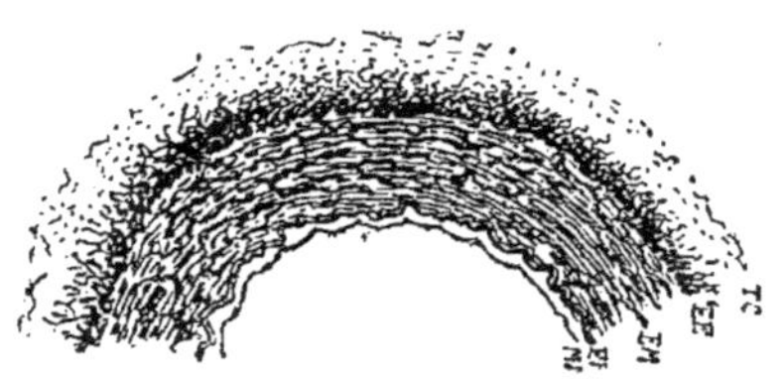

Artère rénale.

Même grossissement,

mêmes lettres que l'aorte.

Sur les artères du *tronc cœliaque*, la couche musculaire commence à apparaître débarrassée du réseau élastique; elle est comprise entre la lamelle élastique qui la sépare de la tunique interne et le réseau élastique de la tunique externe.

Fig. 119.

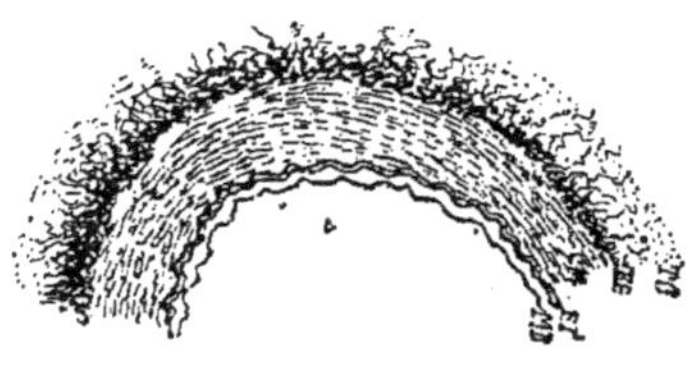

Artère cœliaque.

Même grossissement,
mêmes explications que
l'aorte, excepté
CM, couche musculaire

Fig. 120 CADIAT.

Artère du même type que dans la figure 119. (Fort grossissement.)

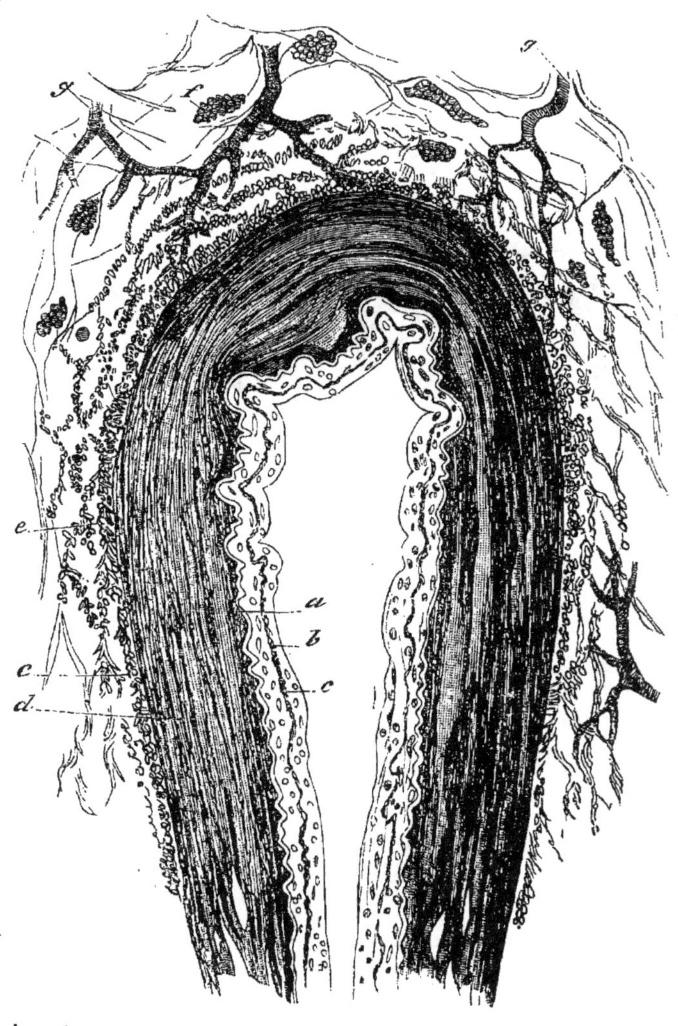

c, tunique interne semée de noyaux, avec sa lame striée (*b*).

a, lame élastique fenêtrée, son apparence festonnée caractéristique sur les coupes (tunique moyenne).

d, la couche de muscles lisses, noyaux non visibles (tunique moyenne).

e, réseau de fibres élastiques de la tunique externe.

g, vaisseaux (*vasa vasorum*) de cette couche.

f, quelques faisceaux de fibres lisses longitudinales (par exception).

Les artères de petit calibre, artérioles, perdent le réseau élastique de la couche externe; elles sont presque exclusivement musculaires, cependant la lame élastique persiste.

Fig. 121.

Artériole (préparation au chlorure d'or).

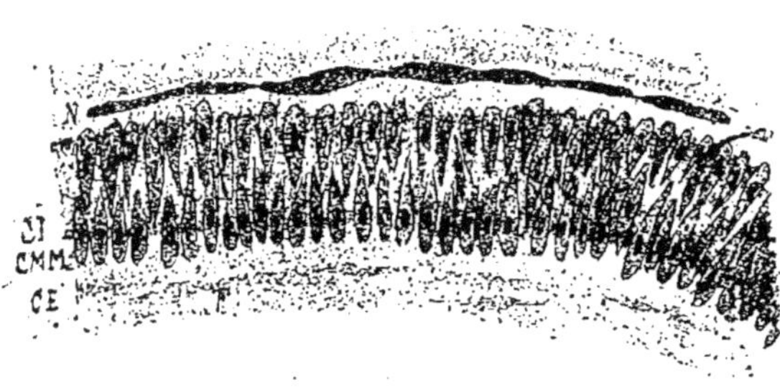

CI, tunique interne.

CMM, tunique moyenne formée d'une seule épaisseur de fibres musculaires lisses.

CE, tunique externe présentant quelques noyaux et un nerf (N) qui se termine par un filament dans les muscles.

§ 40.

DES VEINES

Les veines possèdent trois tuniques, une interne, une moyenne et une externe.

Les sinus crâniens, les veines sus-hépatiques intralobulaires, les sinus des extrémités osseuses, ne possèdent que la tunique interne.

Ces diverses tuniques ne sont pas aussi nettes que celles que l'on rencontre sur les artères.

La tunique interne est souvent plus épaisse.

En outre elle présente des valvules à la structure desquelles nous consacrerons un petit paragraphe.

La tunique moyenne ne possède pas autant de tissu élastique. Les fibres musculaires ont une direction peu régulière et leurs couches ont une épaisseur très variable, elles sont fréquemment séparées par des faisceaux de tissu conjonctif.

L'épithélium des veines seul, parmi tous les éléments constituants de la paroi, présente des différences notables : il est de forme losangique ou hexagonale, ayant des diamètres à peu près égaux.

Fig. 122 (Cadiat).

Épithélium de la tunique interne des veines. Les cellules sont assez irrégulières dans leurs formes ; mais elles sont en général limitées par des lignes droites, et leurs diamètres sont à peu près égaux.

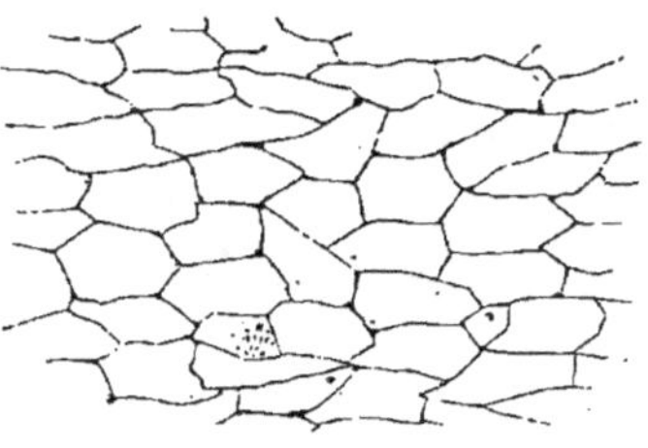

Les auteurs qui ont étudié la structure des veines ont remarqué qu'elles présentaient une *différence* considérable non seulement d'une veine à l'autre, mais dans le trajet d'une même veine.

Veine cave inférieure. — La veine cave, pendant un demi-centimètre à partir du cœur, présente dans sa tunique moyenne des groupes de fibres musculaires *striées*, circulaires en dedans, longitudinales en dehors, séparées par des fibres de tissu conjonctif. Sa membrane interne contient une couche de tissu lamineux mêlé de fibres élastiques.

Plus bas se montrent des fibres lisses réunies par deux ou par trois ; leurs faisceaux se substituent au tissu musculaire strié et ne tardent pas à former une couche circulaire de 60 à 80 μ. d'épaisseur ; peu de fibres élastiques dans cette tunique. Par contre la tunique externe est remarquable par la présence d'énormes fibres élastiques qui ont jusqu'à 5 μ. d'épaisseur.

Au niveau du diaphragme, la tunique moyenne fait défaut, la veine cave n'est constituée que par un anneau fibreux.

Au-dessous du diaphragme une couche serrée de fibres lisses se montre dans la tunique moyenne et quelques fibres longitudinales se mêlent au tissu conjonctif de la couche externe. Elles y forment un réseau au niveau du foie.

L'épaisseur de cette couche augmente subitement et forme une masse musculaire de 300 µ d'épaisseur.

A mesure qu'on s'éloigne du foie, les faisceaux deviennent de moins en moins épais, et au-dessous de la rénale on ne trouve plus que quelques fibres lisses dans la couche externe.

Les fibres musculaires transversales et longitudinales, *dans la veine iliaque*, sont entre-croisées avec un peu de tissu lamineux et de fibres élastiques, et les fibres élastiques deviennent d'autant plus nombreuses que les fibres musculaires de la couche externe le sont moins.

La *veine saphène interne* se distingue de l'iliaque par ses valvulves, par l'inégal développement de sa tunique interne dont l'épaisseur varie de 80 µ à 200 µ. On y trouve des faisceaux de tissu lamineux mélangé à un fin réseau élastique.

Veine porte. — Elle présente aussi comme particularité d'avoir des fibres lisses circulaires dans sa tunique moyenne et de gros et longs faisceaux de fibres longitudinales en dehors d'elle.

Ces fibres longitudinales se prolongent jusque dans le commencement de la veine mésaraïque.

Dans la *veine jugulaire*, la couche interne est séparée des autres par une lame élastique.

Dans les *veines pulmonaires*, la tunique externe offre une nappe de fibres élastiques et ce sont encore des fibres élastiques qui séparent les éléments musculaires entre eux.

§ 41.

VALVULES DES VEINES

Les valvules sont constituées par un repli des membranes les plus internes ; du tissu élastique et du tissu lamineux les composent en formant des nappes de fibres parallèles au bord libre.

Fig. 123 (Cadiat).

Valvule d'une veine saphène.

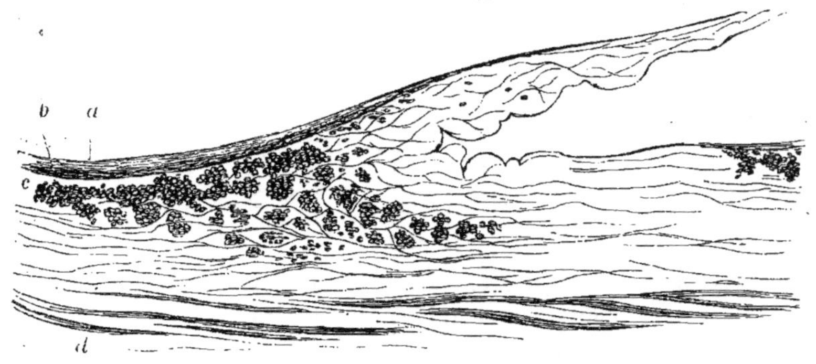

a, tunique externe.
b, couche élastique.
c, fibres musculaires lisses interrompues au-dessus de la valvule.
d, fibres musculaires lisses longitudinales.

Dans le bord adhérent de la valvule on rencontre quelques fibres lisses circulaires.

La membrane interne des veines tapisse les deux faces du repli valvulaire, elle s'amincit considérablement dans toute l'étendue de la face supérieure : elle est un peu plus épaisse sur la face inférieure de la valvule.

Dans la paroi de la veine, les fibres lisses circulaires manquent au niveau et au-dessus de l'insertion valvulaire; c'est probablement là l'origine des renflements sus-valvulaires ou ampoules des veines, parce que la paroi est moins résistante. Les fibres longitudinales ne sont pas modifiées.

§ 42.

CAPILLAIRES

Les capillaires forment un système de petits vaisseaux sanguins qui relient les artères aux veines et quelquefois des grosses veines entre elles.

Nous avons déjà décrit la circulation du sang dans les capillaires, mais sans parler de leur structure qui va nous occuper maintenant.

La limite anatomique entre les capillaires et les vaisseaux artériels ou veineux continus avec eux est indiquée par la fibre musculaire lisse.

Le capillaire est dépourvu de fibres musculaires lisses.

On décrit plusieurs variétés de capillaires dont le schéma suivant donnera une idée.

Fig. 124.

Schéma des variétés de capillaires tels qu'on peut les observer sur les membranes minces après addition d'acide acétique.

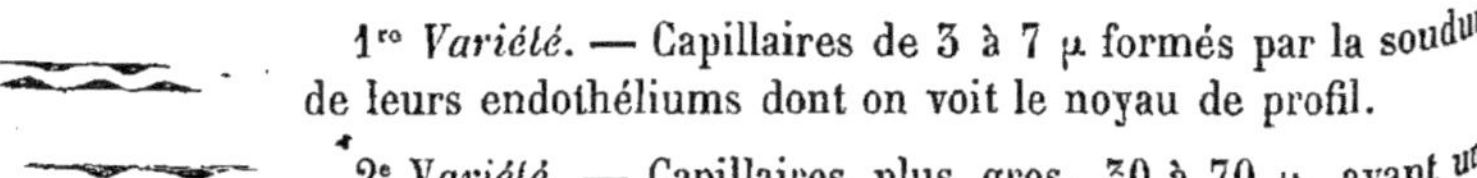

1re *Variété*. — Capillaires de 3 à 7 μ formés par la soudure de leurs endothéliums dont on voit le noyau de profil.

2e *Variété*. — Capillaires plus gros, 30 à 70 μ, ayant une paroi propre sur laquelle sont appliqués les endothéliums.

Robin et Henle admettaient une 3e *variété* de capillaires, grosse variété, qui présentaient trois tuniques, une endothéliale, une musculaire et une celluleuse comme des artères ou des veines.

On doit étudier dans les capillaires leur paroi amorphe et leur paroi épithéliale.

Les épithéliums sont très minces, soudés par leur paroi; ils ne se voient qu'au nitrate d'argent, leur enroulement autour d'un tube mince leur donne des configurations extraordinaires.

Fig. 125 (CADIAT).

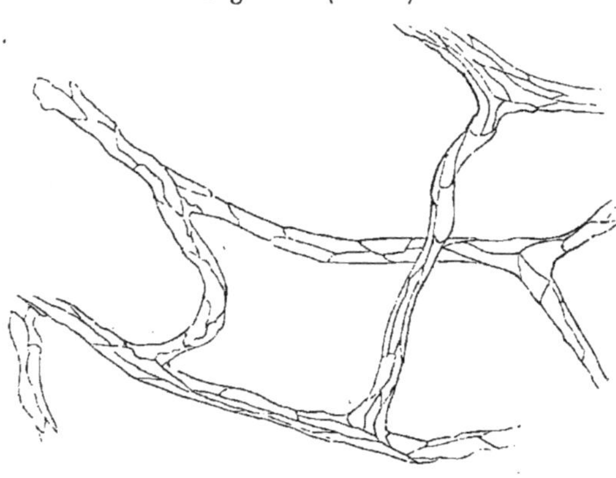

La membrane amorphe est visible sur des membranes minces, sur le mésentère, la pie-mère, les capillaires extraits du cerveau par traction. Elle a été mise en doute par quelques auteurs.

Fig. 126.

Coupe perpendiculaire des capillaires.

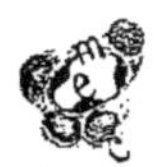

1re variété.

2e variété.

Quelques capillaires ont une tunique celluleuse c, formée par quelques cellules conjonctives.

m, membrane interne.

e, noyaux de l'endothélium vus de profil.

Sur la coupe, les capillaires se présentent avec des contours assez réguliers; ils sont reconnaissables à leur épithélium, qui est la plupart du temps conservé et forme une collerette renflée de distance en distance par des noyaux; ils sont souvent remplis par des globules de sang.

Les capillaires se disposent en réseau à mailles plus ou moins grandes. Ce qui caractérise le système capillaire sanguin, c'est la régularité de forme des anneaux.

Fig. 127 (Cadiat).

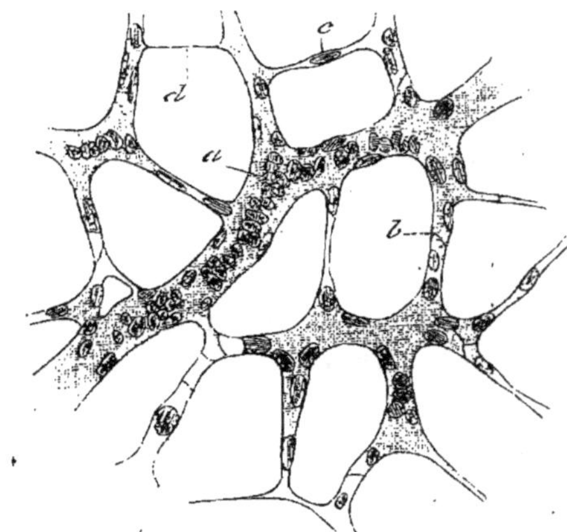

Réseau capillaire dans les enveloppes fœtales d'un poulet.

a, globules du sang.

b, c, d, capillaires en voie de développement.

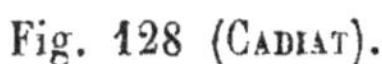

Fig. 128 (Cadiat).

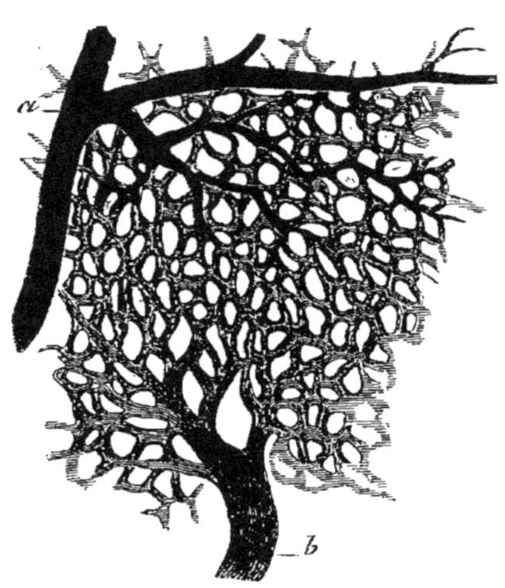

Réseau de capillaires sanguins de la choroïde (étudié à l'aide d'une injection intermédiaire à une artère (*a*) et une veine (*b*).

Il n'en est pas de même du système lymphatique que nous allons voir maintenant.

§ 43.

SYSTÈME CIRCULATOIRE LYMPHATIQUE

Il faut étudier, dans le système lymphatique, les divisions suivantes :

1° Réseau capillaire ;
2° Troncs lymphatiques ;
3° Ganglions lymphatiques ;
4° Capillicules.

Les vaisseaux *lymphatiques capillaires* sont formés d'une membrane propre qui supporte à son intérieur des épithéliums spéciaux.

Fig. 129 (Cadiat).

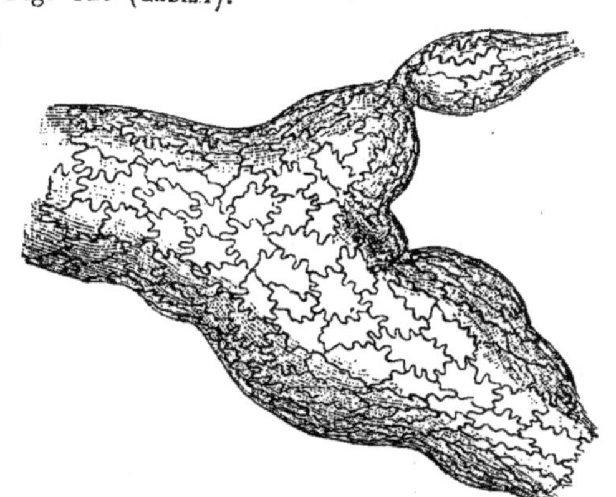

Epithélium de la tunique interne d'un vaisseau lymphatique obtenu par nitratation. Les cellules ont leur contour dentelé, découpé en jeu de patience, en feuilles de chêne, et les dentelures de leurs bords s'engrènent réciproquement. Cette forme est caractéristique.

Les *capillaires lymphatiques* forment des réseaux qui se font 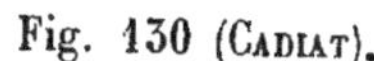 remarquer par l'irrégularité de leurs mailles. Les capillaires eux-

Fig. 130 (Cadiat).

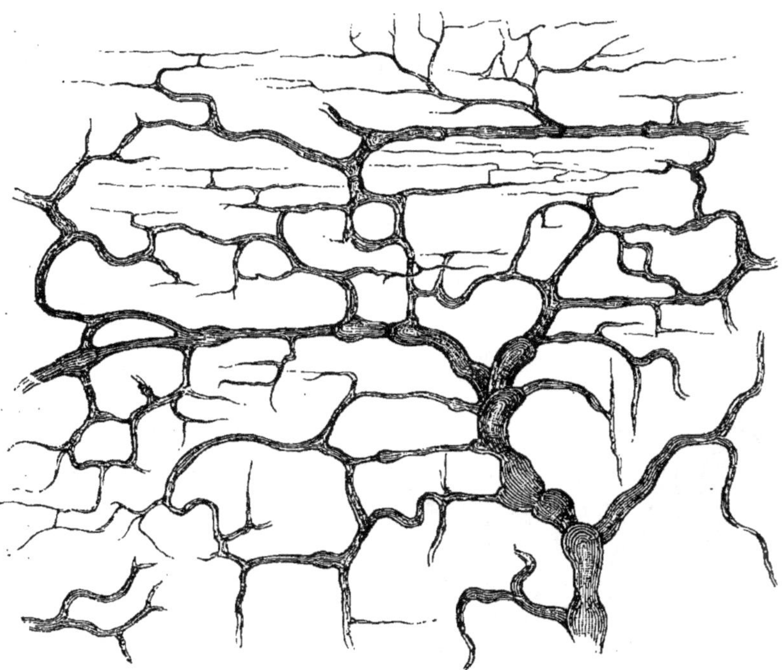

Vaisseaux lymphatiques de la couche musculaire de l'intestin.

mêmes ont un calibre très inégal. Dans un parcours très restreint, ils se dilatent, se resserrent, présentent des ampoules, et cette variété de forme suffit pour les faire distinguer quand on les examine sur des membranes étalées.

Les lymphatiques capillaires de gros calibre présentent des valvules.

Sur des coupes, comme moyen de les reconnaître, Renaut a insisté sur la forme étoilée de ces vaisseaux et sur la bordure de fibres élastiques qui les limite extérieurement. Leur grand diamètre et leur forme étoilée sont sûrement une présomption de la nature lymphatique de ces vaisseaux, mais nous pensons qu'il faut, pour en être plus sûr, constater la forme des éléments de la membrane interne, éléments épithéliaux à bords festonnés.

Les parois des vaisseaux *lymphatiques tronculaires* sont mal étudiées.

On trouve quelques fibres musculaires lisses et des fibres élastiques abondantes dans leur tunique moyenne ; du tissu conjonctif, dans leur tunique externe ; ils ont une mince membrane interne.

Le canal thoracique a une structure tout à fait semblable, cependant encore plus riche en fibres musculaires lisses.

Fig. 131 (Cadiat).

Coupe du canal thoracique du cheval.

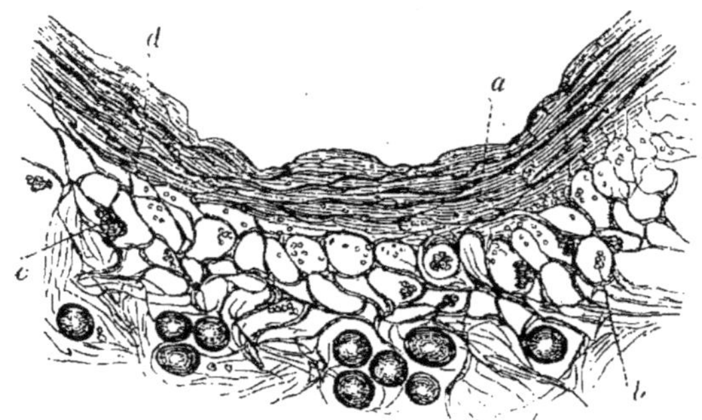

a, tunique interne ;

d, ses fibres musculaires lisses circulaires.

b, fibres musculaires longitudinales (section perpendiculaire).

c, périmysium des fibres lisses.

Ganglions lymphatiques.

Étude topographique.

Les ganglions ont une forme ovoïde ou réniforme. Ils reçoivent leurs lymphatiques afférents par la partie convexe et c'est la partie plus ou moins déprimée qu'on appelle hile qui loge les vaisseaux sanguins, artériels et veineux, et laisse sortir les lymphatiques efférents. La surface convexe du ganglion est hérissée de petites bosselures hémisphériques qui correspondent aux follicules. Une capsule fibreuse entoure tout le ganglion et tapisse ses dépressions inter-folliculaires.

Si l'on pratique une coupe ouvrant le ganglion en deux moitiés égales, ces prolongements intérieurs de la capsule sont très visibles et on constate du même coup que la surface intérieure se présente sous deux aspects. Un premier aspect est celui de la partie périphérique où sont des masses plus ou moins arrondies nommées *follicules*. Un deuxième aspect est celui de la partie centrale qui paraît *spongieuse* et ramollie.

Fig. 152.

Coupe d'un ganglion lymphatique. Dessin à faible grossissement.

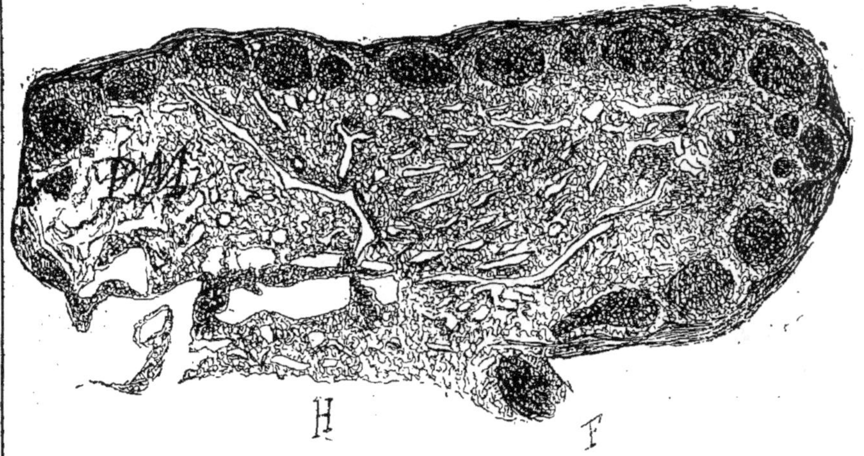

H, hile ; — PM, partie médullaire ; — F, follicules.

Pour bien comprendre le ganglion il faut supposer que le vaisseau sanguin en constitue la charpente.

La petite artère destinée au ganglion ne présente rien de remarquable dans sa texture.

Accompagnée par du tissu cellulo-adipeux jusqu'au moment où elle perce la capsule, elle en est ensuite absolument dépourvue, et entre en rapport avec les lymphatiques et le tissu ganglionnaire. Cette artériole émet aussitôt après son entrée des petites branches artérielles qui s'envoient réciproquement des anastomoses, et se ramifient en réseaux capillaires.

Fig. 133.

Schéma explicatif de la figure précédente.

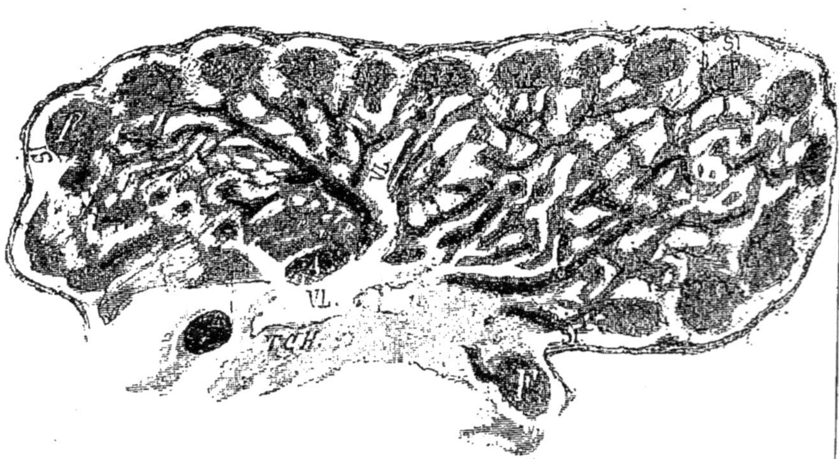

A, artère, les vaisseaux qui en naissent sont figurés par des traits noirs ;
G, tissu ganglionnaire figuré par un quadrillé ;
F, follicules dans lesquels des fins traits noirs figurent les capillaires ;
SI, sinus lymphatique ;
VL, voies lymphatiques de la partie médullaire ;
TCH, tissu conjonctif du hile.

L'artère est dès son entrée entourée d'une gaîne lymphatique. En effet, sur sa membrane externe très réduite, nous voyons appliquées les cellules endothéliales des lymphatiques.

Puis, après un trajet variable, quelquefois très court, nous voyons le tissu ganglionnaire s'interposer entre les cellules épithéliales des lymphatiques et les parois artérielles ; il n'y a d'abord qu'une couronne de cellules ganglionnaires, puis on trouve ces cellules rangées sur deux ou trois rangs et maintenues par le réticulum bien connu de ce tissu.

Supposez maintenant autour de chacune des petites branches artérielles ou capillaires un semblable revêtement de tissu ganglionnaire et vous arrivez à vous faire ainsi une idée de cette substance spongieuse du ganglion dont la charpente de soutènement est le vaisseau sanguin. Les espaces anfractueux et irréguliers réservés entre ces travées ganglionnaires sont les voies lymphatiques. Les diverses ramifications des vaisseaux sanguins baignent ainsi au milieu des vaisseaux lymphatiques dont elles ne sont séparées que par une plus ou moins grande épaisseur de tissu ganglionnaire réticulé.

Tel est le réseau lymphatique central caractérisé par son irrégularité, l'ampleur de ses cavités.

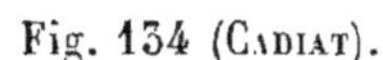

Fig. 134 (Cadiat).

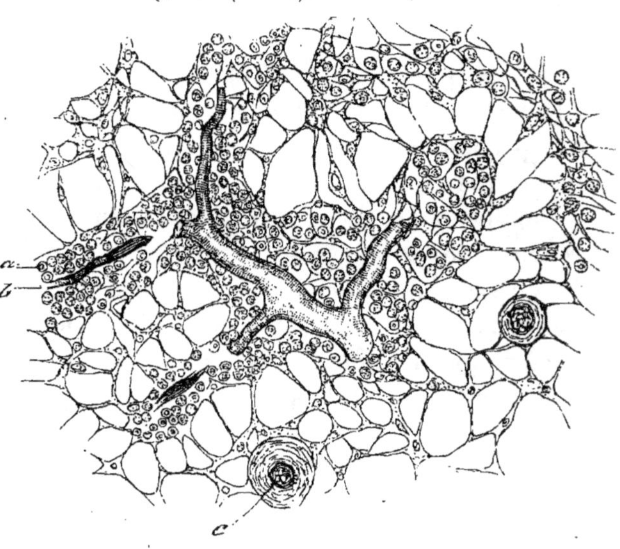

Figure montrant la coupe de la partie médullaire d'un ganglion lymphatique. On voit le tissu ganglionnaire (*a*) qui entoure les vaisseaux (*b*). Les masses glandulaires elles-mêmes sont entourées par les sinus lymphatiques qui sont traversés par des trabécules nettement visibles. De petites artères (*c*) entourées de fibres musculaires lisses n'ont pas d'enveloppe de tissu ganglionnaire.

Dans la partie *folliculaire* du ganglion, le rapport des vaisseaux sanguins avec les lymphatiques n'est plus aussi intime et ces derniers prennent une configuration spéciale. Les diverses travées parcourues par des vaisseaux sanguins se réunissent. La substance ganglionnaire forme une masse dans laquelle courent les capillaires. Les vaisseaux capillaires sanguins forment des anses qui arrivent jusqu'à la périphérie de l'amas du tissu ganglionnaire. C'est là qu'ils se mettent en rapport avec le vaisseau lymphatique. Ce dernier reçoit le nom de sinus. Le mot sinus lui-même est impropre, car il rappelle des cavités creusées dans des tissus compacts non susceptibles de s'affaisser. Le sinus lymphatique, au contraire, s'affaisse avec facilité et c'est un des principaux obstacles à sa recherche. Le sinus est limité d'un côté par la surface limitante convexe des follicules et de l'autre par la face interne convexe de la capsule que nous savons moulée sur les follicules. La cavité ainsi formée entoure à la manière d'une calotte le follicule. Elle communique avec les sinus voisins et vers le centre du ganglion avec les cavités lymphatiques déjà décrites.

Tel est le deuxième genre de cavités lymphatiques que renferme le ganglion.

Les voies lymphatiques centrales et le sinus, déjà si remarquables par leur forme, ne le sont pas moins par leur texture. Ils sont traversés par une foule de filaments simples ou ramifiés. Ces colonnettes contiennent des noyaux dans leur intérieur.

Un épithélium limite les deux grandes surfaces parallèles et revêt le réticulum de ces voies.

Le vaisseau efférent communique avec les cavités centrales.

Les deux sortes de cavités sont habituellement remplies de leucocytes de tous les volumes avec un ou plusieurs noyaux. Ces cellules gênent beaucoup l'observation histologique.

Du tissu des ganglions lymphatiques.

Le tissu ganglionnaire se compose de cellules arrondies à noyau très gros, à corps cellulaire très mince, et d'un réticulum reproduit par la figure 135 qui présente lui-même des noyaux au point de rencontre de ces mailles.

Fig. 135 (Cadiat).

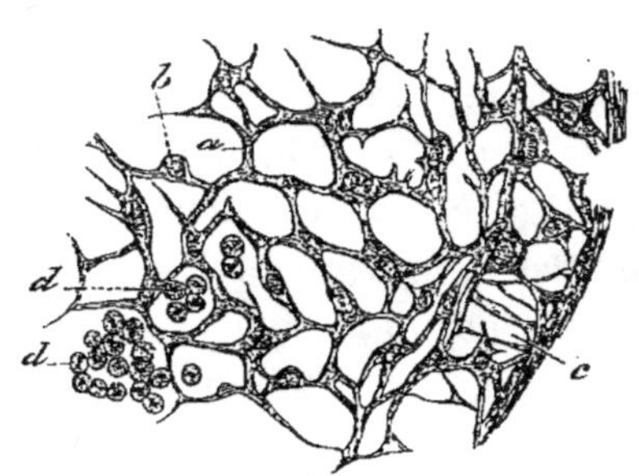

Réticulum lymphatique d'un ganglion
traité au pinceau.

a, mailles ou trabécules de ce réseau ;

b, leurs noyaux ;

d, cellules propres du ganglion non
détachées par la préparation ;

c, cavités où elles sont logées.

L'étude du système lymphatique comprendrait encore l'étude des
follicules clos isolés et des follicules clos agminés (ou plaques de
Peyer) de l'intestin. Cette étude trouvera sa place dans les leçons
sur l'*Intestin*.

§ 44.

CAPILLICULES LYMPHATIQUES

Sappey a décrit des réseaux lymphatiques excessivement fins
qu'il a découverts à l'aide de procédés spéciaux
et peu connus. Les réseaux capillaires que l'on
croyait terminaux, donneraient naissance d'a-
près lui à des canaux extrêmement fins, qu'il
appelle capillicules, lesquels présenteraient des
dilatations et des rétrécissements comme les
autres réseaux lymphatiques.

Nous croyons que le réticulum lymphatique
des ganglions est un réseau de capillicules.
Avec Grenet (voyez la figure 136) nous l'avons
vu injecté et distendu par un liquide contenant des granulations.

Fig. 136.

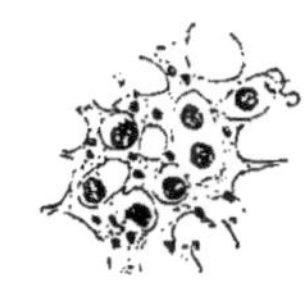

pp, capillicules ;
g, cellules gan-
glionnaires circon-
scrites par ces capil-
licules.

Étude du système lymphatique pendant la vie.

On fait, au niveau de la ligne blanche, une ouverture de 5 centi-mètres de hauteur, puis on attire au dehors une anse d'intestin grêle que l'on dispose sur la platine d'un microscope recouverte de liège et convenablement aménagée de manière à ne pas trop tirailler le mésentère. Il est ainsi possible d'observer à un grossis-sement de 50 et même de 150 à 200 diamètres la circulation sanguine et lymphatique.

On peut reconnaître :

1° Que la lymphe se meut dans les vaisseaux lymphatiques du mésentère d'une manière saccadée;

2° Que ces vaisseaux sont pourvus de valvules nombreuses à deux valves allongées. A chaque impulsion de la lymphe les deux valves s'écartent légèrement, puis viennent s'accoler l'une à l'autre, dès que l'impulsion est terminée. Ces impulsions ne coïncident pas avec les pulsations artérielles.

§ 45.

LYMPHE

La lymphe contient des globules blancs avec leurs caractères habituels; au niveau des chylifères on y trouve en outre des gra-nulations graisseuses.

CARTILAGE ET OS

§ 46.

DU CARTILAGE

Le cartilage se rencontre dans les vertébrés et quelques invertébrés, formant des organes de soutien autour de leurs viscères digestifs, autour du système nerveux et dans les membres. Chez les uns (poissons cartilagineux), il n'y aura pas d'autre squelette, chez les autres (poissons, reptiles, oiseaux et mammifères), l'os s'unira au cartilage.

Fig. 137 (Cadiat).

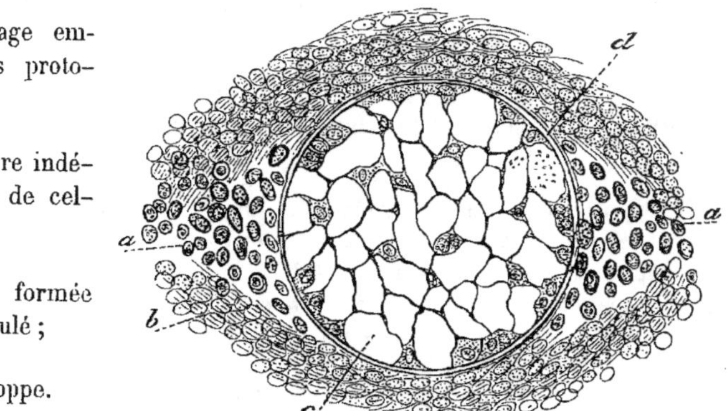

a, le cartilage embryonnaire des proto-vertèbres;

b, tissu encore indéterminé, formé de cellules rondes;

c, notocorde formée d'un tissu réticulé;

d, son enveloppe.

Le cartilage apparaît dans l'embryon, chez lequel il forme un squelette temporaire auquel succèdera le squelette osseux définitif.

C'est autour de la notocorde[1], dans le feuillet moyen de l'embryon qu'apparaîtra la première masse de tissu cartilagineux formant les protovertèbres.

Il prend le nom de cartilage embryonnaire.

§ 47.

CARTILAGE EMBRYONNAIRE

Éléments. — Il est formé de noyaux ovoïdes, granuleux, sans corps cellulaire, plus petits que les éléments embryoplastiques voisins et plus sombres; ils semblent serrés les uns contre les autres, mais déjà on peut constater la présence d'une matière interposée qui les englobe; c'est la substance cartilagineuse fondamentale.

Substance fondamentale. — Elle ne tarde pas à augmenter de quantité et à devenir appréciable plus facilement. Cette substance est hyaline, amorphe, très transparente. Vue par la lumière transmise, elle possède une propriété spéciale de réfraction qui la fait distinguer des autres tissus[2]. Elle est résistante, on peut mettre en liberté les noyaux qu'elle contient, elle garde l'empreinte de ces noyaux et laisse voir les cavités sphériques, distinctes et bien séparées qui les contiennent et qu'on nomme chondroplastes.

Elle n'est limitée d'abord à sa périphérie que d'une manière confuse. Puis on voit apparaître rapidement une ceinture de corps fusiformes rangés sur plusieurs couches : c'est le *périchondre*, qui

---

1. On rencontre chez les vertébrés un organe qui précède la genèse du cartilage et auquel on a donné le nom de notocorde. C'est un cordon formé par un amas épithélial d'origine incertaine (Ch. Robin), situé au devant de l'axe cérébro-spinal et parallèlement à lui dans presque toute sa longueur. Il peut être considéré comme un premier squelette. Robin formait de la notocorde un tissu spécial.

2. Elle ne se colore pas par le carmin. Elle est colorée en bleu, par l'hématoxyline; en violet foncé, par le violet de méthylaniline; le mélange de ces deux dernières substances donne un excellent résultat et doit être employé comme moyen de rechercher la substance cartilagineuse. Il permet de la déceler facilement au milieu des tissus conjonctifs qui ne colorent pas.

deviendra de plus en plus distinct, mais dont les limites avec le cartilage ne se font jamais par transition brusque.

Le *tissu* ainsi formé, composé de cellules, de chondroplastes arrondis et de substance amorphe, est un cartilage hyalin dépourvu de vaisseaux.

Le cartilage embryonnaire se modifie profondément, pour la formation du squelette définitif. Il se fragmente au niveau des articulations, puis se transforme en os.

Tous les cartilages ne disparaissent pas pour être remplacés par l'os, il persiste des parties cartilagineuses aux extrémités osseuses et il est des cartilages qui ne sont jamais touchés par l'ossification.

Les parties du cartilage qui ne subissent pas l'ossification sont appelées *cartilages permanents.*

Chez l'adulte, on rencontre dans les cartilages permanents trois variétés histologiques : 1° *cartilage hyalin ;* 2° *fibro-cartilage hyalin ;* 3° *fibro-cartilage élastique.*

Fragmentation des masses cartilagineuses primitives.

On voit se former par un processus spécial de fragmentation les différents segments du squelette cartilagineux. Il n'y a pas de point cartilagineux spécial pour chaque segment futur ; c'est d'abord une masse cartilagineuse continue, puis cette masse se fragmente dans sa continuité.

Un travail histologique intérieur se passe dans le cylindre cartilagineux qui va se segmenter. Les chondroplastes s'aplatissent, se tassent, se rangent en plans parallèles à la surface future de division. Une sorte de

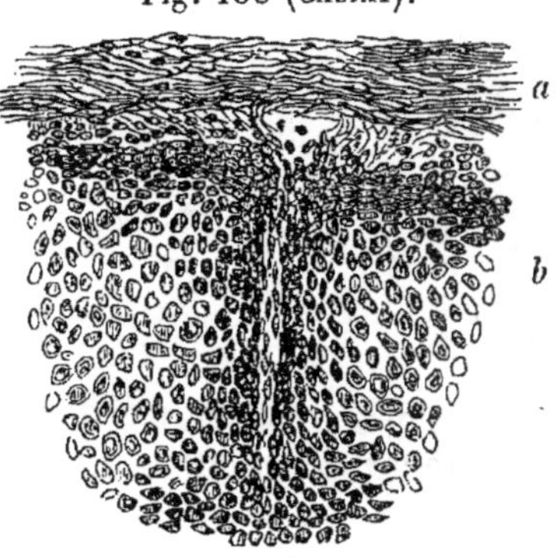

Fig. 138 (CADIAT).

a, périchondre ; — *b*, cartilage.

diaphragme est formée de 2 à 3 plans de cellules aplaties, se continuant par la périphérie avec celles du périchondre.

Dans l'épaisseur de ce diaphragme, entre deux plans cellulaires voisins, se fait dans la substance amorphe une fissure qui s'arrête à quelque distance du périchondre. Ainsi se subdivise le cylindre cartilagineux et là se forme une articulation. Le périchondre est maintenu à la périphérie et c'est à ses dépens que se développent les ligaments, les fibro-cartilages, les séreuses articulaires.

§ 48.

CARTILAGE D'OSSIFICATION

Il est caractérisé par le changement de forme de ses chondroplastes, par leur superposition en séries et par la calcification de sa substance fondamentale. Il a été désigné à tort sous le nom de cartilage fœtal.

. Les cartilages d'ossification occupent d'abord presque tous les segments du corps pendant la période embryonnaire. Ils se limitent chez l'enfant et l'adolescent aux cartilages de conjugaison intermédiaires entre la diaphyse et l'épiphyse, puis aux cartilages des points d'ossification complémentaire.

Mais nous reviendrons longuement sur ce cartilage à l'article *Ossification*.

§ 49.

TISSUS CARTILAGINEUX ADULTES OU PERMANENTS

Cartilage hyalin. Cartilage vrai.

Les cartilages hyalins permanents sont entourés de périchondre, excepté au niveau des surfaces articulaires.

Nous ne reviendrons pas sur la description de cette membrane.

Éléments. — La cellule cartilagineuse est formée d'un noyau et d'un corps cellulaire. Elle mesure de 20 à 30 μ, les chondroplastes sont vastes et ils contiennent tantôt une, tantôt plusieurs cellules volumineuses, ou même des séries de cellules appelées cellules mères, cellules filles.

Les chondroplastes sont habituellement ovoïdes, mais ils peuvent être sphériques, allongés, fusiformes. Ils offrent des formes différentes suivant la variété de cartilage dont on s'occupe.

Ils mesurent de 20 à 80 μ.

La cavité semble tapissée par une membrane qui est figurée par plusieurs auteurs, Ranvier, Pouchet et Kölliker.

Fig. 139 (Ranvier).

Cellule de cartilage.

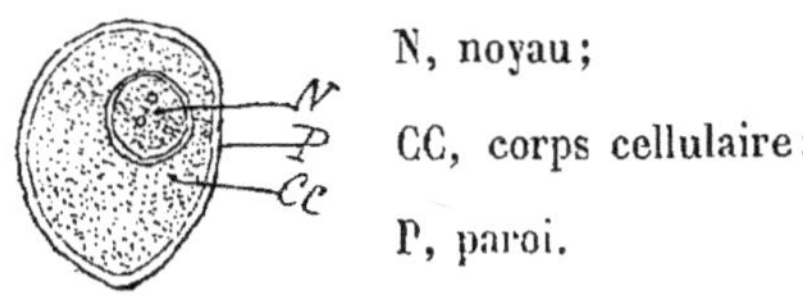

N, noyau;

CC, corps cellulaire;

P, paroi.

La cellule cartilagineuse possède une activité productrice assez considérable, elle se reproduit par scissiparité; on observe sur elle l'étranglement du noyau, sa segmentation et la segmentation du corps cellulaire, de sorte qu'une cellule ovoïde se trouve décomposée en deux moitiés semblables, appliquées l'une contre l'autre. Ces deux cellules peuvent donner elles-mêmes naissance par le même procédé à d'autres éléments. D'une cellule mère il peut résulter 20, 30, 40 cellules filles, contenues dans un même chondroplaste.

La cavité du chondroplaste est naturellement agrandie.

Il est habituel dans les cartilages permanents de ne voir que trois ou quatre cellules filles. Ces cellules filles peuvent à leur tour être logées dans des cavités particulières par suite du développement de nouvelles cloisons. A la suite de cette multiplication, la cellule cartilagineuse peut présenter toute espèce de forme, discoïde, prismatique ou capsulaire pour s'adapter à l'espace laissé libre dans le chondroplaste.

Fig. 140 (CADIAT).

Cartilage hyalin.

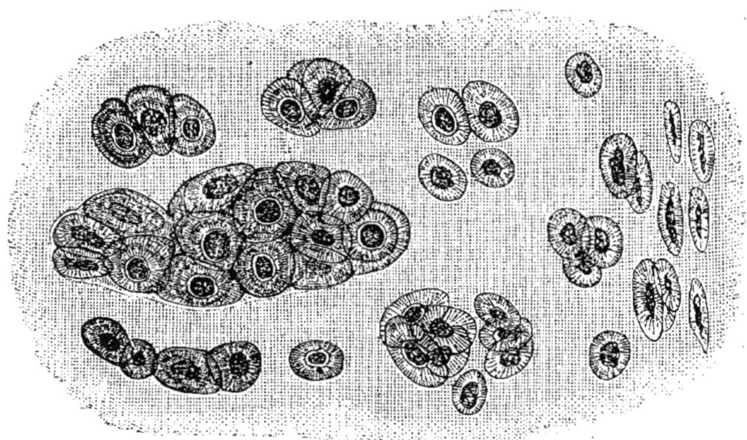

Vers le bord droit de la préparation les chondroplastes semblent aplatis et les cellules qu'ils contiennent prennent aussi une forme allongée.

Cette disposition indique le voisinage du périchondre. La substance fondamentale interposée entre les chondroplastes est absolument amorphe et transparente.

Les chondroplastes sont groupés, ils paraissent empiéter les uns sur les autres, ce qui est dû à l'épaisseur de la coupe. Cette disposition en groupe se rencontre aussi dans le cartilage de la trachée et des côtes. Il n'en est plus de même dans le cartilage d'encroûtement qui affecte une disposition plus régulière.

Cartilage hyalin articulaire. — Dans les articulations mobiles, ce cartilage présente une texture qui se trouve nettement indiquée dans la figure ci-jointe.

Fig. 141.

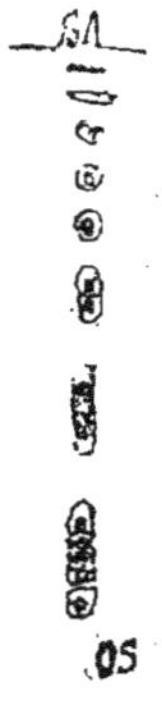

Au niveau de la surface articulaire (SA) sont des chondroplastes aplatis, qui lui sont parallèles.

Au-dessous, des chondroplastes plus volumineux.

Plus profondément enfin, des chondroplastes ovoïdes, à plusieurs cellules perpendiculaires à la surface articulaire, comme ceux qui servent au développement de l'os épiphysaire.

La substance cartilagineuse augmente de quantité en allant de la surface aux parties plus profondes.

Fibro-cartilage hyalin.

Ce tissu est remarquable par la présence de fibres empâtées dans la substance amorphe dont elles ne troublent pas la transparence. Ses chondroplastes sont habituellement petits et peu nombreux. Ils vont par groupe.

Fig. 142 (Cadiat).

Fibro-cartilage.

a. Trois cellules du cartilage contenues dans un chondroplaste ovoïde.

b. Substance fibrillaire dans laquelle sont creusées les cavités appelées chondroplastes.

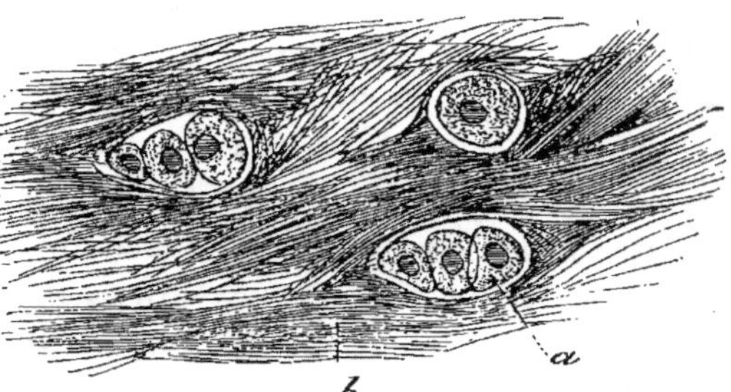

Souvent elle est beaucoup plus abondante qu'on ne l'a figurée ici, et les chondroplastes sont très petits et très distincts les uns des autres.

Fibro-cartilage élastique.

Le fibro-cartilage élastique est caractérisé par la présence de grains ou de filaments élastiques jaunes dans la substance amorphe. Ces fibrilles sont extrêmement ténues et nombreuses, onduleuses, entre-croisées sans ordre. Les chondroplastes sont grands et nombreux, les cellules qu'ils renferment n'ont rien de spécial.

Fig. 143 (Cadiat).

Fibro-cartilage élastique.

Dans la substance fondamentale qui sépare les chondroplastes se voient de fins traits entre-croisés en tous sens. Ils représentent les fibrilles élastiques qui donnent le nom à cette variété de cartilage.

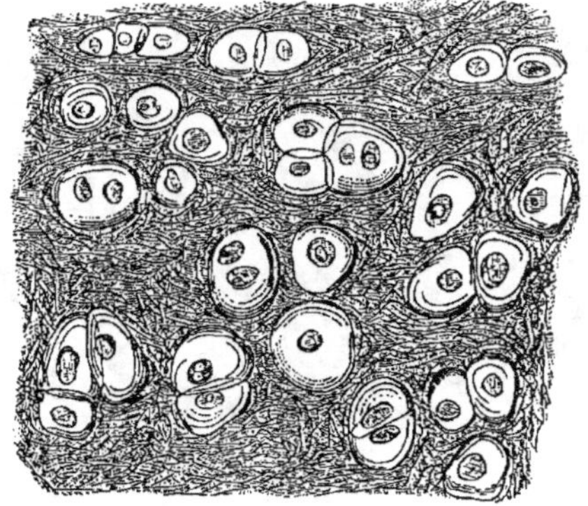

Liste des cartilages permanents.

Les *cartilages hyalins permanents* comprennent : 1° les poulies de l'œil, les cartilages du nez et de tout l'appareil respiratoire à l'exception de ceux de Santorini, des cunéiformes et de l'épiglotte, les cartilages des ligaments hyo-thyroïdiens latéraux ; 2° les cartilages costaux et l'appendice xyphoïde du sternum ; 3° les cartilages articulaires à l'exception du revêtement cartilagineux de la cavité glénoïde du temporal et du condyle de la mâchoire inférieure.

Les *fibro-cartilages articulaires* se trouvent dans les diverses variétés d'articulations sous forme de bourrelets agrandissant les cavités articulaires, de ménisques intcrarticulaires, de substance interposée dans les amphyarthroses, les symphyses, etc.

C'est à tort que l'on désigne sous le nom de fibro-cartilage, les cartilages tarses qui ne sont que du tissu fibreux.

Les *fibro-cartilages élastiques* s'observent dans le pavillon de l'oreille, l'épiglotte, le cartilage aryténoïde, les cartilages de Wrisberg, de Santorini et de la trompe d'Eustache.

Modifications du cartilage amenées par les progrès de l'âge.

A l'intérieur de la cellule, on voit le noyau ovoïde devenir sphérique, le corps cellulaire granuleux ou bien transparent, il contient des gouttelettes graisseuses ou des gouttelettes de coloration différente et de nature inconnue. Enfin, la cellule peut disparaitre et être remplacée par des granulations. Ce sont ces différentes modifications qui amènent, dans la vieillesse, les changements de couleur du cartilage (teinte jaunâtre).

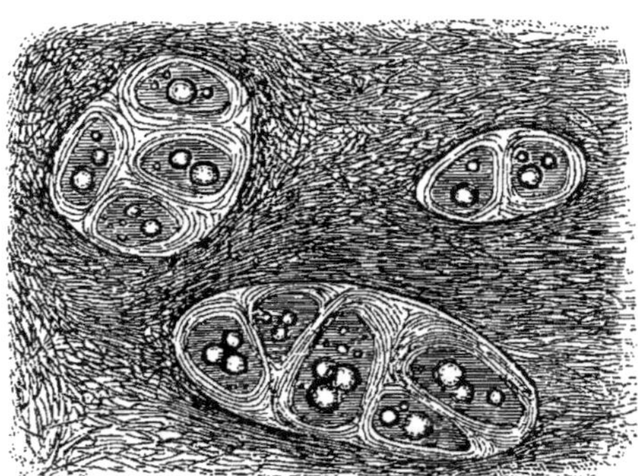

Fig. 144 (Cadiat).

Il se dépose en outre, chez les adultes et les sujets âgés, des couches concentriques d'une substance hyaline finement grenue ou noire, qui s'interpose entre les cellules et la paroi des chondroplastes. Ainsi comprimée la cellule prend la forme étoilée, et s'il y a eu simultanément dépôt de substance calcaire, cet état peut simuler le tissu osseux.

Fig. 145 (LATTEUX).

Modifications du cartilage dans la vieillesse.

t, dépôt calcaire ;

c, cellule altérée, déformée, entourée d'une ceinture de substance de nouvelle formation.

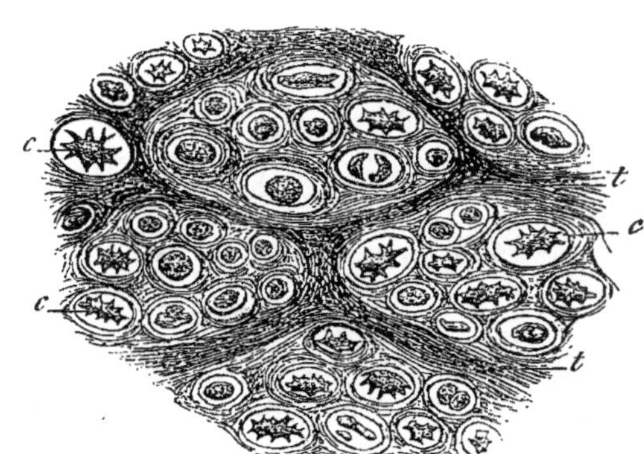

DÉVELOPPEMENT DE L'OS

§ 50.

OSSIFICATION

Le développement du tissu osseux ou ossification présente deux modes :

1° *Le cartilage précède le dépôt osseux.* — La formation cartilagineuse précèdant celle de l'os, lui sert de guide, et de moule. C'est ce qui s'observe pour la généralité des os dont on peut reconnaître les formes dès l'état cartilagineux.

L'os se développe dans l'épaisseur du cartilage, s'y substitue, comme l'écrivait Robin, *ostéogénie par substitution* qu'on appelle encore *ossification enchondrale.*

2° *La substance osseuse se dépose sans être précédée de cartilage.* — Les cellules qui l'engendrent envahissent le tissu cellulaire ou fibreux, c'est l'*ossification par envahissement*, qu'on appelle aussi *ossification libre.*

L'ossification débute avant que la formation du cartilage soit terminée. Le tissu cartilagineux n'a pas paru dans les extrémités des membres que déjà le tissu osseux forme la clavicule et le maxillaire inférieur.

La clavicule commence à s'ossifier à la fin du premier mois de la vie intra-utérine. Du trentième au quarantième jour naissent les points osseux de la mâchoire inférieure, du corps de l'humérus, du corps du fémur, du tibia. etc.

Éléments de l'os pendant la période d'ossification.

Quel que soit le tissu qui précède ou guide l'ossification, la genèse de l'os est marquée par l'apparition de deux éléments : l'ostéoblaste qui deviendra la cellule osseuse ; la substance osseuse qui enveloppera l'ostéoblaste.

§ 51.

OSSIFICATION DANS LE TISSU FIBREUX

Ossification par envahissement, ossification libre, ossification néoplastique de Strelzoff.

Un petit nombre d'os seulement, ceux de la voûte du crâne et le maxillaire inférieur, se développent exclusivement par ce mode d'ossification. Il semblerait, d'après cela, que ce processus évolutif soit une rareté ; mais, bien au contraire, il est très important et il s'étend à tous les os de l'économie. Ce qui fait l'importance de son étude, c'est que l'*ossification périostique rentre dans cette catégorie*. Cette ossification commence à partir du premier mois de la vie fœtale, et elle ne finit qu'avec la vie.

Elle est des plus faciles à comprendre. Elle consiste dans le dépôt des ostéoblastes le long des fibres conjonctives ou fibreuses dont les modifications sont presque nulles ; les fibres sont transformées en substance hyaline, puis calcaire, puis osseuse. Elles ne disparaissent pas en totalité, on les retrouve chez l'adulte entre les lamelles osseuses à l'aide de certaines préparations. (Fibres de Sharpey.)

Des aiguilles d'abord, puis des lamelles osseuses sont ainsi formées, en se développant elles circonscrivent des cavités contenant des vaisseaux et des ostéoplastes ; ce sont les canaux de Havers.

Ostéoblastes [1]. — Les éléments dont l'apparition marque le début de l'ostéogénie sont des cellules ayant une apparence épithéliale,

1. Découverts par Gegenbaur.

possédant un noyau à nucléole et un corps cellulaire volumineux, polyédrique et chargé de granulations qui cachent le noyau.

Fig. 146 (Cadiat).

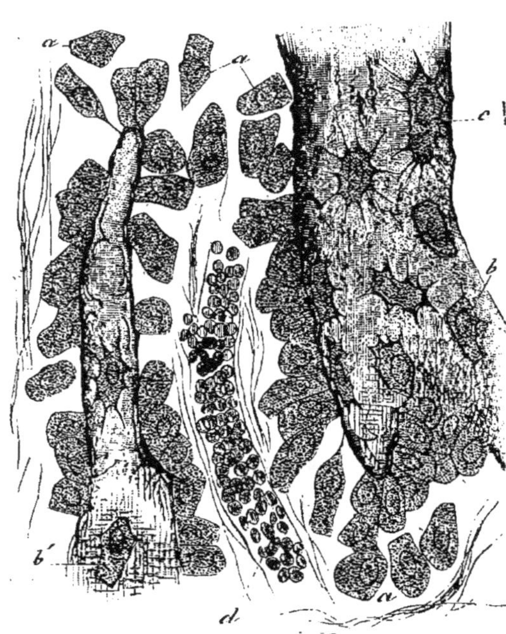

Préparation obtenue sur une coupe faite au rasoir dans un os décalcifié.

Ossification dans le tissu conjonctif, os pariétal d'embryon.

a, a. Ostéoblastes.

b, b'. Inclusion des ostéoblastes dans la substance osseuse qui est creusée de cavités étoilées, ostéoplastes.

c. Ostéoplaste à nombreux prolongements.

d. Vaisseaux sanguins.

Ces éléments ont souvent des contours très irréguliers, anguleux, et présentent quelquefois des prolongements.

Ils ont un volume variable de 7 μ jusqu'à 21 μ..

Ils sont disposés en rangées dans lesquelles ils sont pressés les uns contre les autres comme des cellules épithéliales, sur une ou plusieurs couches. Le nombre de ces couches dépend de l'âge du sujet qu'on examine. Nous verrons ces éléments, très nombreux au moment de la genèse de l'os, ne plus former qu'une couche incomplète quand l'os aura déjà subi un plus grand développement.

Ce sont les ostéoblastes qui jouiront pendant toute la vie de la propriété de faire apparaître la substance osseuse. Ce sont les cellules ostéogènes de la couche profonde du périoste d'Ollier. Cette couche cellulaire, transplantée au milieu d'autres tissus, s'y greffe et donne lieu à des néoformations osseuses.

Substance osseuse. — Les ostéoblastes sont entourés par la substance osseuse fondamentale aussitôt qu'elle apparaît; ils en provoquent l'apparition. Cette substance s'interpose peu à peu entre les éléments, elle se moule sur eux. On la voit s'étendre comme un liquide épais qui contourne des obstacles avant de les recouvrir.

La substance osseuse se présente alors sous forme de masse transparente, ayant un pouvoir réfringent particulier, différent de celui du cartilage.

Les bords de la substance osseuse sont nettement tranchés avec un contour où la lumière présente des phénomènes de biréfringence.

Ainsi la substance osseuse circonscrit et enveloppe progressivement les ostéoblastes; c'est là ce qui caractérise l'ostéogénèse. Dès lors le tissu osseux est formé et les *ostéoblastes* deviennent les cellules osseuses placées dans les cavités nommées *ostéoplastes*. Une fois englobées, les cellules osseuses prennent la forme ramifiée caractéristique. L'ossification s'accompagne toujours du développement d'anses vasculaires.

§ 52.

OSSIFICATION ENCHONDRALE

Elle comprend deux périodes bien distinctes :

1° L'une très courte qui n'a qu'un intérêt de curiosité et qui se termine au dépôt de la première lamelle osseuse périphérique;

2° L'autre très importante qui dure jusqu'à la soudure des points osseux et la disparition du cartilage intermédiaire, c'est l'ossification centrale par les cartilages intradiaphysaires, ou interdia-épiphysaires (cartilages de conjugaison).

Ossification périphérique ou périchondrale.

Avant d'être apte à l'ossification, on voit le tissu du cartilage embryonnaire présenter des modifications. Dans la diaphyse du fémur, par exemple, la substance amorphe devient un peu plus abondante, à mesure qu'on s'éloigne des extrémités, elle forme des travées plus distinctes, elle est creusée de cavités qui grandissent de plus en plus. La cellule cartilagineuse augmente aussi de volume et

Fig. 147 (CADIAT),

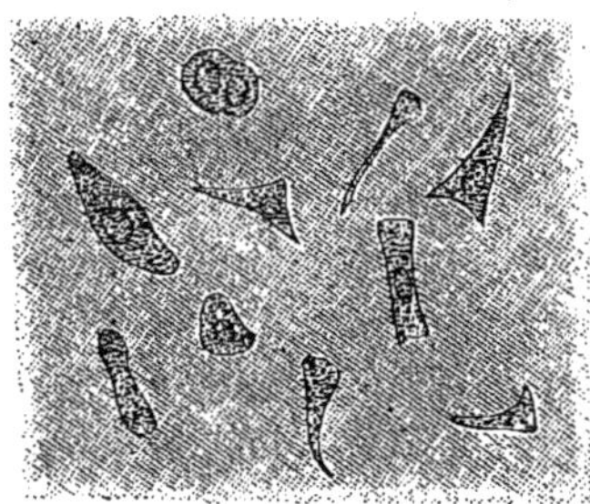

Chondroplastes irréguliers d'un cartilage en voie
d'ossification.

son corps cellulaire devient très granuleux, puis très irrégulier. On observe les formes irrégulières des chondroplastes qui ont été considérés comme caractéristiques de l'*état fœtal* et qui caractérisent seulement la phase de préparation du cartilage pour l'ossification. Il n'y a encore aucun vaisseau dans le cartilage.

Néanmoins ce cartilage est prêt pour l'ossification.

Celle-ci va commencer par la formation du *périoste*.

On voit le cartilage se séparer d'une manière très nette du périchondre, auquel il était jusqu'alors accolé intimement. Entre le cartilage et le périchondre décollé apparaissent les premiers *ostéoblastes*.

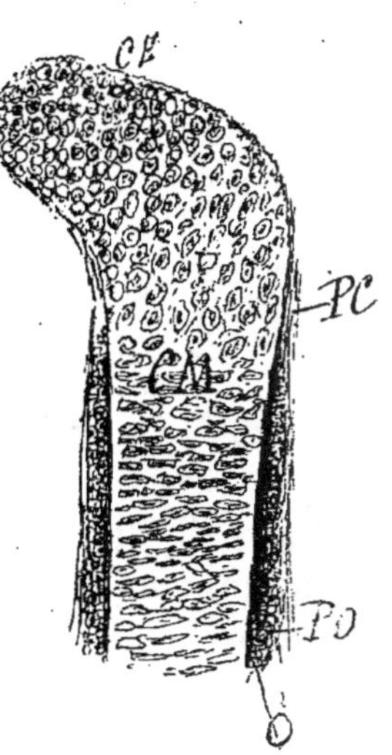

Fig. 148.

Moitié inférieure du fémur d'un embryon de poulet
de huit jours.

En CE est l'extrémité articulaire où se voit le
cartilage embryonnaire à noyaux très rapprochés,
à substance hyaline peu abondante, le cartilage est
limité confusément par le périchondre PC.

En CM se voit la modification du cartilage. La
substance amorphe est plus abondante. Les bords
du cartilage sont nets comme s'ils étaient le résultat d'une section artificielle; les chondroplastes
sont aplatis et rangés en série.

En O est une couche de cellules qui sont les
premiers ostéoblastes.

En PO est le périchondre décollé par ces éléments et devenu périoste.

Ils se déposent à la face profonde du périchondre, sur plusieurs
couches et déterminent la limitation exacte des bords du cartilage.
Ainsi est formée sous le périchondre une couche cellulaire qui représente la couche active du périoste.

Ce dépôt d'ostéoblastes précède de peu le dépôt de lamelle
osseuse.

Premier dépôt osseux.

Enfin à la surface du cartilage apparaît, immédiatement appliquée à la couche profonde des ostéoblastes, une lame de substance
homogène qui n'a d'abord que 2 ou 3 μ d'épaisseur : c'est l'os. Ce

Fig. 149.

II, humérus d'embryon;

P, point osseux.

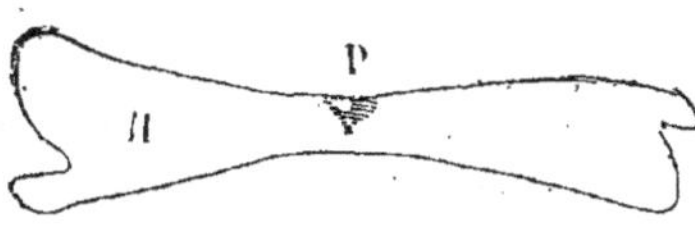

premier dépôt osseux est périphérique. Il commence dans les os
longs à égale distance des extrémités et correspond au point où sera

plus tard l'artère nourricière. La formation osseuse superficielle marche avec rapidité autour du cartilage et s'étale pour former un anneau ou une gaîne osseuse.

Fig. 150.

Coupe transversale du point osseux primitif.

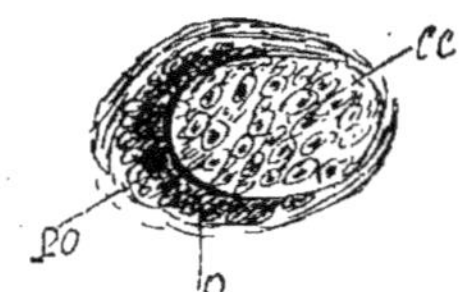

CC, cartilage ;

PO, périoste ;

O, ostéoblastes.

Lorsqu'il n'y a qu'une extrémité articulaire, l'os forme un capuchon qui grandit peu à peu et dont les bords laissent dépasser la tête articulaire.

Fig. 151.

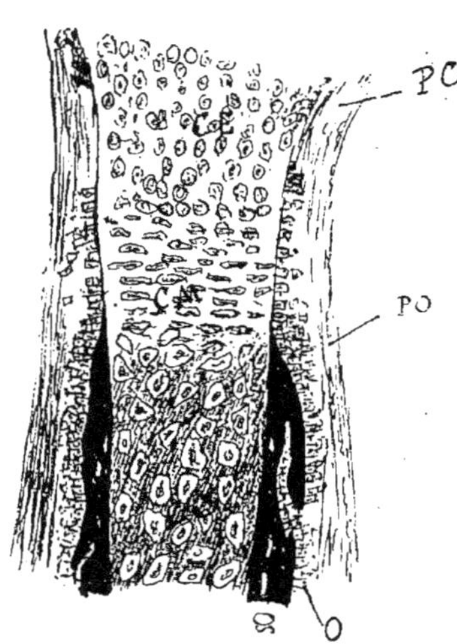

Coupe longitudinale d'un os long à cette période montrant les modifications du cartilage et les premières lamelles osseuses périphériques.

PC, Périchondre ;

PO, périoste ;

O, ostéoblaste ;

OS, os ;

CE, cartilage embryonnaire ;

CM, cartilage modifié aplati ;

CC, cartilage calcifié.

D'abord située entre les ostéoblastes et la surface du cartilage, la lamelle de substance osseuse ne tarde pas à circonscrire des ostéoblastes et à les emprisonner, comme nous l'avons dit plus haut.

Pendant quelque temps le cartilage enveloppé d'os est conservé mais devenu inutile il doit disparaître.

On voit ses chondroplastes devenir plus vastes ; les cloisons en sont amincies et envahies par le dépôt de granulations calcaires, les cellules cartilagineuses sont ridées, étoilées. atrophiées.

Disparition du cartilage et formation de la cavité médullaire de l'os et de la moelle des os.

Au point qui correspond au premier dépôt osseux on voit un des vaisseaux de la couche ostéoblastique traverser la gaine osseuse diaphysaire et se mettre en rapport avec le cartilage qu'elle entoure. Ce premier vaisseau représente l'artère nourricière de l'os, il constitue l'origine des vaisseaux du cartilage du fœtus. Son rôle est double : d'une part il détruit et excave le cartilage par ses anses vasculaires en regard desquels se fond en quelque sorte le cartilage ; d'autre part il introduit dans l'excavation cartilagineuse des noyaux et des cellules. Ces cellules sont les unes des ostéoblastes, les autres des médullocelles et des cellules rondes, fusiformes ou étoilées du tissu conjonctif ; il existe même des myéloplaxes allongées, irrégulières, contenant un grand nombre de noyaux.

Fig. 152.

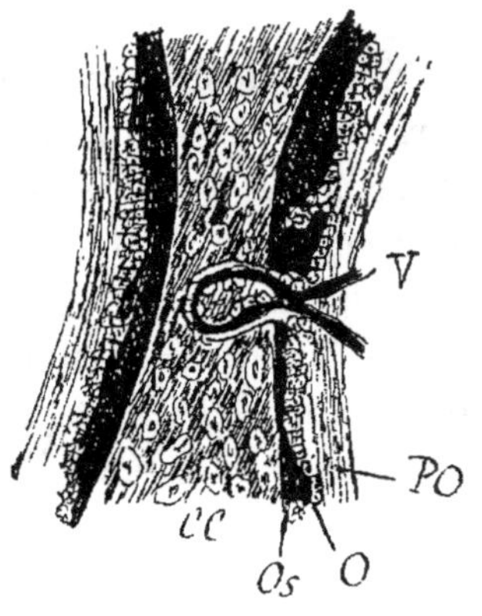

Coupe parallèle d'un os d'embryon montrant la première anse vasculaire (V) qui pénètre le cartilage.

Mêmes indications que pour la figure qui précède.

La diaphyse d'un os long se présentera par suite de ces modifications avec l'aspect suivant :

1° Un tube osseux creusé d'une cavité, c'est le corps de la diaphyse.

2° Deux bouchons cartilagineux fermant les extrémités du tube. Ce sont les deux extrémités de la diaphyse.

De ce moment les deux modes d'ossification libre et enchondrale évoluent en même temps. L'enchondrale augmente les os en longueur par les cartilages des extrémités diaphysaires et plus tard par ceux de conjugaison, l'ossification libre augmente leur épaisseur par le périoste.

II

Ossification enchondrale centrale. Du cartilage des extrémités diaphysaires.

Pendant quelque temps la face du cartilage qui est en rapport avec les divers éléments de la cavité médullaire est la seule qui participe aux progrès de l'ossification.

Cette face est plane. Sur une coupe on voit que la partie voisine du cartilage prend un aspect soyeux ou strié dû à une disposition spéciale des chondroplastes dont les cellules cartilagineuses se multiplient et se disposent en séries rectilignes se dirigeant vers la cavité médullaire comme des rivières vers la mer, d'où le nom de rivulation du cartilage donné par Broca. Les chondroplastes superposés vont de même en augmentant de capacité, les minces cloisons qui les séparent disparaissent; ils finissent par communiquer entre eux, ils forment des cavités tubulaires qui s'ouvrent dans la cavité médullaire.

Les vaisseaux sanguins se logent dans ces cavités, les ostéoblastes qu'ils apportent les tapissent, puis des lamelles osseuses s'y déposent. Ainsi se forment les canaux de Havers et leurs couches concentriques de lamelles.

Sur une coupe perpendiculaire à la longueur de l'os et portant en ces points, l'os paraît alors formé à la périphérie par une lamelle continue périphérique; et au centre, par une série de tubes parallèles.

Fig. 153 (Cadiat).

Ossification dans le cartilage d'après une coupe longitudinale faite sur un embryon.

a, cellules de cartilage en voie de rivulation;

b, le chondroplaste a atteint son maximum de dilatation, la cellule commence à s'atrophier;

c, chondroplaste dont les parois sont amincies et sur le point d'être envahies par les vaisseaux et les ostéoblastes;

d, entre les piles de chondroplastes existent des cloisons cartilagineuses qui deviennent calcaires, puis servent de guide au dépôt des lamelles osseuses, on les a appelées lamelles directrices; leur calcification remonte très loin et est indiquée par des ponctuations;

e, vaisseaux sanguins apportant les ostéoblastes *f*;

g, ostéoblastes de la couche profonde du périoste;

k, couche fibreuse du périoste;

h, ostéoblastes passant à l'état d'ostéoplastes;

i, premiers médullocèles.

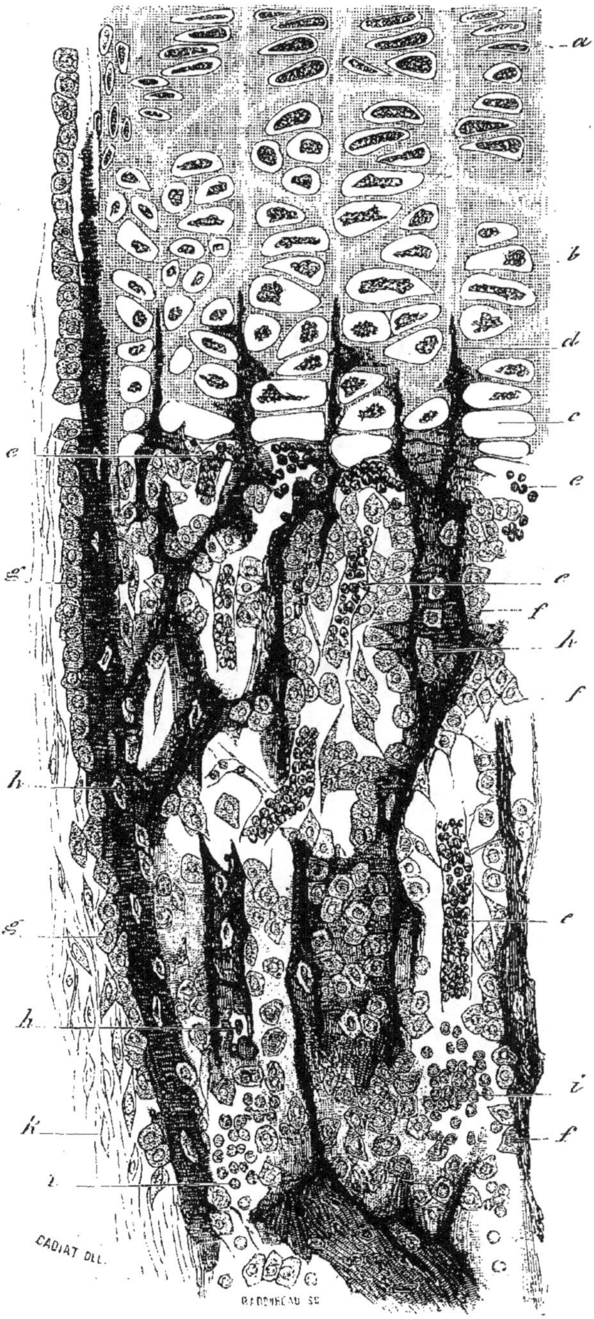

Cartilage de conjugaison.

Il dépend de la formation du point osseux de l'épiphyse.

L'ossification commence à une époque plus tardive dans les épiphyses, que dans la diaphyse. C'est le cas pour l'ossification de l'extrémité inférieure du fémur, dont le point osseux, caractéristique du fœtus à terme, paraît à neuf mois, huit mois après celui de la diaphyse, mais le fait est encore bien plus curieux pour l'extrémité interne de la clavicule qui ne présente un point osseux que vers l'âge de vingt ans.

Fig. 154.

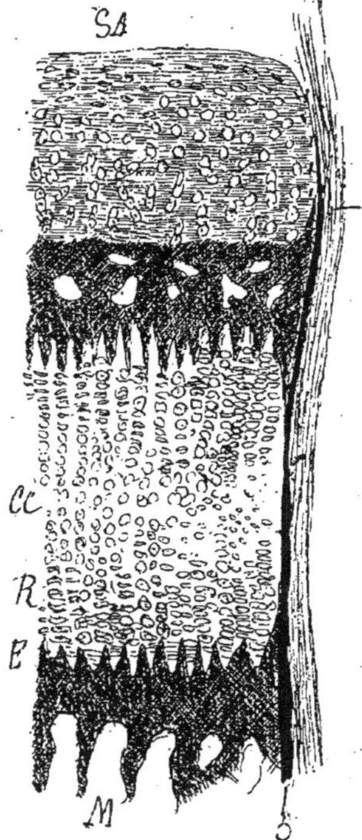

Schéma destiné à faire comprendre le cartilage de conjugaison.

P, périoste;

O, lame compacte.

Les traits entre-croisés montrent l'os spongieux.

S A, surface articulaire et revêtement cartilagineux sous-jacent;

M, cavité médullaire de la diaphyse;

C C, cartilage de conjugaison compris entre l'os spongieux de l'épiphyse et celui de la diaphyse;

Le cartilage est sérié ou en rivulation au point R;

E, Engrènement de l'os et du cartilage;

L'os paraît débuter au centre de l'épiphyse, pénétré par des vaisseaux qui y apportent des ostéoblastes.

Quand le point osseux de l'épiphyse s'est développé suffisamment pour atteindre la périphérie, il reste entre le segment osseux épiphysaire et le segment osseux diaphysaire un disque de cartilage qui s'appelle le cartilage de conjugaison. Il a, sur ses deux faces, la disposition du cartilage en rivulation ou sérié dont nous venons de parler.

Il est des plus intéressants à connaître à cause des affections pathologiques qu'il peut présenter.

OS ADULTE

---

§ 53.

DE L'OS ADULTE

Caractères différentiels du tissu à divers âges. — Le tissu osseux embryonnaire est tout à fait spongieux. Les lamelles laissent entre elles des cavités très larges qui sont les canaux de Havers.

Le tissu adulte est formé d'une portion compacte, périphérique et d'une portion spongieuse intérieure, les deux ont la même structure, aussi n'en décrirons-nous qu'une, l'os compact.

Dans la vieillesse la quantité de tissu spongieux augmente. Les lamelles osseuses du fœtus sont moins épaisses que celles de l'adulte.

§ 54.

DE L'OS COMPACT

On peut étudier l'os de deux manières (préparé à sec ou décalcifié), ce qui lui donne des aspects bien différents.

Préparation à sec.

Après avoir fait dans un os long des coupes transversales avec une scie, usez les fragments osseux sur une meule jusqu'à ce qu'ils soient transparents.

L'élément caractéristique du tissu osseux se présente sous forme de taches noires ovoïdes à contours très irréguliers munis de prolongements très nombreux, très fins et ramifiés, c'est l'ostéoplaste.

Ces ostéoplastes se rangent autour des cavités plus grandes qui s'appellent les canaux de Havers, comme on peut le voir sur la préparation dessinée ci-dessous.

Fig. 155 (CADIAT).

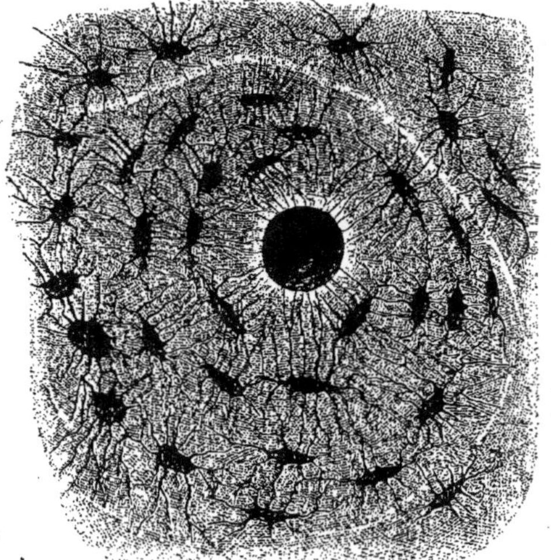

Parcelle d'os préparé à sec.

Au centre est la section arrondie d'un canal de Havers.

Autour de ce point, disposés sur des couches concentriques, sont les ostéoplastes, cavités irrégulières d'où partent de fins canalicules, tortueux et ramifiés, qui communiquent avec le canal de Havers ou avec les canalicules des ostéoplastes voisins.

Toutes ces cavités sont noires à cause de l'air qui les remplit. Si on laisse la préparation s'imbiber d'une substance liquide, l'air disparaît et les contours des ostéoplastes deviennent très difficiles à voir.

La cavité de l'ostéoplaste mesure 0^{mm},012 à 0^{mm},035 de longueur.

Les canalicules qui en partent ont un diamètre de 0^{mm},001 environ.

Les ostéoplastes sont plus grands chez le fœtus et présentent moins de ramifications canaliculaires. Les ostéoplastes, d'après quelques auteurs, pourraient être atrophiés par la croissance de la substance osseuse.

On peut voir sur ces préparations que la substance osseuse est disposée elle-même en lamelles concentriques et que les ostéoplastes sont inclus dans l'épaisseur des lamelles.

Fig. 156 (Kolliker).

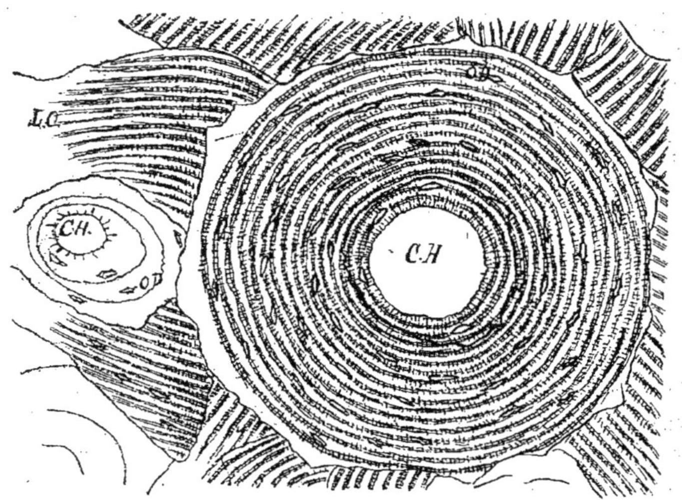

Cette figure montre les lamelles osseuses, L O, concentriques qui enveloppent les canaux de Havers C H.

O D les ostéoplastes ont une forme étoilée ressemblant à celle qu'ils ont dans l'os décalcifié. Ceci est dû à un accident de préparation, à la pénétration lente du liquide qui a servi à monter les préparations. La striation des lamelles est due aux canalicules des ostéoplastes.

Le canaux de Havers n'ayant pas toujours la même direction se présentent quelquefois sous des formes allongées au lieu d'avoir la forme circulaire ; on retrouve néanmoins la même disposition des ostéoplastes et des lamelles.

Pour voir les éléments contenus dans les cavités des ostéoplastes et les canaux de Havers, il faut pratiquer la décalcification de l'os.

De l'os décalcifié.

Par la macération de l'os dans un acide faible ou étendu, tous les sels inorganiques disparaissent, il ne reste qu'une substance molle qu'il est facile de couper au rasoir.

L'acide picrique et formique réussissent très bien dans ce cas.

Cette préparation convenablement faite laisse intacts tous les éléments à étudier.

Toute l'ossification a été étudiée grâce à ce procédé.

La forme des ostéoplastes est tout à fait changée, les canalicules sont disparus, il ne reste que des cavités irrégulières à petits prolongements pointus, donnant une apparence vaguement étoilée. Dans ces cavités se voit par coloration un noyau, c'est celui de la cellule des os, de l'ostéoblaste dont nous avons étudié l'inclusion.

Les cellules osseuses sont grosses, faciles à voir chez le fœtus ; elles paraissent diminuer de volume par les progrès de l'âge. Quelques auteurs prétendent qu'elles disparaissent.

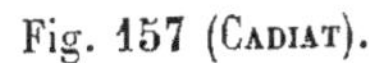

Fig. 157 (Cadiat).

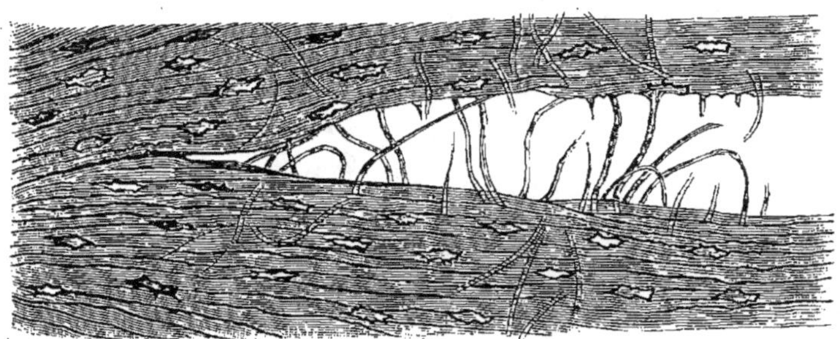

Préparation d'os décalcifié, qui montre à la fois les lamelles, les cavités osseuses étoilées et les fibres de Sharpey. Celles-ci sont des vestiges du développement, des restes de fibres qui ont servi à l'ossification.

Elles sont devenues visibles par l'écartement artificiel des lamelles osseuses.

Le canal de Havers renferme des vaisseaux, des nerfs, des ostéoblastes, des éléments de la moelle des os.

Son contenu dépend de son calibre et de l'âge du sujet dont provient l'os.

De grands canaux peuvent contenir de petites artères ou de petites veines entourées des éléments de la moelle ; ils peuvent être tapissés d'ostéoblastes, ils rappellent alors les figures que nous avons données pour l'ostéogénie.

Les petits canaux n'auront que des capillaires et un moins grand nombre d'éléments.

Avec les progrès de l'âge, le nombre des ostéoblastes diminue.

Fig. 158 (Cadiat).

Coupe d'os décalcifié d'un jeune enfant.

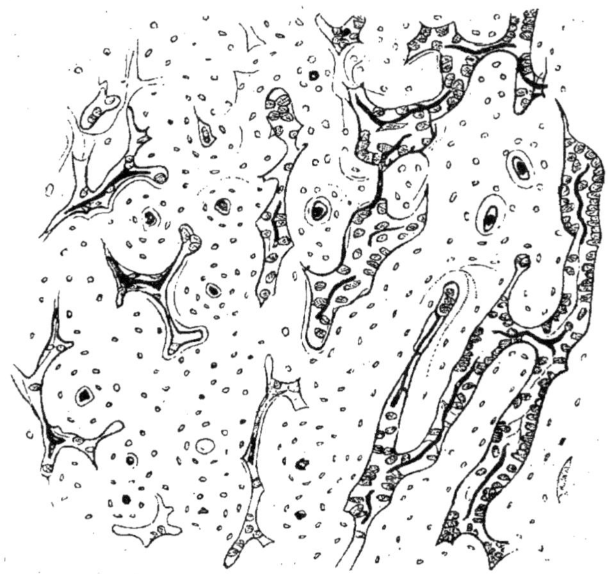

Canaux de Havers pleins d'ostéoblastes.

Fig. 159 (Cadiat).

Coupe d'os décalcifié d'un adulte, même grossissement que la figure 158.

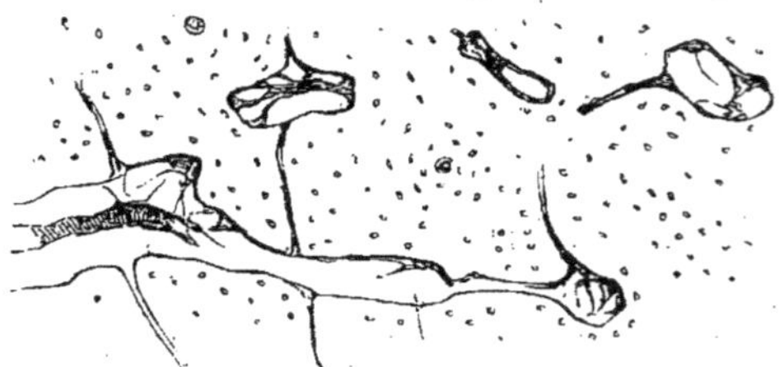

Canaux de Havers dépourvus d'ostéoblastes ; les ostéoplastes sont très petits.

§ 55.

PÉRIOSTE

Le périoste est formé par le tissu fibreux dans sa partie externe,
par une couche plus ou moins épaisse d'ostéoblastes à sa partie
interne ; des vaisseaux plus ou moins nombreux traversent le pé

rioste se rendant dans les canaux de Havers ; des fibres du périoste pénètrent dans l'intérieur de l'os, où on les a décrites sous le nom de fibres de Sharpey.

Fig. 160 (Cadiat).

Coupe d'os décalcifié d'un jeune enfant montrant le périoste dont on reconnaît : 1° la partie fibreuse indiquée par des traits ; 2° la partie cellulaire avec les ostéoblastes. L'os est irrégulièrement découpé. La surface de l'os en rapport avec le périoste est semée d'irrégularités, quoiqu'elle semble unie à l'œil nù. Le revêtement d'ostéoblastes du périoste se continue avec celui de la cavité médullaire par les canaux de Havers.

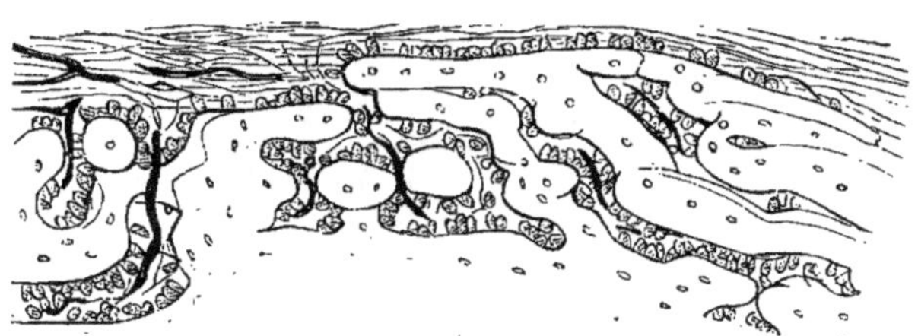

Les ostéoplastes sont représentés par un petit pointillé irrégulier ; les canaux de Havers ont des figures très irrégulières dues au hasard de la coupe, dans leur intérieur sont des traits noirs figurant des capillaires et autour se trouvent des rangées d'ostéoplastes.

Fig. 161 (Cadiat).

Coupe d'os décalcifié d'un adulte.

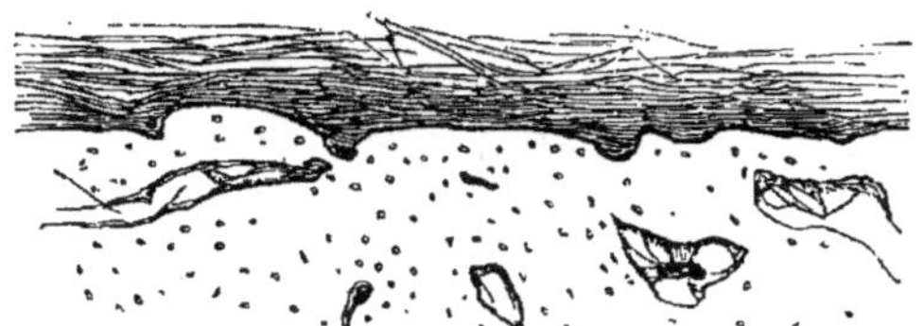

Les ostéoblastes sont disparus du périoste et des canaux de Havers,
les ostéoblastes sont plus petits.

Les ostéoblastes sont bien plus abondants dans la période de vie intra-utérine et infantile que plus tard, bien qu'ils persistent toujours. On trouve aussi des myéloplaxes, à tout âge, mélangées à ces ostéoblastes même sous la face profonde du périoste.

§ 56.

MOELLE DES OS

Les éléments de la moelle des os sont les médullocèles, les myéloplaxes, du tissu conjonctif, des vaisseaux et des nerfs.

Les médullocèles se présentent avec l'aspect décrit dans la figure qui suit.

Fig. 162 (CADIAT).

Médullocèles de diverses grandeurs prises sur un jeune chien.

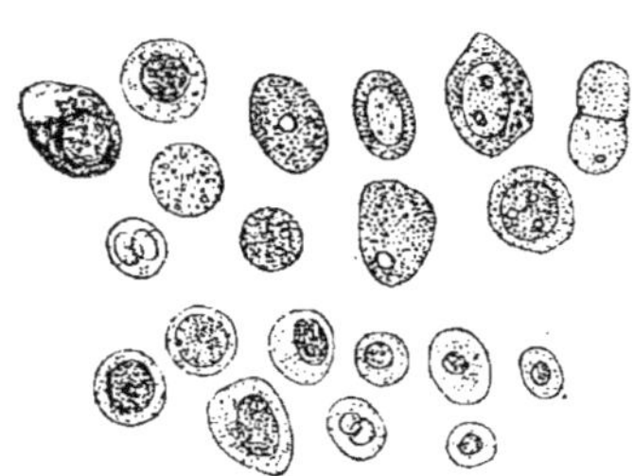

Quelquefois très granuleuses, d'autrefois très claires.

Tantôt cellules complètes ayant noyau, nucléole, corps cellulaire, enveloppe.

Tantôt cellules réduites à une masse de protoplasma.

Quelques-unes présentent plusieurs petits noyaux et ressemblent à des globules blancs du sang. Souvent elles présentent des traces de segmentation. Avec l'âge, ces cellules sont envahies par la graisse. L'une d'elles, sur notre figure, la plus éloignée du texte, présente déjà une goutte huileuse. On a voulu voir dans la moelle des os un centre de formation des éléments du sang.

Les myéloplaxes sont de très grandes cellules contenant un grand nombre de noyaux; elles sont plates à contour très irrégulier; les noyaux sont groupés vers le centre.

Fig. 163 (CADIAT).

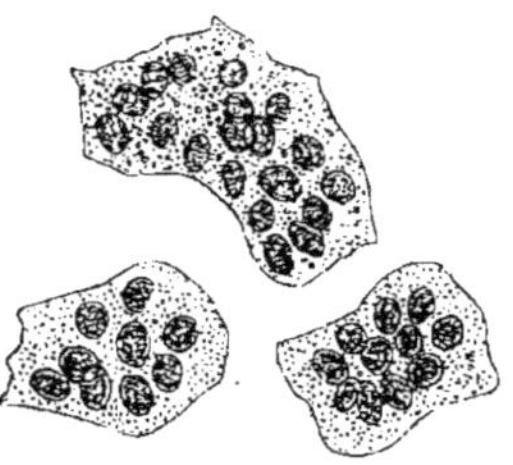

Myéloplaxes. La plus grande contient dix neuf noyaux.

Le diamètre de ces plaques est en moyenne de 0^{mm},03 à 0^{mm},6, mais il peut atteindre un dixième de millimètre.

Les vaisseaux et les nerfs n'ont rien de particulier.

SIXIÈME LEÇON

SYSTÈME NERVEUX

§ 57.

GÉNÉRALITÉS

Le système nerveux se développe très rapidement ; à peine les trois feuillets de l'embryon sont-ils formés que le feuillet externe

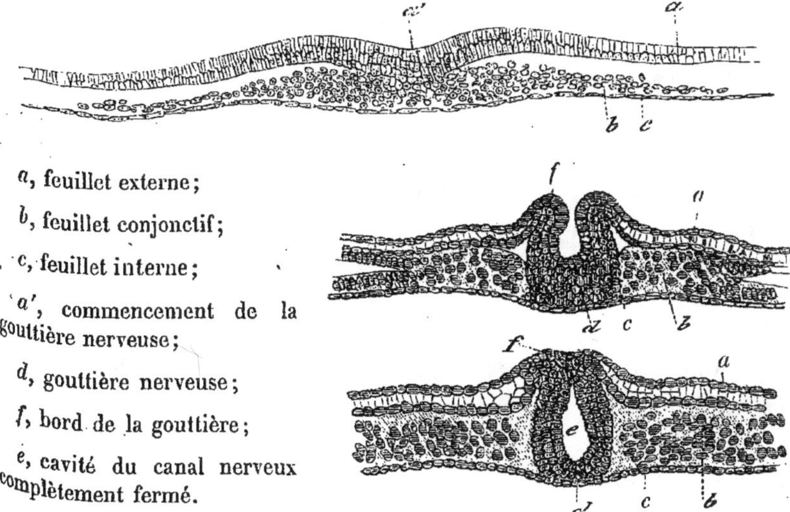

Fig. 164 (Cadiat).

a, feuillet externe ;

b, feuillet conjonctif ;

c, feuillet interne ;

a', commencement de la gouttière nerveuse ;

d, gouttière nerveuse ;

f, bord de la gouttière ;

e, cavité du canal nerveux complètement fermé.

formé d'épithélium se déprime en gouttière qui s'enfonce dans le feuillet moyen ; puis la gouttière se transforme en canal séparé du feuillet externe qui lui a donné naissance. De là dériveront toutes les parties du système nerveux qui tire son origine des mêmes épithéliums du feuillet externe que la peau, les dents, les ongles, le cristallin.

Le canal nerveux ne tarde pas à s'entourer de tissu conjonctif qui lui apporte les vaisseaux. Les épithéliums par leur multiplication formeront les cellules nerveuses et les cylindres-axes, le tissu conjonctif participera à la formation des nerfs; quant à la substance appelée névroglie qui se rencontre dans la substance grise et loge les cellules, on discute sur son origine.

Le cerveau, le cervelet et le bulbe sont formés par trois renflements vésiculeux de l'extrémité supérieure du canal nerveux primitif.

Le développement est très compliqué et lent, les circonvolutions ne paraissent guère avant le cinquième mois, et les couches nombreuses de l'écorce cérébrale ne commencent à se montrer que plus tard.

Au septième mois, le fœtus a deux couches de cellules, la première et la quatrième; la corne d'Ammon seule a des cellules pyramidales.

Le nouveau-né a la même structure, plus quelques cellules pyramidales géantes groupées en îlots au niveau du lobule paracentral; à six mois, un grand nombre de circonvolutions renferment une troisième couche de cellules pyramidales.

Entre onze et quatorze ans seulement l'état définitif est atteint.

Le développement de la moelle se fait aux dépens de la partie inférieure du canal nerveux, la substance grise est d'abord formée, puis la substance blanche apparaît sous forme de cordons isolés. Au nombre de quatre ils se placent comme les cordons antérieurs et postérieurs.

Cette évolution se fait assez vite; les cellules médullaires sont déjà bien visibles, alors qu'il n'y a rien dans le cerveau.

Le développement des nerfs est mal connu, le cylindre-axe se montre au milieu d'éléments du tissu conjonctif disposés en rangées.

Nous étudierons les diverses parties qui composent le système nerveux dans l'ordre suivant :

1° Le nerf et ses éléments ;

2° La moelle et ses éléments ;

3° Le cerveau ;

4° Le cervelet ;

5° Les terminaisons nerveuses ;

6° Le système nerveux ganglionnaire.

Un chapitre très important sera consacré à la description topographique et histologique de la moelle, du bulbe et du cerveau.

§ 58.

NERFS

Les filets nerveux, que nous voyons à l'œil nu, sont formés par la réunion de quelques fibres nerveuses élémentaires réunies par des enveloppes que la figure suivante fera comprendre.

Fig. 165 (CADIAT).

Coupe transversale d'un faisceau de tube nerveux.

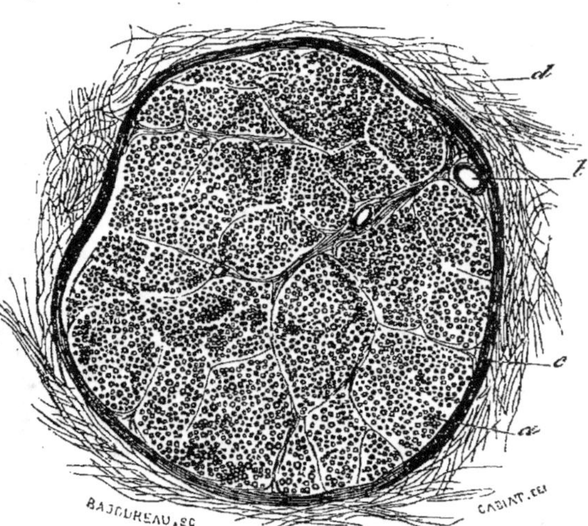

d, enveloppe conjonctive du nerf, appelée névrilème ou tissu conjonctif périfasciculaire. C'est l'enveloppe la plus extérieure, elle n'est pas spéciale aux nerfs et n'a pas de structure particulière.

c, périnèvre, ou gaîne lamelleuse de Henle. C'est la véritable enveloppe des nerfs, Ch. Robin l'a bien décrite le premier. Elle se retrouve sur les plus petits filets nerveux.

b, tissu conjonctif intra-fasciculaire contenant des vaisseaux sanguins.

a, tubes nerveux de divers calibres dont on ne distingue pas tous les détails.

Fig. 166.

Disposition relative des tubes nerveux et du périnèvre (d'après Axel Key).

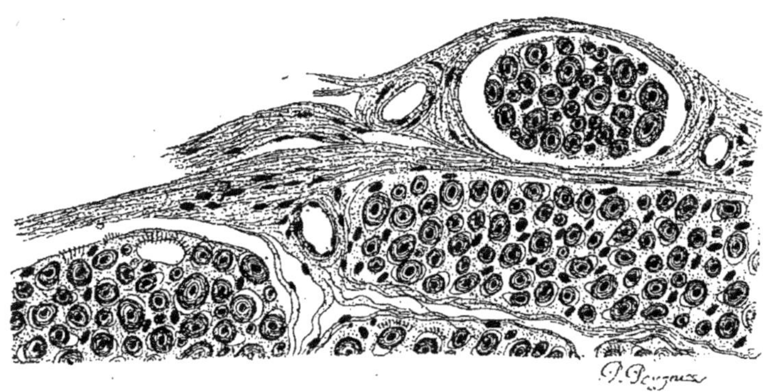

Les fibres nerveuses sont toutes coupées perpendiculairement à leur longueur. Elles sont de volume différent; les unes n'ont qu'un cylindre-axe, indiqué par un point noir, les autres ont en outre une enveloppe de myéline plus ou moins épaisse.

On voit que le périnèvre est formé de lamelles concentriques, parsemées de noyaux allongés.

Le détail de la structure de ces lamelles est révélé par le nitrate d'argent, comme on peut en juger par la figure suivante.

Fig. 167 (CADIAT).

Faisceau de tubes nerveux enveloppé par le périnèvre.

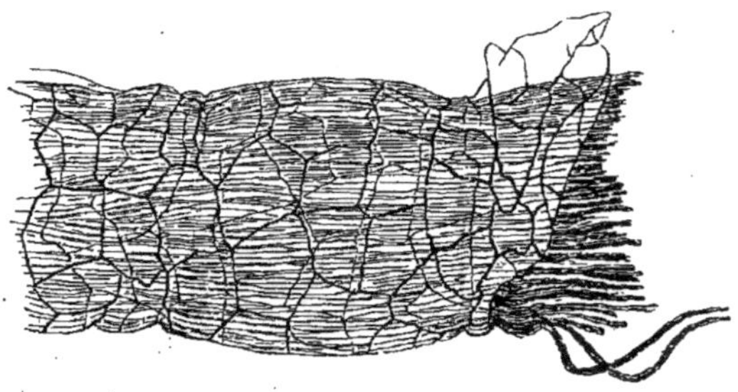

Le périnèvre est formé par un certain nombre de lamelles sur lesquelles on peut déceler des cellules aplaties par l'emploi du nitrate d'argent; on en distingue, ici, deux couches superposées.

§ 59.

ÉLÉMENTS DES NERFS

Les fibres nerveuses ne sont pas des éléments simples. Elles sont constituées tantôt par deux, tantôt par trois parties élémentaires, le cylindre-axe et la gaîne de Schwann ou bien le cylindre-axe, la gaîne de myéline et la gaîne de Schwann.

Le cylindre-axe (cylinder axis, filament axile) en est la partie fondamentale. Il se continue depuis la cellule des centres nerveux jusqu'à la périphérie du corps, où il forme à lui seul quelques terminaisons nerveuses.

La gaîne de myéline lui forme une première enveloppe; elle n'est pas continue comme lui et semble formée de segments très allongés, traversés par le cylindre-axe.

Aux extrémités de ces segments qui sont marqués sur les nerfs par des rétrécissements ou étranglements, le cylindre-axe est dénudé.

La gaîne de myéline est formée d'une substance spéciale ayant un peu la réaction des graisses. Elle se détruit très facilement.

Fig. 168 (Pertik).

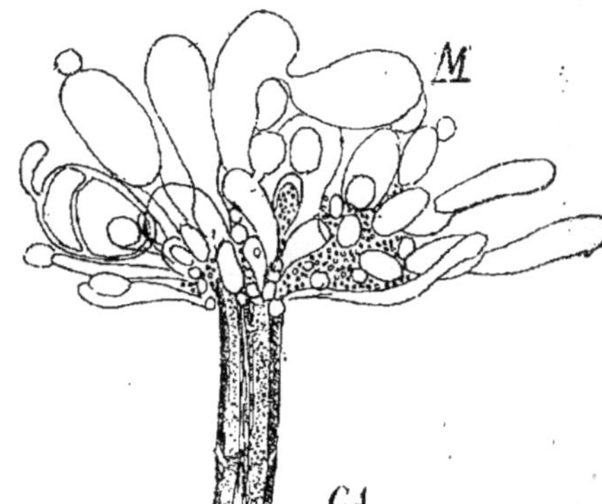

La myéline se répand en gouttelettes visqueuses qui prennent des formes allongées M.

CA, fibre nerveuse dont l'extrémité est altérée.

Les altérations de la myéline sont très rapides ; elles surviennent quelques minutes après la mort par l'imbibition cadavérique des tissus. Elles sont produites dans les préparations par les réactifs eux-mêmes.

C'est là un gros écueil dans les recherches sur les maladies nerveuses, avec la législation actuelle sur les autopsies.

Ranvier est le premier qui ait décrit toutes les délicatesses de structure des nerfs, grâce à l'emploi de l'acide osmique.

La gaîne de Schwann est un tube amorphe parsemé de noyaux. On trouve toujours au moins un noyau sur chaque segment de la gaîne de myéline, de sorte que le segment possède comme une cellule complète son enveloppe, son noyau et son corps cellulaire chargé de myéline.

Fig. 169.

Composition d'un segment de fibre nerveuse à myéline, d'après Ranvier.

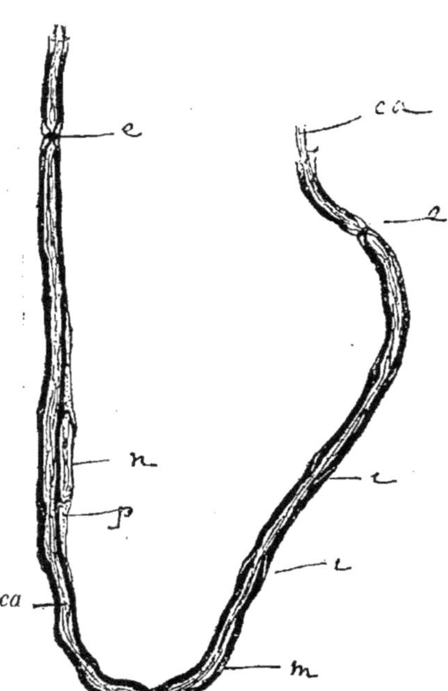

Tube nerveux du sciatique du lapin nouveau-né isolé après une macération de vingt-quatre heures dans une solution d'acide osmique à 1/100.

ee, étranglements annulaires. Les gaines de myéline et de Schwann se dépriment simultanément;

n, noyau du segment annulaire;

p, protoplasma qui l'entoure;

m, myéline;

ca, cylindre-axe qui traverse le segment annulaire et se continue à travers les voisins comme le fil d'un chapelet;

i, après l'emploi de l'acide osmique, la myéline se trouve souvent partagée en fragments réguliers dont les traits de cassure ont été appelés incisures obliques.

L'emploi du nitrate d'argent donne aussi des notions utiles sur la constitution des nerfs et surtout sur leurs rapports avec les cellules nerveuses.

Fig. 170 (Ranvier).

Un tube nerveux du nerf sciatique du lapin adulte, isolé après
imprégnation au nitrate d'argent.

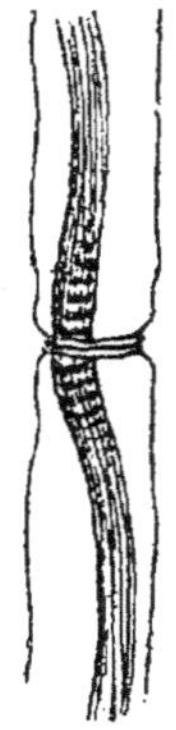

Au niveau de l'étranglement de la gaîne de Schwann, le
nitrate d'argent se réduit fortement en formant une ligne
transversale, le cylindre-axe est moins isolé dans ce point,
car il s'est imbibé de la solution argentique qui se réduit
sur lui en formant des stries particulières dites de From-
man.

Fig. 171 (Cadiat).

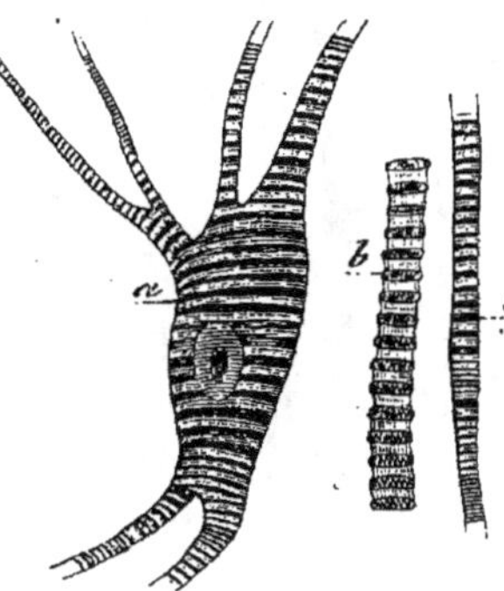

Les mêmes stries par
le même agent se pro-
duisent sur les cellules
de la moelle (*a*) et leurs
prolongements (*b* et *c*).

On en a fait une
preuve de la conti-
nuité de ces prolonge-
ments et du cylindre-
axe.

Fig. 172 (Cadiat).

Nerf thoracique de la souris, formé par un seul faisceau nerveux
imprégné par le nitrate d'argent.

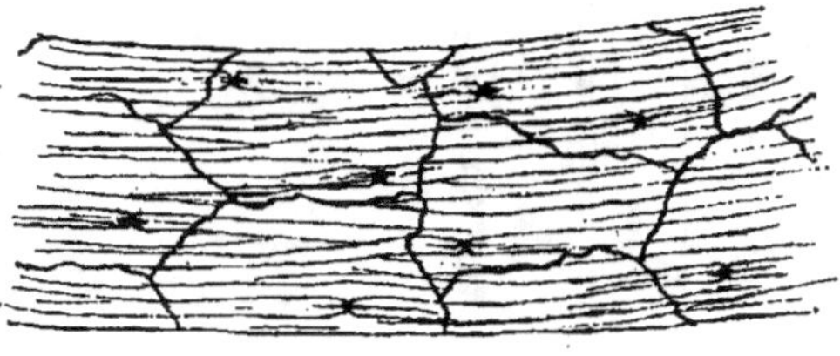

Après l'action de l'argent
quand on examine à faible
grossissement un petit filet
nerveux encore pourvu de
son périnèvre, on observe
l'endothélium de la gaîne de
Henle, puis quelques étranglements annulaires, et le
cylindre-axe noirci qui leur est perpendiculaire ; ainsi sont produits des petits
traits noirs croisés qui forment de petites croix latines.

Deux variétés de nerfs.

Fig. 173 (Cadiat).

Dissociation d'un filet nerveux. (Grossissement 1/580.)

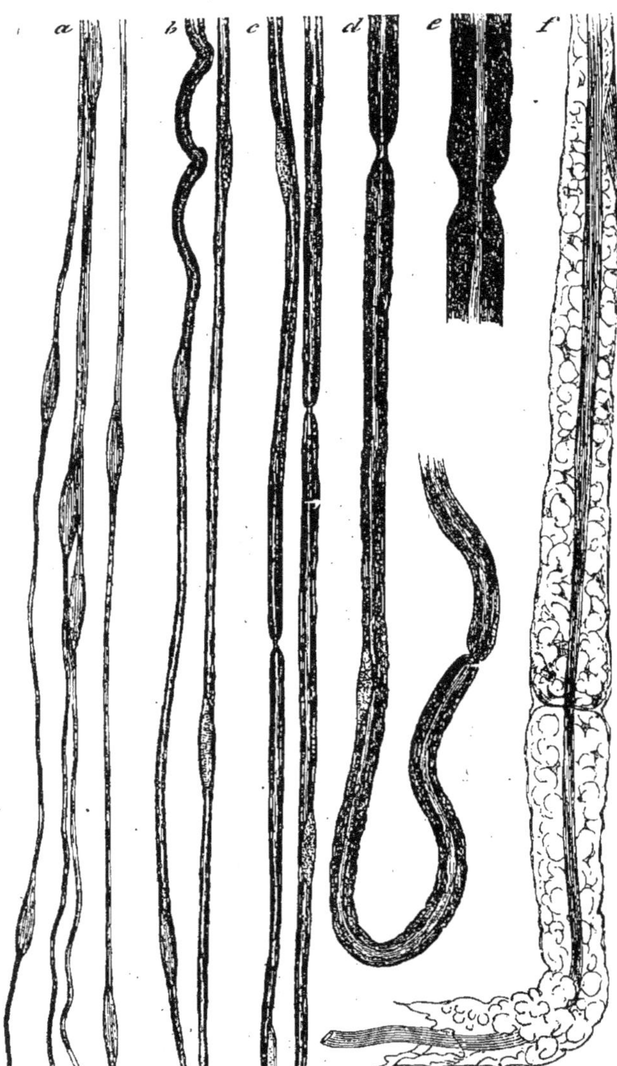

1re Variété :

a, fibres de Remak, fibres grises, fibres sans myéline : leur diamètre est très petit ; elles sont composées de leur cylindre - axe et d'une gaîne de Schwann, dont les noyaux allongés seuls sont visibles.

2e Variété :

b, c, d, e, f, fibres à double contour, fibres à myéline : leur dimension est variable.

b, c, d, e, ces fibres ont été traitées par l'acide osmique et la myéline en est noircie, tandis que le cylindre-axe se détache en clair à leur centre. La gaîne de Schwann est si mince qu'elle n'est pas visible autrement que par son noyau, qui semble soudé au nerf.

c, d, f, la myéline présente des étranglements où le cylindre-axe est à nu.

d, entre deux étranglements successifs se trouve un noyau de la gaîne de Schwann : on a pu dire que le nerf était formé d'un cylindre-axe qui perfore une série de cellules remplies de myéline.

f, fibre nerveuse dont la myéline a subi une décomposition en gouttelettes visqueuses ; le cylindre-axe est isolé à l'un de ses bouts ; dans le milieu, au niveau de l'étranglement, se voit la gaîne de Schwann, qui passe comme un pont sur la dépression.

§ 60.

MOELLE

Désignation des diverses parties de la moelle.

Les coupes transversales de moelle ont une forme arrondie ou ovoïde suivant le point où elles ont été pratiquées. La coupe de moelle est divisée en deux parties symétriques, séparées en avant et en arrière sur la ligne médiane par des sillons, réunies au centre par une commissure.

La moelle est composée de deux substances, l'une blanche, périphérique, enveloppant l'autre grise ou centrale.

La substance grise est formée de cellules et d'une substance nommée névroglie. Elle présente une configuration spéciale que deux virgules, parallèles, se tournant leur convexité et réunies par un petit trait, représentent assez bien.

On y distingue la corne antérieure, la corne postérieure et la commissure ; les racines des nerfs en partent.

La substance blanche, composée de tubes, recouvre la substance grise et donne à la moelle sa forme. Elle fait défaut à la partie postérieure de la commissure ; dans la commissure se trouve le canal de l'épendyme, reste du canal nerveux embryonnaire.

Fig. 174 (Cadiat).

Coupe longitudinale de la moelle passant par les cornes grises.

Elle montre dans la *substance blanche* que les cordons antérieurs *a* sont rectilignes ; que les cordons postérieurs *e*, présentent des faisceaux croisés ; *aa'* et *f* indiquent des racines nerveuses.

Substance grise :
La corne antérieure forme une colonne de cellules *g*.

Dans la corne postérieure il n'y a pas de cellules et les fibres semblent nombreuses.

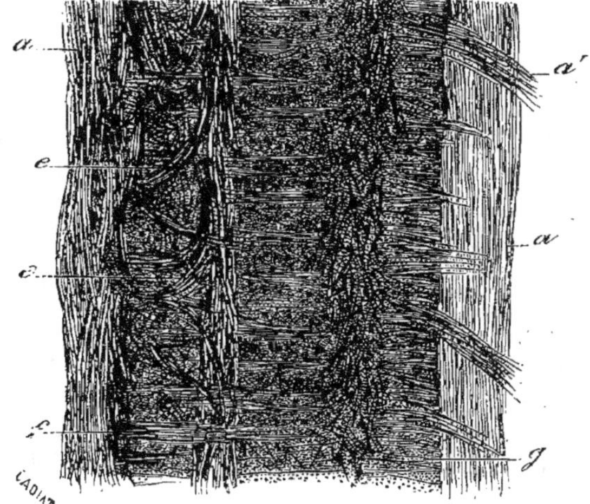

Fig. 175 (Cadiat).

Coupe transversale de moelle humaine au niveau de la région lombaire

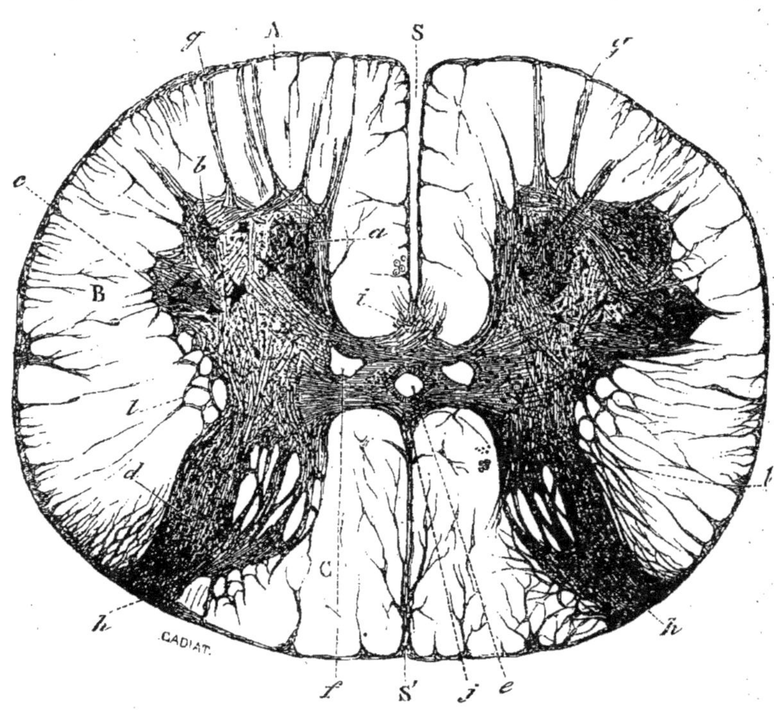

S, sillon médian antérieur ;

S', sillon médian postérieur ;

A, cordon antérieur, ou faisceau antérieur ;

B, cordon latéral. On désigne encore les parties A et B sous le nom de cordon antéro-latéral ;

C, cordon postérieur ;

Corne antérieure.

Substance grise.

a, b, c, groupes interne, antérieur et externe des cellules nerveuses ;

g, filets radiculaires de la corne antérieure, ou prolongement intra-médullaire des racines antérieures

d, corne postérieure et substance gélatineuse de Rolando.

Substance blanche.

h, racines postérieures ;

l, réticulum formé par la substance grise qui se continue avec des prolongements conjonctifs venus de la pie-mère. On voit que le tissu conjonctif est important dans la constitution de la moelle ; il fournit la charpente et l'enveloppe ;

f, veines ;

i, commissure blanche, avec ses filets entre-croisées ;

j, commissure grise ;

e, canal de l'épendyme.

§ 61.

ÉLÉMENTS DE LA MOELLE

Fig. 176 (Cadiat).

Substance grise de la corne antérieure d'une moelle épinière de bœuf
(étudiée sur une coupe).

a, la cellule antérieure est nerveuse multipolaire. Comme ces cellules sont très grosses, beaucoup de leurs prolongements sont sectionnés et se montrent isolés;

b, les cylindres d'axe sont prolongés dans une matière amorphe appelée névroglie, qui cémente les diverses cellules;

c, la névroglie est représentée ici par des hachures, tandis que sur la pièce elle est

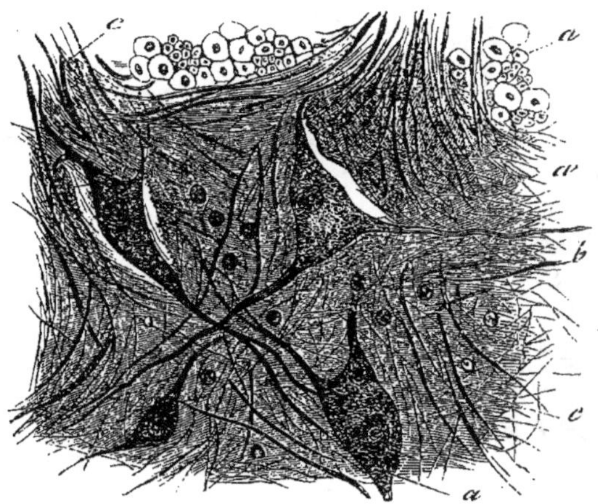

granuleuse ou amorphe; les filaments à contour simple ou double qui la traversent sont tous des cylindres d'axe. Quelques noyaux isolés et arrondis se voient dans cette substance et sont désignés par Robin sous le nom de myélocytes. Il les regardait comme des éléments nerveux en voie de développement; on a beaucoup discuté sur la nature de la névroglie : est-elle conjonctive ou nerveuse? Cette discussion prouve que la solution n'est pas facile à trouver;

d, la substance blanche est composée de fibres nerveuses n'ayant que leur cylindre-axe et leurs couches de myéline, sans gaîne de Schwann.

Il est important de remarquer cette composition des fibres nerveuses qui est spéciale aux centres nerveux encéphalo-médullaires. Arrivée à la pie-mère la gaîne de Schwann cesse d'accompagner le nerf. Le périnèvre avait déjà disparu au niveau de l'enveloppe fibreuse ou dure-mère.

e, des cylindres-axes se portent vers les racines médullaires des nerfs en traversant la substance blanche.

Nota. — La figure suivante n'est qu'une répétition de la première pour les tubes nerveux. Elle montre en outre le rôle du tissu conjonctif dans la substance blanche.

Fig. 177 (Cadiat).

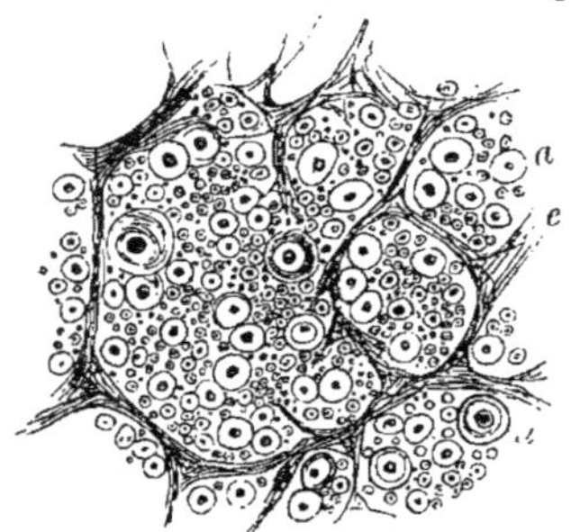

Coupe transversale de la substance blanche
de la moelle.

a, coupe perpendiculaire des tubes nerveux dépourvus de gaîne de Schwann, n'ayant que la gaîne de myéline et le cylindre-axe;

e, cloisons conjonctives, prolongement de la pie-mère et de la névroglie.

L'étude des détails de structure des cellules de la moelle ne se fait bien complètemeut que sur des dissociations de pièces.

Fig. 178 (Cadiat).

Cellules nerveuses de la corne antérieure de la moelle épinière du bœuf
obtenues par dissociation.

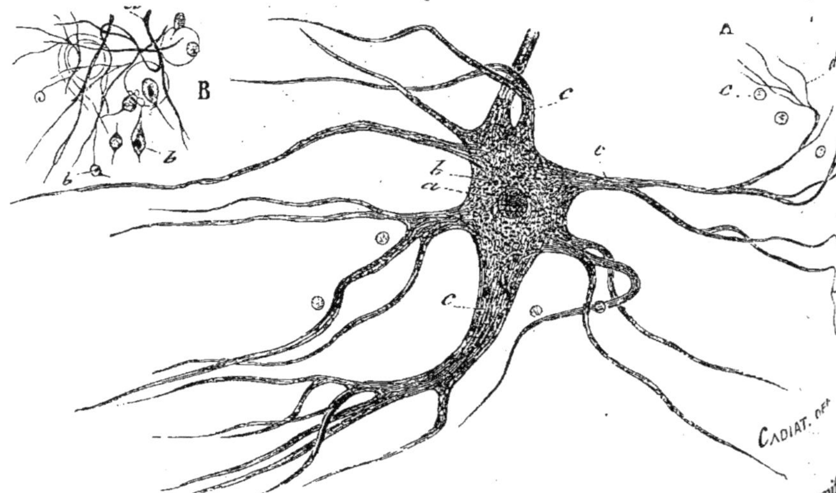

A, cellule nerveuse, multipolaire antérieure. C'est le plus grand des éléments anatomiques, il est visible à l'œil nu;

a, noyau;

b, corps cellulaire granuleux souvent chargé de granulations pigmentaires jaunes brunâtres;

c, prolongements. Un de ces prolongements se continuerait directement avec le cylindre-axe des nerfs. On l'a nommé le prolongement de Deiters; il ne se distinguerait des autres que par l'absence de ramifications. C'est une ingénieuse hypothèse;

d, subdivision des prolongements en ramifications; sept myélocytes de forme ronde sont disséminés entre les prolongements cellulaires; l'un d'eux est désigné par la lettre *c*;

B, prolongements de cellules et myélocytes ronds ou fusiformes observés dans la substance intermédiaire aux grosses cellules, appelée névroglie.

Les cellules de la *corne postérieure* sont peu nombreuses, petites, unies ou bipolaires ou plus; il y a donc des différences très caractéristiques entre la structure des deux cornes médullaires.

§ 62.

CERVEAU

Le tissu du cerveau est composé d'éléments qui nous sont déjà tous connus; leur forme est un peu différente, leur arrangement l'est beaucoup. Nous n'étudierons que les circonvolutions, abandonnant le reste à cause de sa difficulté et du peu de-profit qu'il y aurait à tirer actuellement de sa connaissance.

La substance grise des circonvolutions est située à la périphérie, la substance blanche est centrale.

Fig. 179 (CADIAT).

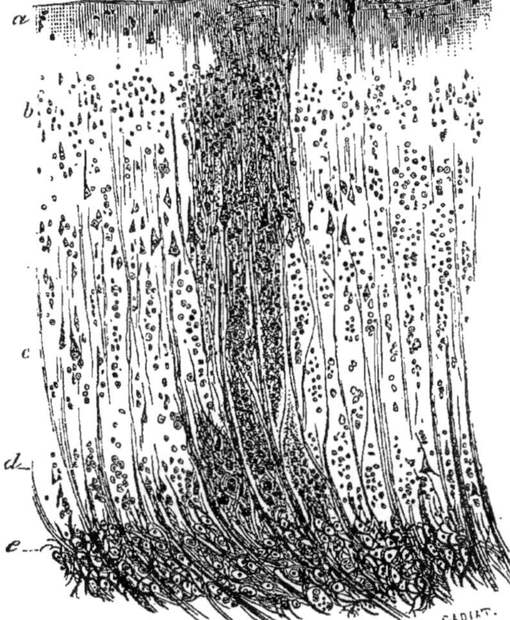

Coupe perpendiculaire à la surface d'une circonvolution cérébrale, la pariétale ascendante.

a, couche de matière amorphe;

b, couche de petites cellules pyramidales;

c, couche épaisse de myélocytes et de grosses cellules pyramidales;

d, couche de myélocytes;

e, substance blanche formée de fibres horizontales; des cylindres-axes traversent toutes les couches.

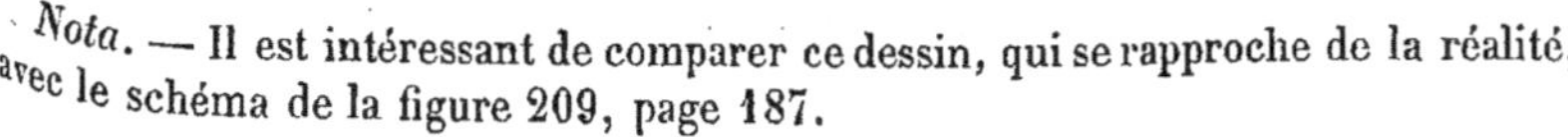

Nota. — Il est intéressant de comparer ce dessin, qui se rapproche de la réalité, avec le schéma de la figure 209, page 187.

Nous retrouvons ici des cellules nerveuses de diverses variétés plongées dans la névroglie. Elles sont, en général, allongées en pointe, pyramidales, comme on le voit par la figure 180.

Petites pour la plupart, elles atteignent quelquefois de grandes dimensions.

Fig. 180 (Meynert).

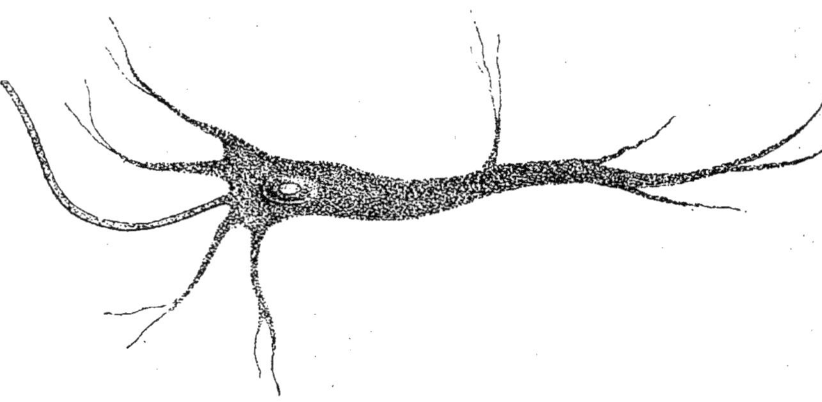

Grande cellule pyramidale de la troisième couche de l'écorce cérébrale, d'après Huguenin. A la partie gauche se voit le prolongement basal de Deiters, qui reste toujours indivis.

Les tubes nerveux n'ont aucune différence avec ceux de la substance blanche de la moelle.

§ 65

CERVELET

Le tissu de l'écorce des circonvolutions du cervelet présente beaucoup d'analogie avec celui que nous venons de décrire pour le cerveau. Il en diffère par une cellule nerveuse de forme spéciale et par une diminution dans le nombre des couches cellulaires superposées qui le composent

Nous laissons de côté l'étude des parties centrales de cet organe.

Fig. 181 (CADIAT).

Coupe d'une circonvolution cérébelleuse de l'homme.

a, couche amorphe;

b, cellules de Purkinge. Elles présentent des prolongements d'un seul côté, ils sont arborescents comme des cornes de cerf;

c, couche des myélocytes;

d, substance blanche:

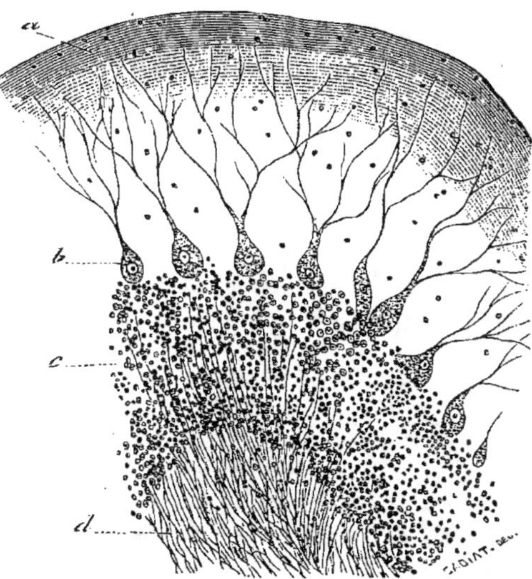

§ 64.

TRAJET DES NERFS

Les fibres nerveuses à myéline se ressemblent dans tout leur trajet, comme structure. Il faut cependant savoir que ces fibres peuvent se ramifier par subdivision de leur cylindre-axe, qui est un faisceau de fins filaments et, en outre, que beaucoup d'entre elles, destinées aux nerfs sensitifs, traversent un ganglion situé dans le canal rachidien.

Système nerveux ganglionnaire.

Les nerfs de ce système, fibres de Remak, fibres grises, fibres sans myéline, présentent constamment sur leur trajet plusieurs renflements ganglionnaires, les uns visibles à l'œil nu, les autres microscopiques.

Les plus volumineux, tels que ceux de la chaîne du grand sympathique, ont une structure semblable à celle des ganglions rachidiens

La figure que nous donnons ci-dessous peut donc servir de type de description pour les deux variétés.

Les plus petits ganglions seront décrits avec les terminaisons nerveuses dont ils font partie.

Fig. 182 (Cadiat).

Coupe longitudinale d'un ganglion rachidien de l'homme.

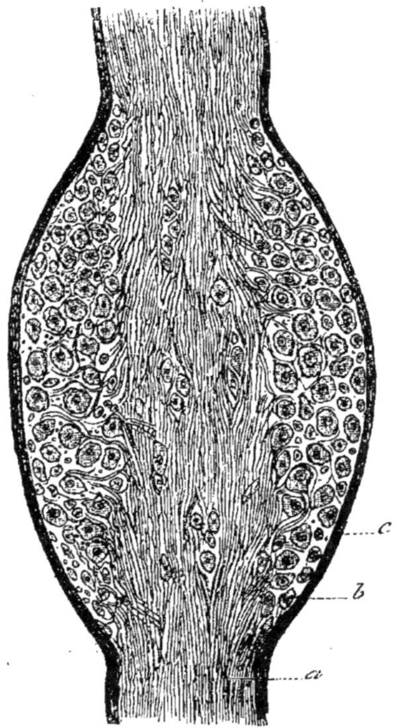

c, gaîne de périnèvre, ou gaîne lamelleuse;

a, fibres nerveuses avec et sans myéline;

b, cellules nerveuses le plus souvent arrondies, encapsulées dans une enveloppe conjonctive; quelques-unes ont un prolongement communiquant avec un cylindre-axe, d'autres en ont plusieurs.

Les cellules ganglionnaires se continuent tantôt avec des fibres à myéline, tantôt avec des fibres de Remak. Tantôt elles sont bipolaires, tantôt unipolaires; il arrive que le nerf d'une cellule unipolaire se bifurque à angle droit tout près de son origine comme les deux branches d'un T.

Dans ces conditions la cellule a l'air d'être suspendue à la fibre nerveuse comme un fruit à une branche d'arbre.

Fig. 183 (CADIAT).

Cellules ganglionnaires des fibres à myéline.

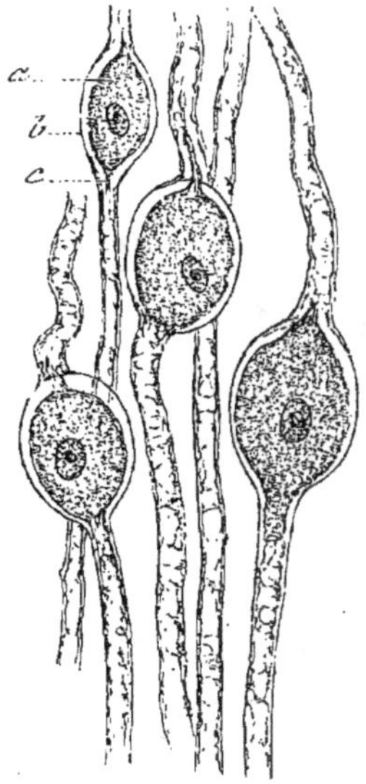

Cellules avec enveloppe conjonctive d'où partent
des fibres à myéline ;

a, cellule pourvue de noyaux ;

b, enveloppe conjonctive ou gaîne de Schwann ;

c, cylindre-axe.

Fig. 184 (CADIAT).

Cellules ganglionnaires des fibres sans myéline.

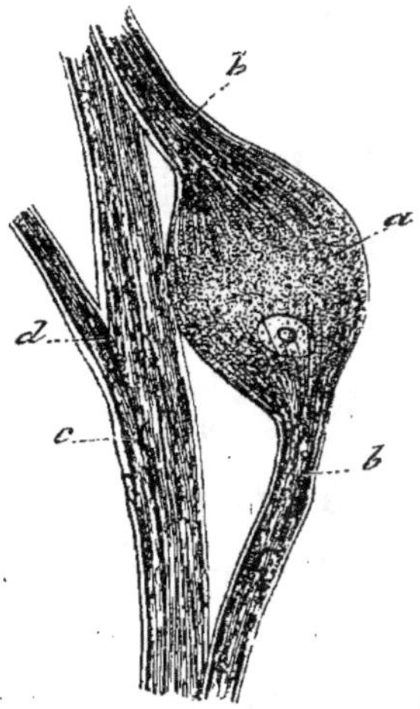

a, cellule ganglionnaire ;

b, cylindres-axes fibrillaires ;

c, gaîne de Schwann des fibres de Remak ;

d, division des fibrilles du cylindre-axe, bifurcation d'un nerf.

Cette espèce de cellules a donné lieu à des descriptions compliquées. Voyez Ranvier à leur sujet.

§ 65.

TERMINAISONS DES NERFS

Elles doivent être étudiées dans chaque variété de fibres.

Des fibres à myéline

Terminaisons motrices dans les muscles striés.

Fig. 185 (FREY).

Préparation obtenue avec le chorure d'or sur le muscle de lézard.

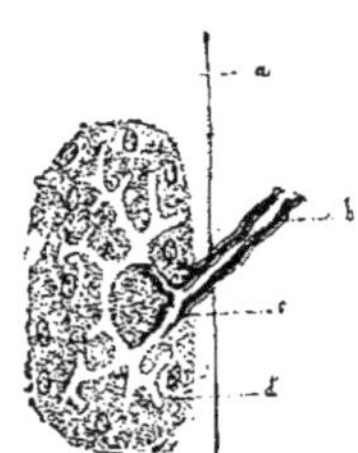

a, fibre musculaire striée portant une plaque ou terminaison nerveuse motrice de Rouget;

b, cylindre-axe, et gaînes de myéline et de Schwann;

c, ramification de ce nerf en deux branches, la myéline et la gaîne de Schwann disparaissent, quand il touche à la fibre musculaire.

Le cylindre-axe *d* se subdivise et ramifie au milieu d'une masse granuleuse semée de noyaux. Les noyaux sont ceux de la gaîne de Schwann qui se continue avec le sarcolemme, la masse est la myéline modifiée.

Terminaisons sensitives.

Elles se présentent sous deux types principaux :

1° Formées de toutes les parties du nerf ;

2° Composées de son cylindre-axe seul.

Toutes les parties constituantes du nerf y participent dans les corpuscules de Meissner, de Pacini ou de Krause.

Fig. 186 (Cadiat).

Corpuscule de Meissner de l'homme.

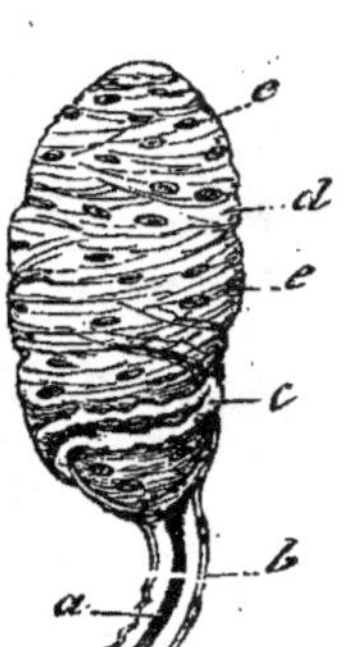

a, cylindre-axe ;

b, tube nerveux et gaîne de Schwann à myéline se rendant au corpuscule ;

c, tour de sphère du nerf ;

d, il semble que le renflement ovoïde du corpuscule soit formé par l'enroulement du nerf sur lui-même ; les plis expliqueraient alors la striation transversale qu'il présente ;

é, les noyaux de la gaîne de Schwann.

Fig. 187 (Cadiat).

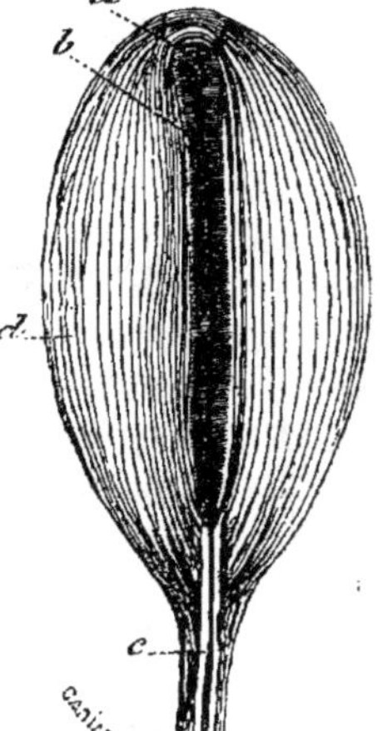

Corpuscule de Pacini ou de Vater.

a, bulbe central, contenant :

b, cylinder axis ;

c, tube nerveux avec son enveloppe de myéline ;

d, couches concentriques de périnèvre.

Cette terminaison paraît surtout constituée par la multiplication et l'épaississement des couches de périnèvre dont on peut déceler l'identité avec le périnèvre ordinaire par le nitrate d'argent. Le nerf ainsi encapsulé n'est que peu modifié. Le siège de corpuscule de Pacini est le tissu dermique ou sous-cutané des doigts chez l'homme.

Les terminaisons intra-épithéliales ne sont composées que du cylindre-axe.

Fig. 188 (Cadiat).

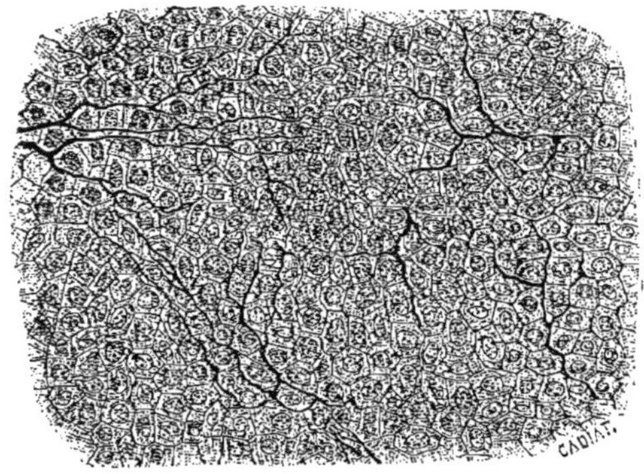

Terminaisons sensitives dans l'épaisseur de la couche épithéliale révélées par le chlorure d'or. Réseau nerveux terminal, fibres cheminant entre les cellules épithéliales de la cornée.

Terminaisons des fibres de Remak.

Fig. 189 (Cadiat).

Plexus d'Auerbach, dans la couche musculaire de l'intestin grêle du chien, rendu visible par le chlorure d'or.

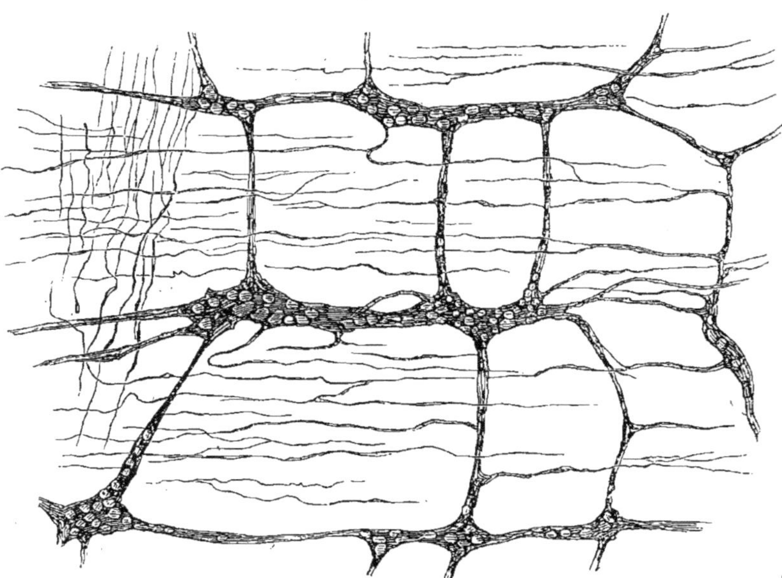

La forme de ses mailles est rectangulaire ; les ganglions sont volumineux et renferment un grand nombre de cellules dont on n'a figuré ici que les noyaux. Il en part des fibres fines qui se rendent dans les fibres musculaires lisses.

Fig. 190 (CADIAT).

Terminaisons nerveuses des fibres de Remak dans les muscles lisses de l'escargot.

c, fibre de Remak ;

d, ses terminaisons par un filament présentant lui-même des renflements très visibles au niveau de la lettre *e* ;

a, fibres musculaires lisses.

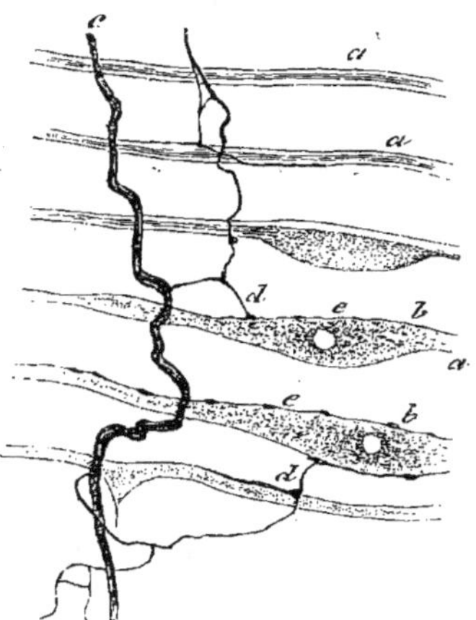

Dans cette variété de fibres nerveuses on ne connaît que les terminaisons motrices. Elles se font par un cylindre-axe dénudé qui se détache des petits ganglions ou plexus ganglionnaires périphériques caractéristiques de cette partie du système nerveux, encore appelé système nerveux ganglionnaire ou grand sympathique.

MICROSCOPIE TOPOGRAPHIQUE
DE LA MOELLE

---

§ 66.

DES COUPES DE LA MOELLE

Les coupes de la moelle diffèrent suivant les hauteurs où elles ont été pratiquées, nous cherchons dans les figures suivantes à donner le moyen de les reconnaître.

Fig. 191 (Cadiat).

Coupe de moelle humaine au niveau de la région lombaire.

Cette région est remarquable par la forme arrondie de sa coupe ;

L'étendue de sa surface ;

La forme globuleuse et le volume de la corne antérieure ;

Le renflement des cornes postérieures formées par la substance gélatineuse de Rolando.

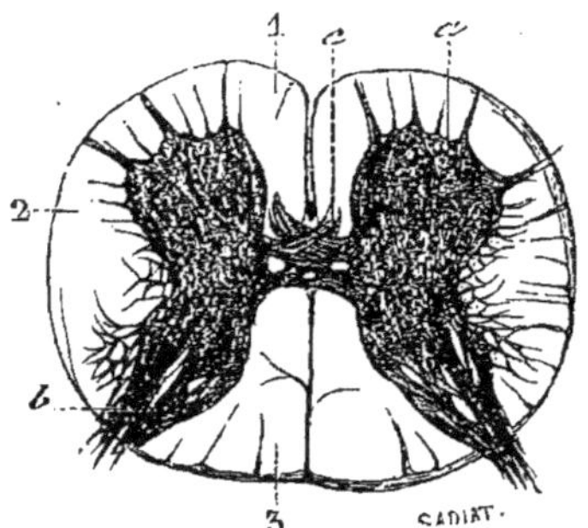

1, cordon antérieur ;

2, cordon latéral ;

3, cordon postérieur.

a, corne antérieure ; on y trouve généralement trois groupes de très belles cellules ;

b, corne postérieure ;

c, Commissure blanche antérieure.

Fig. 192 (CADIAT).

Coupe de moelle humaine au niveau de la région dorsale.

Cette région se distingue par la forme arrondie de la coupe;

Par sa plus petite surface comparée aux surfaces des renflements cervical et lombaire;

Par l'étroitesse de la corne antérieure;

Par l'apparition d'une subdivision dans les cordons postérieurs.

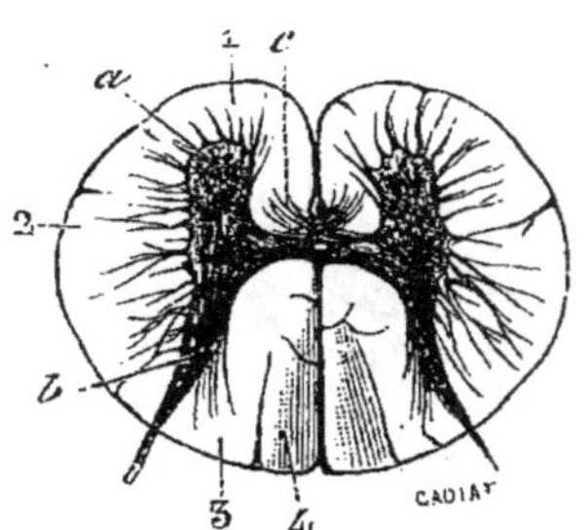

a, corne antérieure ;

b, corne postérieure ;

c, commissure.

1, cordon antérieur ;

2, cordon latéral ;

3, cordon postérieur (zone radiculaire) ;

4, cordon postérieur (cordon de Goll).

Fig. 195 (CADIAT).

Coupe de moelle humaine au niveau de la région cervicale.

La coupe de cette région est remarquable par l'étendue de son diamètre transversal;

Le volume de la substance grise de la corne antérieure;

L'amincissement rapide des cornes postérieures;

L'existence d'un réticulum de substance grise dans les cordons latéraux;

La subdivision bien évidente des cordons postérieurs en deux parties.

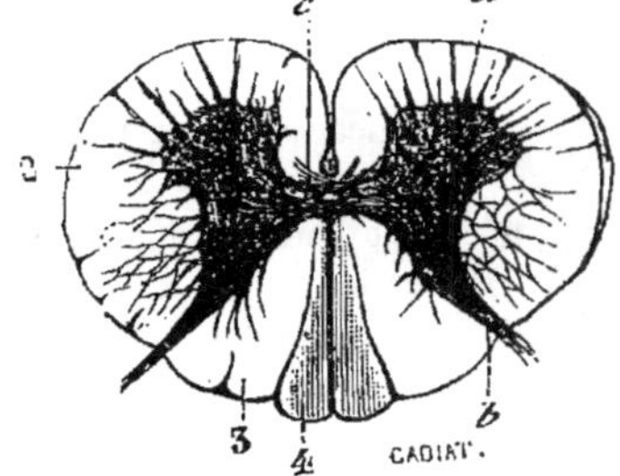

a, corne antérieure;

b, corne postérieure;

c, commissure.

2, cordons latéraux ;

3, cordon postérieur (zone radiculaire) :

4, cordon postérieur (cordon de Goll).

Fig. 194 (Erb).

Schéma de la distribution des différents faisceaux de la moelle
dans les diverses régions.

En allant de gauche à droite, la première figure (*a*) correspond au renflement
lombaire, la deuxième (*b*) à la partie dorsale, la troisième (*c*) au renflement
cervical, la quatrième (*d*) à la partie située au-dessous du collet du bulbe.

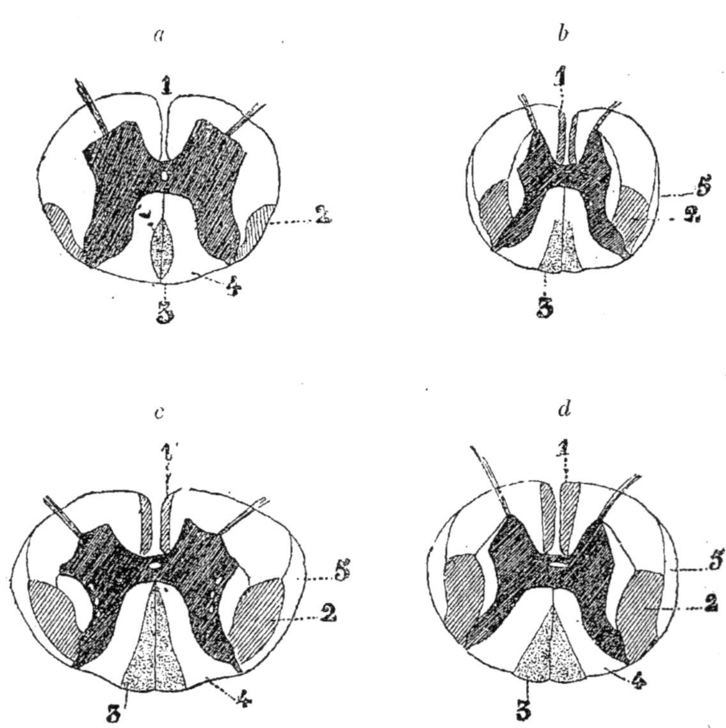

Explication correspondant aux chiffres des quatre dessins :

1, faisceau pyramidal direct, ou de Turck ;	3, cordon de Goll ;
2, faisceau pyramidal croisé ;	4, zone radiculaire ;
	5, faisceau cérébelleux direct.

§ 67.

BULBE

Dessins schématiques des coupes du bulbe les plus importantes.

Ils ont été composés d'après les leçons de M. Duval et de Farabœuf, les livres de Huguenin et Féré, Raymond pour la microscopie, et enfin Sappey pour l'anatomie descriptive.

Pour rendre plus facile l'étude de ces coupes, nous avons pris soin d'indiquer les hauteurs où elles ont été faites sur deux dessins du bulbe, grandeur naturelle, face latérale et face postérieure.

Presque toutes les origines réelles des nerfs crâniens y sont figurées. Une seule est exceptée, c'est l'origine du nerf glossopharyngien, parce qu'il naît sur une colonne de substance grise commune avec le pneumogastrique, dont la figure est soigneusement faite, et que faire un dessin pour cette origine du glossopharyngien, c'eût été répéter la figure déjà faite pour le pneumogastrique.

Fig. 195.

Face latérale du bulbe.

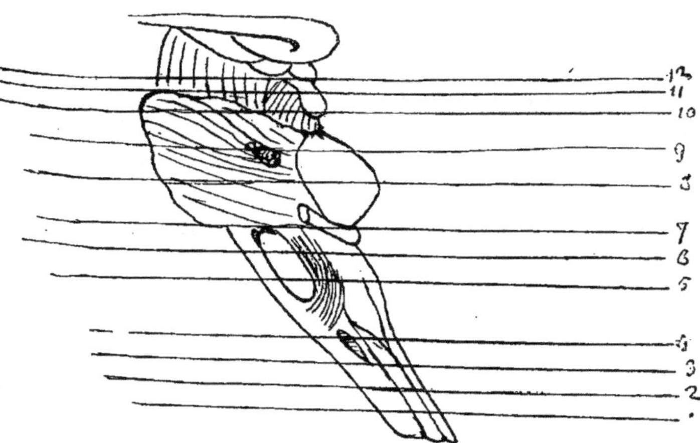

Les chiffres placés au bout des lignes correspondent aux numéros des figures schématiques.

Fig. 196.

Face postérieure du bulbe, montrant les points successifs où ont été pratiquées les coupes que nous avons dessinées.

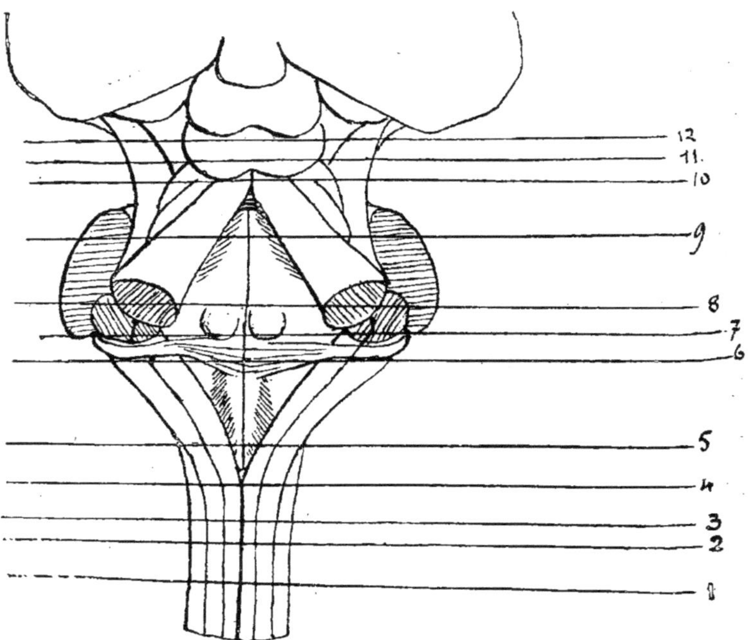

Sur le plancher du quatrième ventricule sont indiquées au-dessous des barbes du *calamus scriptorius*, l'aile blanche interne, l'aile grise et l'aile blanche externe ; au-dessus des barbes se voient l'*eminentia teres* et plus haut le *locus cæruleus*.

Nous ne nommerons pas les autres parties, qui doivent être connues par l'anatomie descriptive.

Fig. 197.

N° **1**. Coupe de la moelle cervicale faite au-dessous du collet du bulbe.

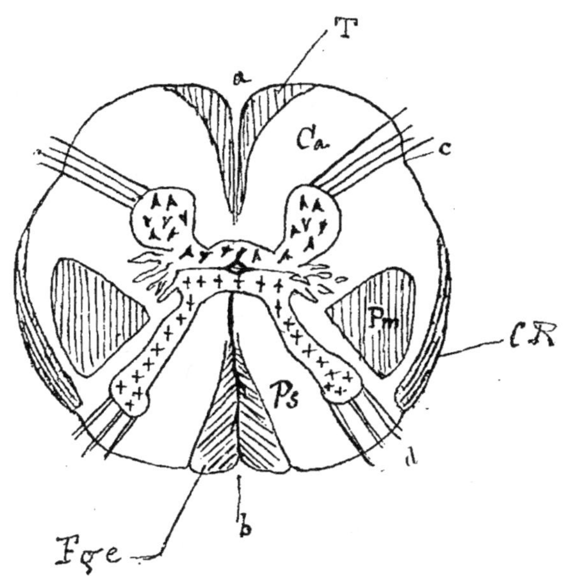

a, sillon médian antérieur ;

b, sillon médian postérieur ;

c, sillon collatéral antérieur, d'où naissent les racines extérieures motrices ;

d, sillon collatéral postérieur, d'où naissent les racines postérieures sensitives.

De *a* à *d*, cordon antéro-latéral (partie motrice) qui est dans quelques descriptions subdivisé en deux : *a–c*, cordon antérieur ; *c–d*, cordon latéral.

De *d* en *b*, cordons postérieurs, partie sensitive.

Le cordon antéro-latéral comprend :

T, faisceau de Turck, ou faisceau pyramidal direct non entre-croisé ;

Pm, faisceau croisé pyramidal ;

CR, faisceau cérébelleux direct, formant les corps restiformes qui font partie du pédoncule cérébelleux inférieur ;

Ca, le cordon antérieur.

Les deux faisceaux T et Pm contiennent toutes les fibres des pyramides et relient à la moelle les parties suivantes :

Noyau lenticulaire ;

Corps striés ;

Écorce cérébrale de la région frontale ;

     —   —   occipitale ;

Substance de Semmering (locus niger) ;

Corps mamillaires.

Dans le cordon postérieur sont compris : en dehors Ps, la zone radiculaire, qui formera en s'entre-croisant les pyramides sensitives; près de la ligne médiane, Fgc le cordon de Goll.

Le cordon de Goll s'appelle aussi *funiculus gracilis et cuneatus.* C'est la partie sensitive des pédoncules cérébelleux inférieurs.

Nous avons pris soin de bien circonscrire les faisceaux blancs importants, et pour qu'on puisse suivre leur trajet dans les coupes superposées, nous les avons toujours indiqués par les mêmes lettres et les mêmes stries.

La substance grise de la moelle est indiquée par des croix et des triangles noirs. Les triangles désignent la zone motrice, cornes et base antérieures.

Les croix désignent la zone sensitive, cornes postérieures et base.

A l'union des deux parties sensitive et motrice se trouvent :

1° Au centre, le canal épendymaire qui s'ouvre dans le quatrième ventricule ;

2° En dehors, la formation réticulaire de Deiters. Elle est représentée par des prolongements ramifiés de la substance grise.

Elle est due à l'entre-croisement des pyramides.

Fig. 198.

N° **2**. Commencement de l'entre-croisement des cordons latéraux de la moelle qui forment les pyramides antérieures ou motrices du bulbe. Décapitation de la corne antérieure. Apparition de nouveaux noyaux dans la corne postérieure.

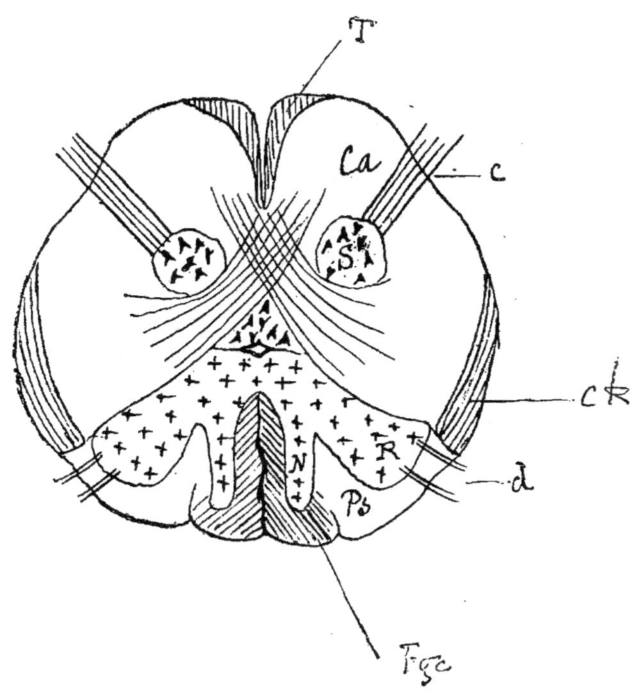

T, faisceau de Turck ;

c, racines motrices du spinal ;

CR, faisceau cérébelleux direct, formant, plus haut, avec les fibres arciformes le corps restiforme, partie motrice du pédoncule cérébelleux inférieur ;

d, dernières racines postérieures sensitives des nerfs ; elles vont au spinal ;

Fgc, funiculus gracilis et cuneatus, formant le cordon de Goll, partie sensitive du pédoncule cérébelleux inférieur ;

S, tête de la corne antérieure décapitée, noyau moteur du spinal ;

R, substance gélatineuse de Rolando ;

N, noyau gris du cordon de Goll.

Au centre de la substance grise, le canal de l'épendyme :

Ca, cordon antérieur ;

Ps, zone radiculaire.

Fig. 199.

N° **3**. Collet du bulbe, entre-croisement des pyramides motrices.

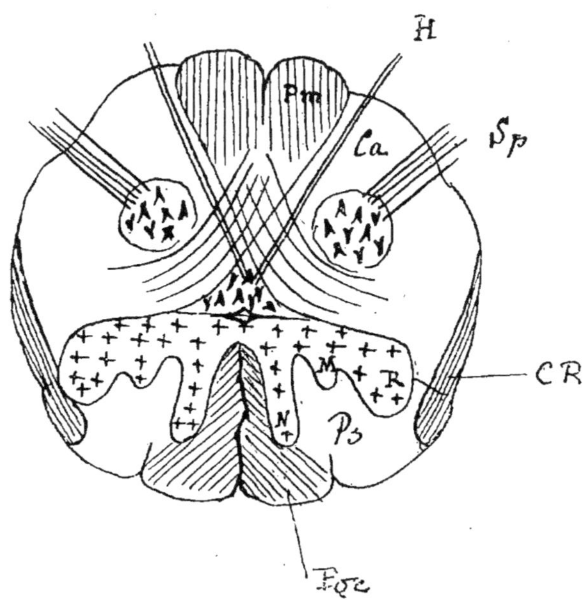

P*m***,** pyramides motrices formées par l'entre-croisement des cordons latéraux ;

H, racines les plus inférieures du grand hypoglosse venant de la base des cornes antérieures ;

S*p***,** racines du spinal ;

CR, faisceau cérébelleux direct ;

F*gc***,** funiculus gracilis et cuneatus, cordon de Goll ;

N, noyau du cordon de Goll ;

M, noyau du corps restiforme ;

R, substance gélatineuse de Rolando ;

C*a***,** cordon antérieur rejeté sur le côté par l'entre-croisement des cordons latéraux ;

P*s***,** zone radiculaire

Fig. 200.

N° **4.** Entre-croisement des cordons postérieurs de la moelle (pyramides sensitives du bulbe). Décapitation des cornes postérieures. L'entre-croisement des
cordons latéraux est terminé. Le noyau moteur d'origine du spinal se subdivise
en deux noyaux SS' dont on verra la destinée sur la figure suivante.

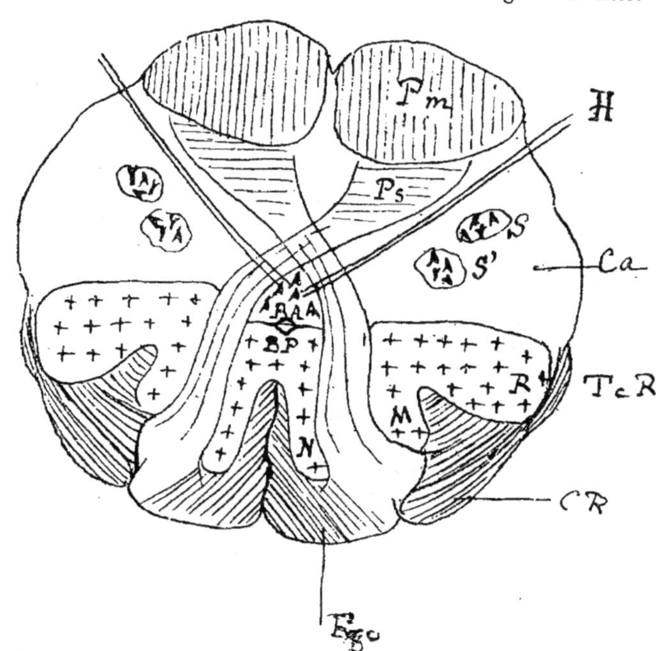

Pm, pyramides antérieures;
Ps, pyramides postérieures sensitives formées par l'entre-croisement des cor-
dons postérieurs de la moelle;
H, racines moyennes du grand hypoglosse;
SS', dédoublement de la tête de la corne antérieure;
BA, base des cornes antérieures;
TcR, tubercule cendré de Rolando; en ce point la substance gélatineuse de
Rolando se rapproche de la périphérie et forme une saillie plus sombre ainsi
nommée;
CR, corps restiforme;
Fgc, funiculus gracilis et cuneatus, cordon de Goll;
BP, base des cornes postérieures;
N, noyau du cordon de Goll;
M, noyau du corps restiforme;
R, substance gélatineuse de Rolando;
Ca, cordons antérieurs.

REMY, HISTOLOGIE.   12

Fig. 201.

N° **5.** Coupe à la partie inférieure de l'olive. A ce niveau le sillon médian postérieur de la moelle s'ouvre en formant l'angle inférieur du 4ᵉ ventricule ou le bec du calamus scriptorius. En ce point la substance grise de la moelle mise à découvert forme une petite travée transversale appelée le *verrou.*

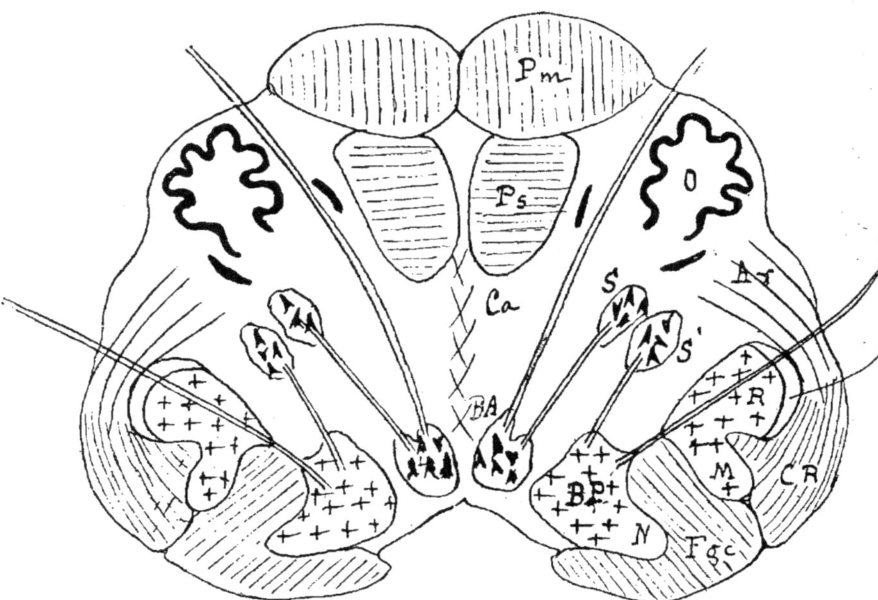

P*m*, pyramides antérieures ou motrices ;

P*s*, pyramides postérieures ou sensitives ;

H, racines supérieures du grand hypoglosse ;

P, nerf pneumogastrique ;

BA, base des cornes antérieures, noyau principal du grand hypoglosse ;

S, noyau accessoire du grand hypoglosse provenant du dédoublement de la corne antérieure ;

BP, base des cornes postérieures, noyau principal et sensitif du pneumogastrique ;

S', noyau accessoire et moteur du pneumogastrique provenant du dédoublement de la tête de la corne antérieure ;

O, olive avec ses deux noyaux juxta-olivaires antérieur et postérieur ;

R, substance gélatineuse de Rolande ;

M, noyau gris des corps restiformes ;

N, noyau du cordon de Goll ;

Tr, faisceau de substance blanche formant la colonne ascendante du trijumeau ;

Fgc, funiculus gracilis et cuneatus ;

CR, corps restiforme ;

Ar, fibres arciformes d'origine bulbaire se joignent au faisceau cérébelleux direct et forment avec lui le corps restiforme partie motrice du pédoncule cérébelleux inférieur ;

Ca, cordons antérieurs de la moelle rejetés au centre du bulbe par l'apparition de l'olive sur leur côté externe.

Fig. 202.

N° **6**. Coupe au niveau du noyau inférieur du facial.

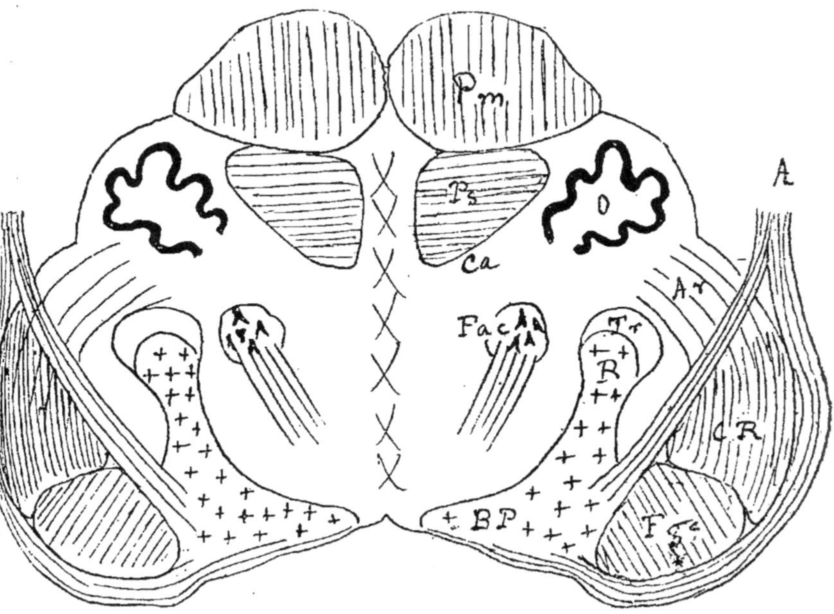

Pm, pyramides antérieures;

Ps, pyramides postérieures;

Ca, anciens cordons antérieurs de la moelle;

O, olive;

Ar, fibres arciformes;

CR, corps restiforme;

Fgc, funiculus gracilis et cuneatus;

Fac, noyau propre inférieur du facial. De ce noyau partent des fibres qui se dirigent en arrière, en dedans et en haut et vont rejoindre le noyau du moteur oculaire externe. Ces fibres forment un arc qui fait saillie sur le plancher du 4ᵉ ventricule et prend le nom d'eminentia teres;

R, substance gélatineuse;

Tr, colonne ascendante du trijumeau;

Bp, base des cornes postérieures, de laquelle partent deux ordres de fibres, formant les racines du nerf acoustique.

Les unes, les plus externes, contournent le corps restiforme CR, le funiculus gracilis Fgc, s'étalent sur le plancher du quatrième ventricule en formant les barbes du calamus scriptorius et aboutissent à leur noyau d'origine; les autres se rendent directement au même noyau en traversant les fibres arciformes et passant en dedans du corps restiforme.

Fig. 203. — N° **7**. Coupe rasant le bord inférieur de la protubérance, au niveau du noyau facial-abducteur.

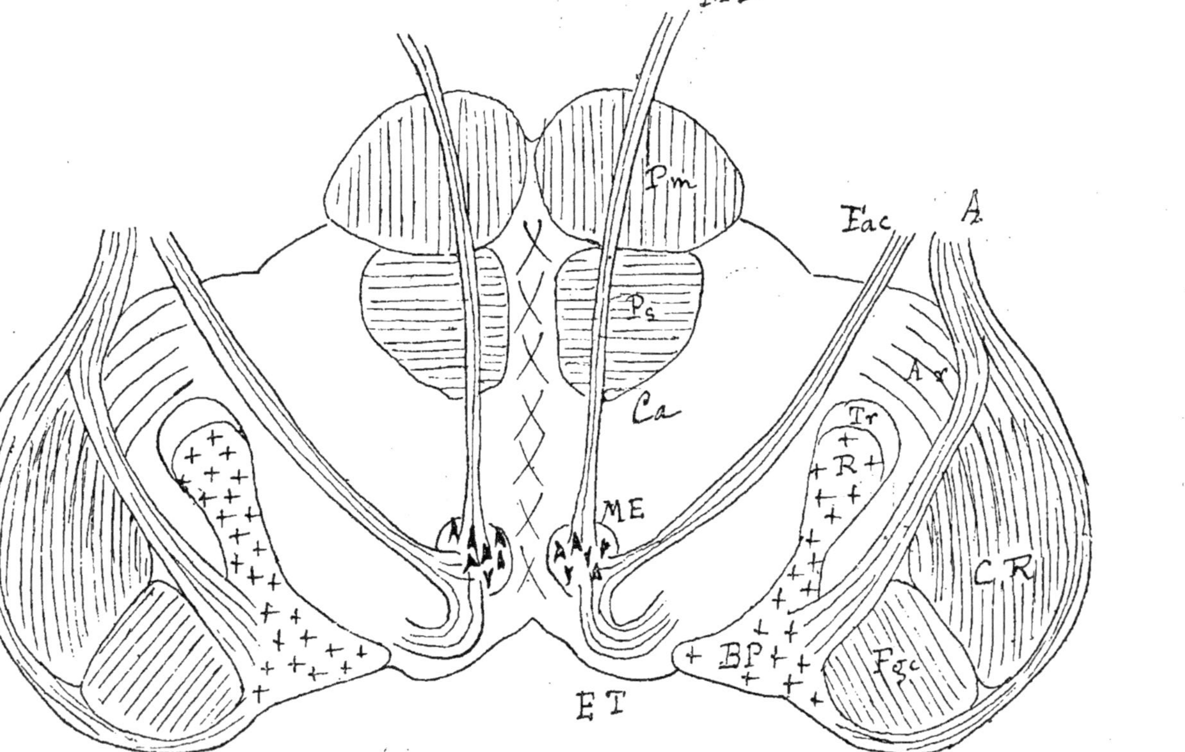

Pm, pyramides antérieures ;

Ps, pyramides postérieures ;

Ca, anciens cordons antérieurs de la moelle ;

Ar, fibres arciformes ;

CR, corps restiforme ;

Fgc, funiculus gracilis et cuneatus ;

ME, nerf moteur oculaire externe et son noyau d'origine ; ce noyau est commun au moteur oculaire externe et au nerf facial Fac.

Les fibres qui sont parties du noyau inférieur du facial décrivent une courbe avant d'atteindre le noyau facial-abducteur ME, elles soulèvent le plancher du quatrième ventricule en formant l'éminentia teres, ET ; A, fibres les plus supérieures du nerf acoustique dont la disposition a été indiquée dans la figure précédente.

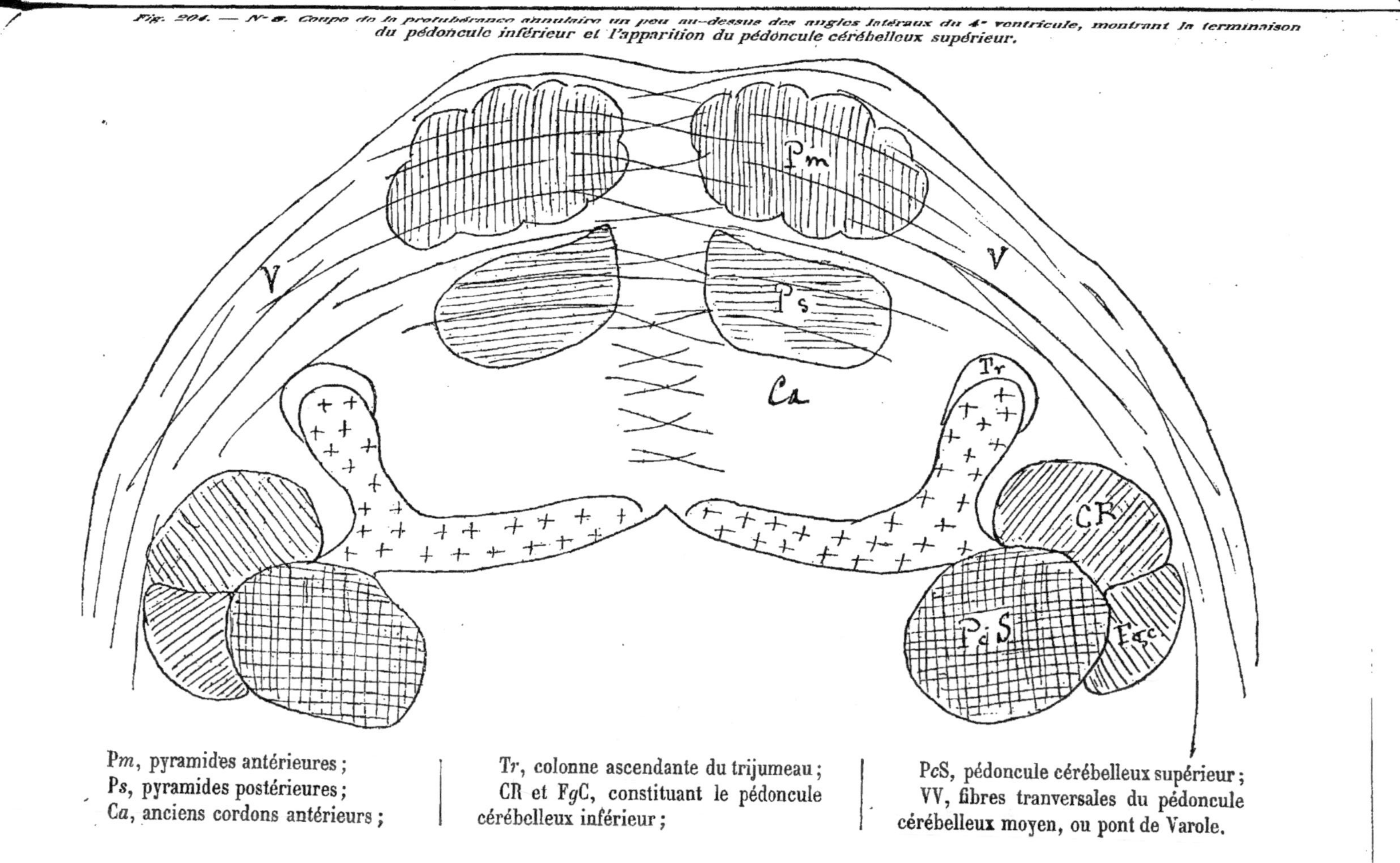

Fig. 204. — N° 8. Coupe de la protubérance annulaire un peu au-dessus des angles latéraux du 4e ventricule, montrant la terminaison du pédoncule inférieur et l'apparition du pédoncule cérébelleux supérieur.

Pm, pyramides antérieures ;
Ps, pyramides postérieures ;
Ca, anciens cordons antérieurs ;

Tr, colonne ascendante du trijumeau ;
CR et FgC, constituant le pédoncule cérébelleux inférieur ;

PcS, pédoncule cérébelleux supérieur ;
VV, fibres tranversales du pédoncule cérébelleux moyen, ou pont de Varole.

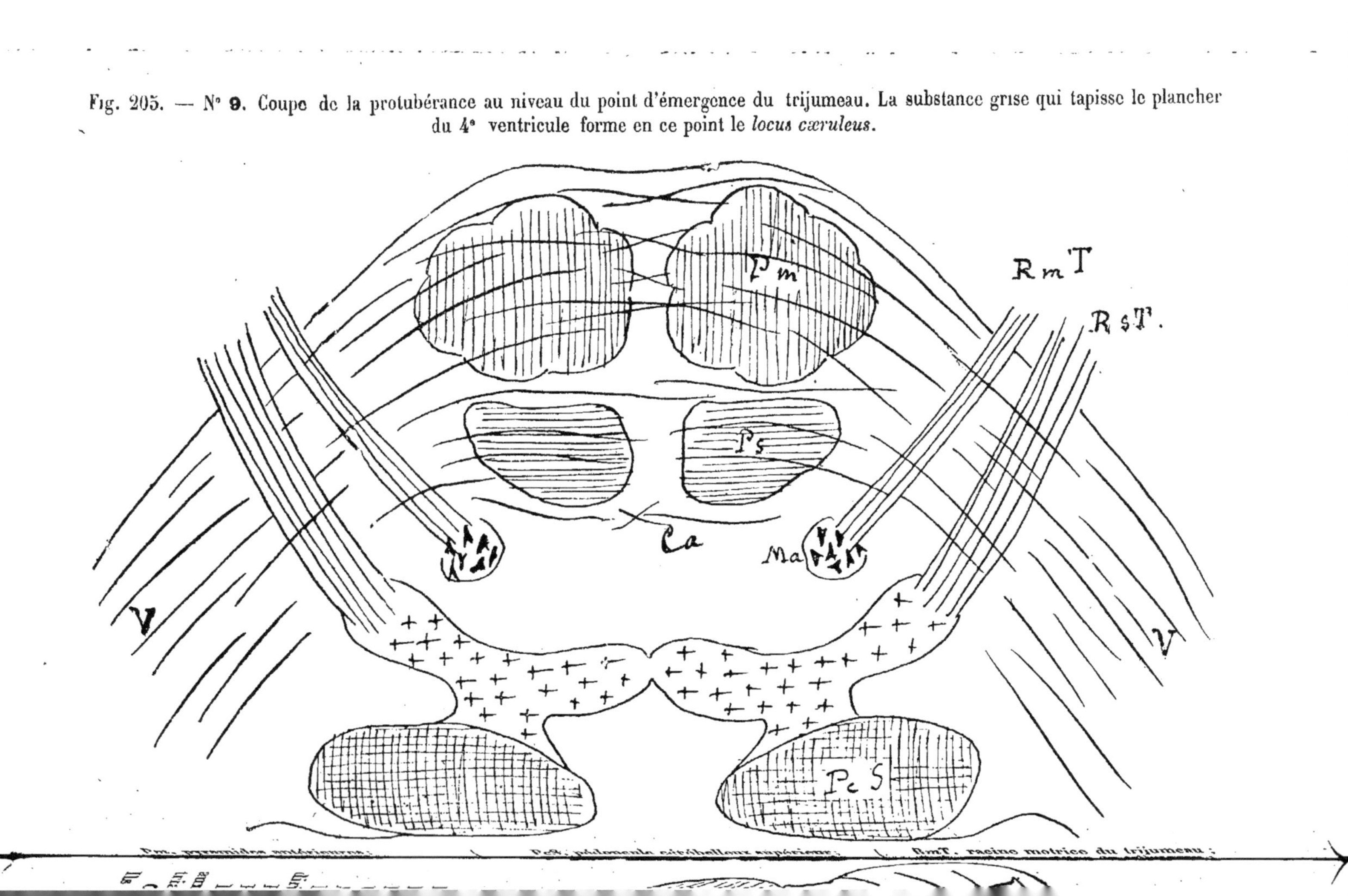

Fig. 205. — N° **9**. Coupe de la protubérance au niveau du point d'émergence du trijumeau. La substance grise qui tapisse le plancher du 4° ventricule forme en ce point le *locus cæruleus*.

Pm, pyramides antérieures; PcS, pédoncule cérébelleux supérieur; RmT, racine motrice du trijumeau;

Fig. 206.

N° **10**. Coupe au niveau des noyaux d'origine du nerf pathétique.

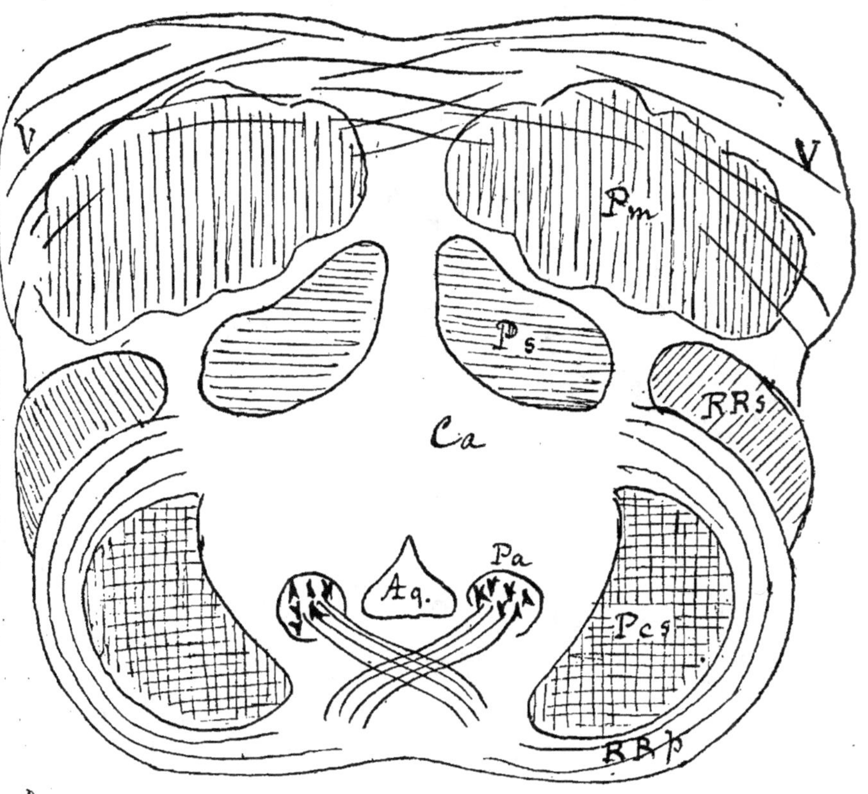

Pm, pyramides antérieures ;

Ps, pyramides postérieures ;

Pcs, pédoncules cérébelleux supérieurs ;

VV, Fibres transversales les plus supérieures du pont de Varole ;

Aq, aqueduc de Sylvius ;

Pa, noyau d'origine du nerf pathétique donnant naissance à des fibres qui se dirigent en arrière et s'entre-croisent avant leur émergence ;

RRs, feuillet superficiel du ruban de Reil ;

RRp, feuillet profond du ruban de Reil ;

Le ruban de Reil est formé par des fibres d'origine bulbaire qui se rendent aux tubercules quadrijumeaux (ce faisceau est aussi nommé faisceau latéral ou triangulaire de l'isthme ;

Ca, anciens cordons antérieurs de la moelle dont les déviations sont connues. Ils constituent ce que Sappey appelle le plan moyen des pédoncules.

Fig. 207.

N° **11**. Coupe rasant le bord supérieur de la protubérance montrant l'entre-croisement des pédoncules cérébelleux supérieurs PcS, passant par la partie inférieure du noyau.

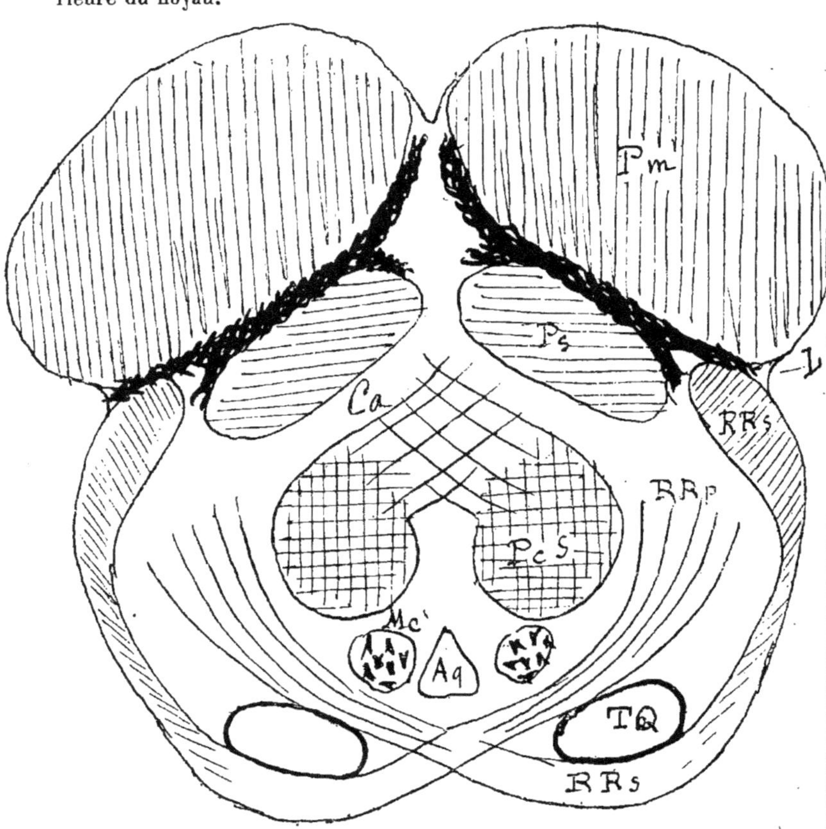

Mc, du moteur oculaire commun et des masses grises des tubercules quadrijumeaux TQ ;

Pm, pyramides antérieures devenant les pédoncules cérébraux, séparés par l'espace interpédonculaire ;

Ps, pyramides postérieures ;

Ln, *locus niger* de Vicq d'Azir, séparant les deux pyramides :

Aq, aqueduc de Sylvius ;

RRs, feuillet superficiel du ruban de Reil ;

RRp, feuillet profond du ruban de Reil ;

Ca, anciens cordons antérieurs traversés par les pédoncules cérébelleux supérieurs.

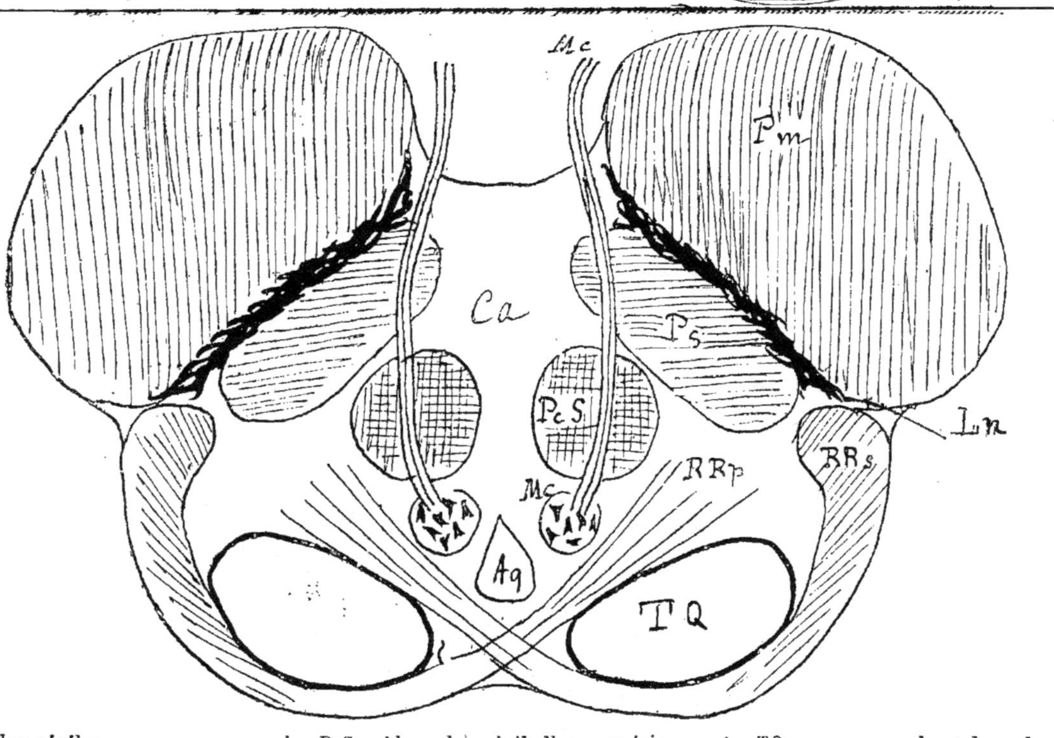

Pm, pédoncules cérébraux ;
Ps, pyramides postérieures ;
Ca, anciens cordons antérieurs de la moelle ;
Ln, *locus niger* de Vicq d'Azyr ;

PcS, pédoncules cérébelleux supérieurs au-dessus de leur entre-croisement ;
Mc, moteur oculaire commun et son noyau d'origine ;
Aq, aqueduc de Sylvius ;

TQ, noyau gris des tubercules quadri-jumeaux ;
RRp, feuillet profond du ruban de Reil ;
RRs, feuillet superficiel du ruban de Reil.

L'étude de l'écorce cérébrale faite à différents endroits de la surface du cerveau, montre deux types principaux qui sont reproduits par les deux figures suivantes, tirées de Meynert.

Premier type, venant des lobes antérieurs.

La substance grise corticale du cerveau est formée de couches régulières concentriques contenant des corpuscules nerveux de formes différentes selon les régions ; ces couches sont au nombre de cinq.

1° *Couche hyaline*. — La première couche la plus superficielle en rapport avec la pie-mère est constituée presque entièrement par des éléments conjonctifs de la névroglie. Elle est parsemée de petites cellules ganglionnaires de forme irrégulièrement triangulaire ; c'est la couche hyaline ou de névroglie ; l'aspect de cette couche est grenue, son épaisseur mesure environ 250 μ.; elle est très considérable chez les animaux.

2° *Couche des petites pyramides*. — Au-dessous se trouve une région nettement limitée par la couche hyaline ; elle contient de nombreuses cellules nerveuses pyramidales dont le sommet est tourné vers la surface corticale. Ces cellules mesurent 10 μ. de hauteur vers la partie interne, ces cellules sont moins serrées les unes contre les autres. C'est la couche des petites cellules pyramidales. L'épaisseur de cette couche est à peu près la même que la précédente.

3° *Couche des grandes pyramides*. — Dans la couche sous-jacente, les corpuscules nerveux serrés dans le sens transversal se disposent en colonne ; ils ont une forme pyramidale, un noyau et nucléole et sont pourvus de prolongements ; l'un d'eux, partant de la base de la pyramide, reste indivis, c'est le prolongement de Deiters qui pénètre dans la substance médulaire. Ces cellules ont de 40 à 60 μ. de hauteur.

Fig. 209 (Meynert).

Coupe d'une circonvolution des lobes antérieurs.

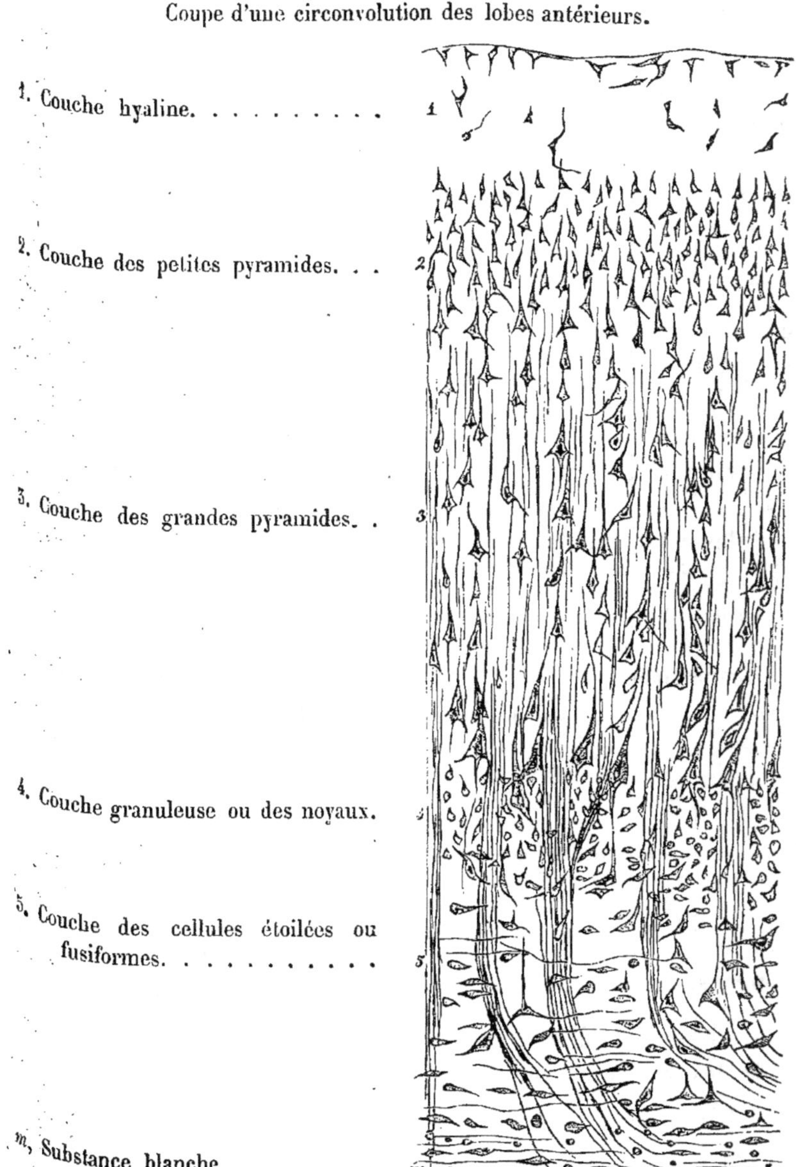

1. Couche hyaline. . . . .

2. Couche des petites pyramides. . .

3. Couche des grandes pyramides. . .

4. Couche granuleuse ou des noyaux.

5. Couche des cellules étoilées ou fusiformes. . . . .

m, Substance blanche. . . . .

C'est la couche de grandes cellules pyramidales. Elle a environ 7 à 800 μ d'épaisseur.

4° *Couche granuleuse ou de noyaux.* — Les cellules nerveuses de la quatrième zone changent brusquement de volume et de forme. Ce sont de petits éléments de formes variées, ronds ou angulaires. C'est la couche des cellules granulées, ou couche granuleuse ou de noyaux.

5° *Couche des cellules étoilées et fusiformes.* — Entre cette couche et la substance médullaire ou substance blanche se trouvent, sans démarcation franche avec les éléments précédemment étudiés, des cellules à prolongements multiples d'environ 30 μ de hauteur; à mesure que l'on s'avance vers la substance blanche, ces corpuscules deviennent fusiformes, ils présentent des prolongements, mais on ne trouve pas de prolongements de Deiters; le grand axe de ces cellules est dirigé tangentiellement à l'écorce. Robin les a nommées cellules de la volition. Ces éléments constituent presque en entier l'avant-mur.

Au-dessous se trouve la substance blanche ou médullaire, où l'on trouve encore quelques éléments de la cinquième couche.

Deuxième type, venant des lobes postérieurs.

Pour la substance corticale on distingue au microscope huit couches.

L'addition de deux couches granulées produit toute une série de modifications que nous cherchons à faire comprendre par le dessin ci-joint.

---

1. Dans certaines régions du cerveau elle n'existe pas (lobe temporal et occipital), elle atteint son plus grand développement dans la corne d'Ammon.

Fig. 210.

Figure tirée de Meynert, dessin schématique d'une coupe faite au niveau
du *Sulcus calcarinus* (lobes postérieurs).

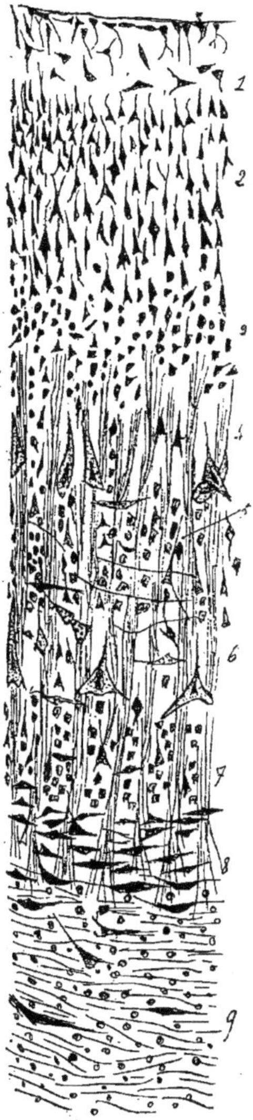

Numéros
correspondant
à la figure
précédente.

1. Couche hyaline.   1

2. Couche de petites cellules pyramidales. .   ⎫

3. Couche granulée intermédiaire à la couche des petites cellules et à la couche
   des grandes cellules pyramidales (nouvelle). . . . .   ⎬   2

4. Couche de grandes cellules (première
   moitié). . . . .   ⎫

5. Couche granulée partageant la couche des
   grandes cellules en deux parties (nouvelle). . . . .   ⎬   3

6. Couche de grandes cellules pyramidales
   (deuxième moitié). . . . .   ⎭

7. Couche granulée déjà étudiée (quatrième
   zone).   4

8. Couche de cellules fusiformes déjà étudiée.   5

9. Substance blanche.

SEPTIÈME LEÇON

PEAU

---

§ 68.

DE LA PEAU

La peau est composée d'une couche profonde, derme, formée par les tissus dermiques et adipeux ;

D'une couche superficielle, épiderme, formée par le tissu épithélial pavimenteux stratifié.

On lui trouve annexés des poils, des glandes sébacées et sudoripares.

Les vaisseaux et les nerfs y offrent des particularités.

Enfin la peau, dont la surface est si étendue, offre des modifications de structure en divers points et elle subit des changements utiles à connaître par les progrès de l'âge.

§ 69.

DÉVELOPPEMENT DE LA PEAU

Épiderme.

Aussitôt que l'embryon est divisé en trois feuillets, la partie fondamentale de la peau existe : c'est le feuillet *externe*, qui est presque tout entier destiné à servir à la formation de cellules épithéliales de la peau.

Il est constitué par un rang de cellules épithéliales rectangulaires dont le noyau rond est très volumineux ; le corps cellulaire est petit et la paroi mince. Une sorte de cuticule formée d'écailles minces est appliquée à l'extérieur de ces cellules.

Ce feuillet est appliqué sur le feuillet moyen, dont il est nettement limité.

Les deux faces en sont lisses et sans prolongement.

Derme.

Le derme dérive du feuillet moyen. Sur un embryon de 2 centimètres le derme est déjà distinct des tissus sous-jacents ; il est formé par la juxtaposition de corps fusiformes au milieu desquels se voient quelques cellules rondes et quelques vaisseaux.

Formation des papilles. — A l'époque où l'embryon prend le nom de fœtus, vers le quatrième mois, vont paraître les papilles et les annexes de l'épiderme.

Le premier lieu d'apparition des papilles semble être la paume des mains et la plante des pieds. La face profonde de l'épiderme paraît dentelée par l'apparition à égale distance des bourgeons épithéliaux ; mais la longueur et la forme des bourgeons varient : les uns sont courts, coniques, et ont leur forme définitive ; ils circonscrivent les papilles ; les autres, allongés en forme de massue, pénètrent l'épaisseur du derme. Ils formeront des glandes et des poils.

§ 70.

PEAU. ÉTAT ADULTE.

Épiderme.

On lui voit avec beaucoup de facilité deux couches :

1° Couche ou lame cornée, — couche dure ;

2° Couche ou corps de Malpighi, — couche molle.

Ces deux divisions, très anciennes, ne suffisent plus ; on doit distinguer, entre la couche cornée et le corps de Malpighi, deux couches : la couche transparente, *stratum lucidum*, et la couche granuleuse, *stratum granulosum*.

Dessins comparatifs de l'épiderme.

Fig. 211.	Fig. 212.
Coupe de l'épiderme très mince de la peau du prépuce.	Coupe de l'épiderme très épais de la face palmaire des doigts.

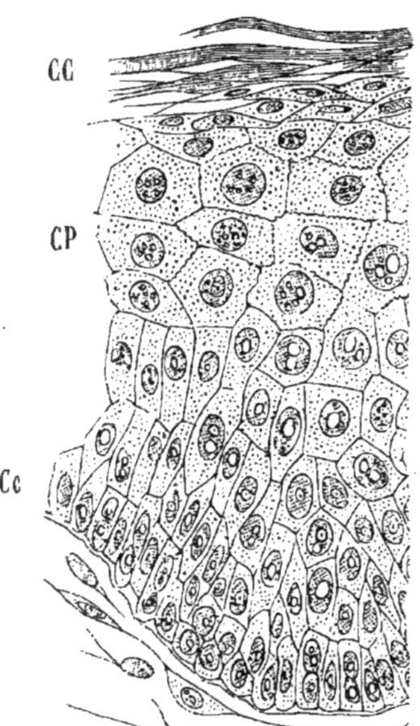

On peut bien étudier sur ce dessin tous les détails de structure des cellules de la couche de Malpighi. Mais ces *stratum granulosum* et *lucidum* manquent et la couche cornée est mince. Voyez la leçon des épithéliums.

Partie de la couche cornée   CD
en desquamation.

Couche cornée.   CC

Stratum lucidum. . . . .   SL

Stratum granulosum. . .   SG

Cellules polyédriques de la   CP
couche de Malpighi.
Souvent crénelées.

Cellules cylindriques de la   Cc
couche de Malpighi.
Souvent chargées de
pigment.

La *couche cornée* est la plus extérieure de la peau.

Elle est formée de cellules aplaties dont la paroi est ridée, le contour irrégulier; ces cellules sont dépourvues de noyau et vraisemblablement de corps cellulaire; elles sont légèrement opaques. Imbriquées irrégulièrement et superposées, elles s'étalent parallèlement à la surface cutanée. Elles sont dessinées en vue de profil; les plus superficielles sont toujours en voie de desquamation.

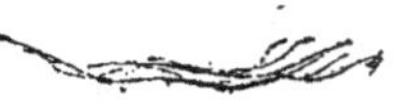

Fig. 213.

C'est, comme on le sait, cette couche cornée qui présente les plus grandes variations d'épaisseur; tantôt elle est limitée à deux ou trois cellules, tantôt elle en présente 50 ou 100 superposées. Elle envoie des prolongements dans l'intérieur des cônes épidermiques des papilles; elle est donc limitée sur une coupe par des lignes festonnées.

A la partie profonde de la couche cornée les cellules présentent des noyaux; leur corps cellulaire commence à écarter leurs parois. Il s'établit une transition rapide entre elles et les cellules de la couche de Malpighi[1].

Fig. 214.

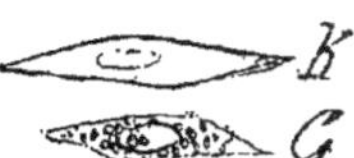

C'est en ce point que se trouve le *stratum lucidum*, formé de cellules à contenu transparent K, et le *stratum granulosum*, formé de cellules dont le corps cellulaire est gonflé de granulations obscures G.

La *couche de Malpighi* est artificiellement limitée supérieure-

[1]. Les cellules de la couche cornée sont fortement adhérentes l'une à l'autre. Elles constituent une membrane très résistante aux tractions, aux frottements, et qui ne se laisse pas traverser par les liquides. C'est elle qui fait obstacle à l'absorption des poisons, des virus; elle résiste même à l'action des acides pendant un certain temps.

Les cellules cornées sont à la dernière période de leur vie, mais elles ne sont pas mortes tant qu'elles ont de l'adhérence avec la couche cornée; elles conservent leur transparence, c'est pour cela que malgré son épaisseur la couche que nous étudions laisse voir la couleur des parties sous-jacentes (lèvres, organes génitaux). C'est lorsque l'épiderme est mort, desséché, imprégné de corps chargés de graisse, décollé par la desquamation, que cette couche cornée peut changer la couleur de la peau. Nous représentons cette couche dans nos figures.

ment. Elle comble l'intervalle entre les élevures papillaires du derme et les prolongements cornés de la couche cornée. Les cellules qui la composent varient de forme : losangiques dans la partie superficielle, plus profondément elles représentent des polygones à six ou sept côtés irréguliers, puis enfin elles deviennent presque cylindriques.

Elles offrent des facettes résultant de leur pression réciproque. Les cellules qui se rapprochent de la forme sphérique sont à un état de développement complet.

Le noyau occupe la partie centrale de la cellule ; il est rond, présente quelquefois un nucléole, on observe même la karyokinèse. Leur paroi est épaisse, inégale, hérissée de petites saillies V. Leur corps cellulaire est considérable, ce qui leur donne un aspect transparent.

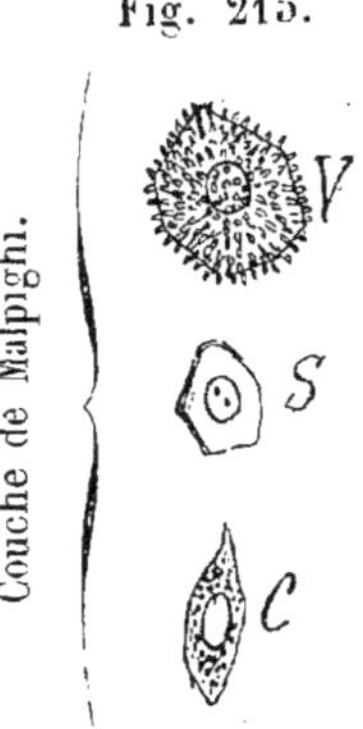

A la partie profonde du corps de Malpighi, appliquées sur le derme, sont les cellules allongées dans le sens vertical, cylindriques C. Elles se présentent aussi comme des fuseaux contournés en S, dont les extrémités sont pointues et le centre très renflé. Elles sont beaucoup plus petites que toutes les autres.

Le noyau remplit la cellule, il est fréquemment ovoïde et vertical, en voie de scissiparité, ce qui fait supposer que ces éléments sont en voie de multiplication, et ont pour destination de remplacer les autres.

Ces cellules se chargent de molécules pigmentaires à l'état normal et à l'état pathologique dans le corps cellulaire. Suivant l'abondance de ces granulations, la peau prend des teintes qui varient du brun clair au noir foncé. Mais, ainsi que le fait remarquer M. Sappey, il ne faut pas oublier que dans la peau la plus blanche il existe des granulations pigmentaires ; et on est étonné du peu de différence que la peau d'un blanc et celle d'un nègre offrent au microscope.

Derme.

Le derme est recouvert par l'épiderme et il recouvre le panicule graisseux sous-cutané auquel il adhère. L'épaisseur du derme est très variable, comme nous le verrons à l'article Topographie. C'est l'abondance du tissu lamineux qui détermine cet épaississement. On distingue facilement au derme deux couches : une superficielle, immédiatement située sous le revêtement épidermique, et une seconde plus profonde, plus épaisse, qui s'étend jusqu'au panicule adipeux.

La couche la plus superficielle, transparente, forme une lame étendue à toute la surface du corps et remarquable par l'existence de saillies nommées papilles qui s'enfoncent dans l'épaisseur de l'épiderme pour y porter les vaisseaux et les nerfs.

Elle est connue sous le nom de *corps papillaire*. Limitée par une membrane amorphe, épaisse de $0^{mm},002$, basement-membrane, sur laquelle reposent les cellules de l'épiderme, elle est composée d'une sorte de gangue amorphe au milieu de laquelle sont éparses un petit nombre de cellules rondes et de cellules fusiformes, quelques fibres lamineuses et élastiques. L'importance de cette couche nous est démontrée par l'abondance du réseau vasculaire que nous y verrons tout à l'heure et par les terminaisons nerveuses qui s'y rendent.

En effet, cette couche donne aux cellules épithéliales leurs matériaux de nutrition. Elle présente des prolongements pour porter plus loin les canaux distributeurs des sucs nourriciers, et la présence de papilles volumineuses est constante dans les points où l'épiderme est épais.

On divise les *papilles* en vasculaires et nerveuses. Les vasculaires sont les plus nombreuses.

Quelquefois les terminaisons nerveuses et les anses vasculaires se rencontrent dans la même papille.

Le sang des vaisseaux papillaires vu, par transparence, donne à la peau sa coloration rose, les terminaisons nerveuses lui donnent la sensibilité tactile.

Fig. 216 (Cadiat).

Trois papilles de la peau humaine, montrant leur structure vaguement fibrillaire.

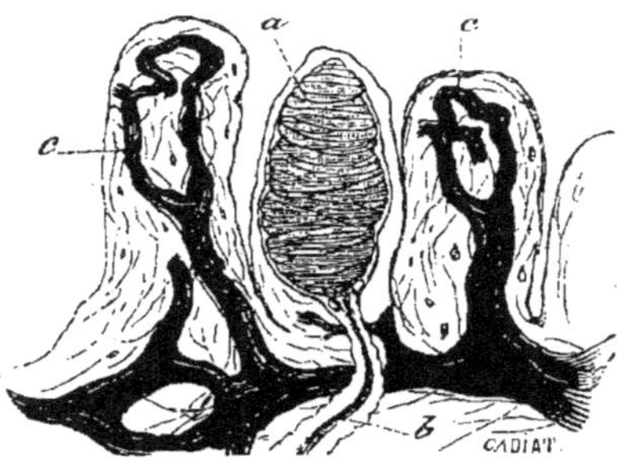

a, leurs terminaisons nerveuses tactiles ou corpuscules de Meisner;

b, le tronc nerveux;

c, leurs anses capillaires sanguines.

Fig. 217 (Cadiat).

Coupe du derme au niveau de la dernière phalange de l'index.

L'épiderme a été enlevé, et le pannicule adipeux est seulement indiqué à la partie inférieure de la figure, en *e*, par quelques cellules adipeuses qui ne composent que sa partie la plus superficielle.

On voit l'irrégularité de la face inférieure du derme et les prolongements qu'il envoie entre les lobules des pannicules adipeux.

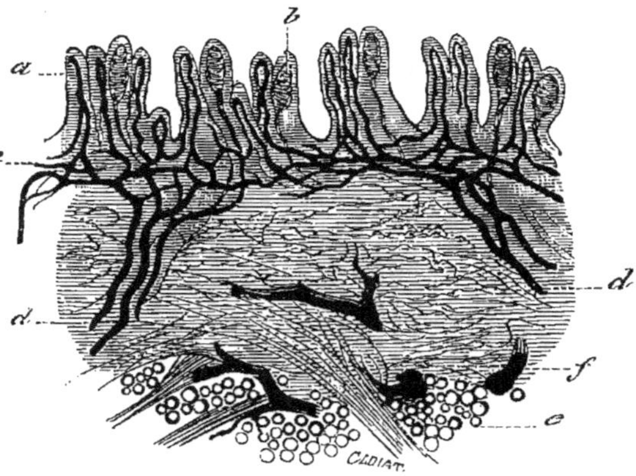

a, papille vasculaire;

b, papille nerveuse. Souvent les papilles sont à la fois vasculaires et nerveuses;

c, réseau sanguin du corps papillaire;

d, artère et veine se rendant au réseau, et communiquant avec les vaisseaux *f* du pannicule adipeux *e*.

La région limitée par les lettres *a* et *c* est constituée par un tissu d'apparence homogène, et la région comprise entre *c*, *d* et *f* est au contraire constituée par les fibres entre-croisées et onduleuses. Ces fibres envoient des prolongements qui cloisonnent le pannicule adipeux. — La première région de *a* à *c* constitue les papilles et le corps papillaire qui les supporte; la seconde région constitue le derme ou chorion.

La couche la plus profonde est opaque; elle présente l'aspect d'une trame bien serrée, mais irrégulière comme le feutre. A sa partie supérieure, elle ne présente que les orifices étroits pour le passage des glandes sudoripares, des vaisseaux et des poils, mais la texture du tissu se relâche vers la profondeur, où l'on trouve des cavités dans lesquelles logent les glandes sudoripares au milieu des pelotons adipeux les plus superficiels. Nous y retrouvons le véritable tissu lamineux. Ce tissu est formé de fibres volumineuses longues décrivant des ondulations et rangées pour la majorité parallèlement à la surface cutanée, tout en suivant des directions différentes de manière à s'entre-croiser. Quelques fibres cependant vont de la profondeur à la superficie pour servir de soutien aux vaisseaux, ou bien pour former la gaîne adventice des poils ou des glandes sébacées. On rencontre surtout ces fibres à la face profonde du derme, dans les faisceaux qui s'incurvent pour limiter les aréoles. Autour des fibres lamineuses s'enroulent des fibres élastiques fines très nombreuses, qui s'anastomosent et forment des réseaux faciles à voir par l'addition d'acide acétique sur les préparations. Robin insiste avec raison sur l'importance du réseau élastique qui forme une enveloppe à tout le corps. Les fibres lamineuses sont pressées les unes contre les autres. Elles sont unies par une substance amorphe où l'on rencontre divers éléments, des corps fusiformes, des cellules rondes et des cellules plates.

Du pannicule adipeux.

Les vésicules adipeuses apparaissent par petits groupes entre les fibres lamineuses de la face profonde du derme.

Ces cellules sont réunies par amas connus sous le nom de lobules graisseux.

Sous la peau, ils sont plus volumineux, plns nombreux. Pressés les uns contre les autres, maintenus par de fines enveloppes de tissu conjonctif, ils forment une couche d'épaisseur variable et constituent le pannicule adipeux.

§ 71.

GLANDES SUDORIPARES.

Les glandes sudoripares sont de longs tubes qui traversent l'épiderme et le derme pour atteindre jusqu'au tissu cellulo-adipeux sous-cutané ou jusqu'aux lobules graisseux superficiels. C'est un de leurs caractères spéciaux de rester rarement comprises dans l'épaisseur du derme.

Dans la traversée de l'épiderme, le tube glandulaire se contourne en spirale d'autant plus marquée que l'épiderme est plus épais. Dans son trajet dermique, il est presque rectiligne. A son extrémité profonde, au milieu des pelotons graisseux, il est enroulé plusieurs fois sur lui-même pour former un glomérule.

Les tubes sont formés d'une enveloppe de tissu lamineux et d'un revêtement épithélial. Nous reconnaissons dans l'enveloppe celluleuse de la glande une lame hyaline sous-jacente aux épithéliums et une partie plus vaguement fibrillaire. Le revêtement épithélial est composé le plus souvent d'un rang d'épithéliums cubiques disposés en rayons et limitant le canal central. Ces cellules, très transparentes, présentent à leur partie profonde des noyaux. Le revêtement épithélial n'est pas distinct dans le trajet intra-épidermique. Souvent la cavité de ces tubes est remplie par des détritus cellulaires ou des cylindres hyalins de liquide sudoral coagulé.

Il existe deux ordres de glandes sudoripares faciles à distinguer surtout par leur volume.

Les plus petites sont les plus communes, elles ne présentent qu'une seule rangée d'épithélium.

La deuxième variété est rare, elle a comme diamètre des tubes le double des précédentes, elle ne se trouve qu'en des points spéciaux du corps, aisselles, barbe, front. Elle est caractérisée par des rangées d'épithéliums superposés et par l'existence d'éléments allongés placés entre la membrane amorphe et l'épithélium et considérés comme des fibres lisses. Cette situation des fibres musculaires lisses est tout à fait exceptionnelle.

Fig. 218 (Cadiat).

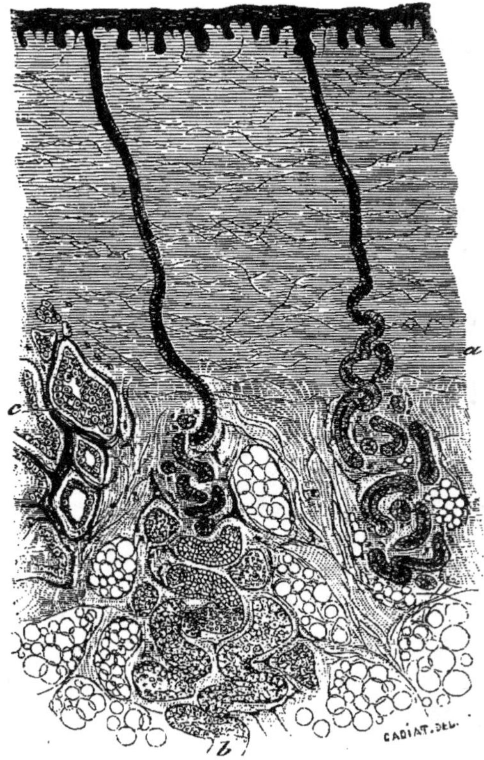

Glandes sudoripares ou sudorifères.

a, type habituel des glandes sudoripares répandues sur tout le corps ; les cellules épithéliales du revêtement intérieur sont de même dimension dans toute la longueur du tube :

b, glandes sudoripares de la plus grosse variété ;

c, ces tubes contiennent deux rangées d'épithéliums.

Fig. 219 (Cadiat).

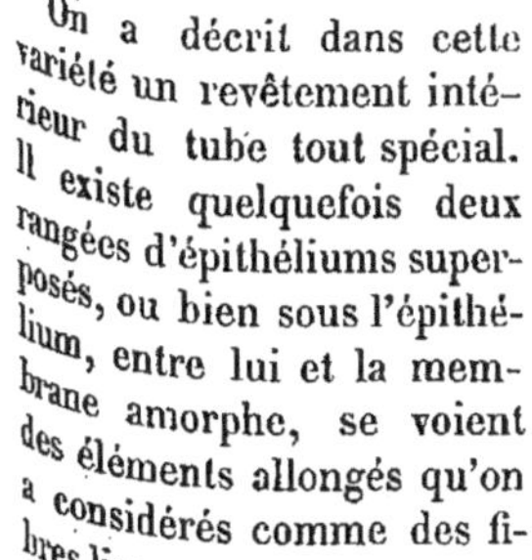

On a décrit dans cette variété un revêtement intérieur du tube tout spécial. Il existe quelquefois deux rangées d'épithéliums superposés, ou bien sous l'épithélium, entre lui et la membrane amorphe, se voient des éléments allongés qu'on a considérés comme des fibres lisses.

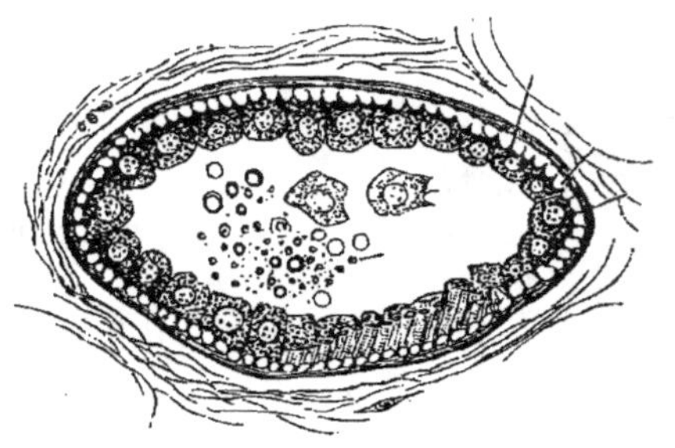

§ 72.

GLANDES SÉBACÉES

Elles présentent trois variétés :

1° La glande sébacée est indépendante du poil ;
2° Elle est annexée à un poil complètement développé ;
3° Elle est annexée à un poil rudimentaire.

Généralement les glandes sébacées sont contenues dans l'épaisseur du derme. Ce siège est un de leurs caractères distinctifs, avec la forme en massue de leurs lobes.

Dans la première variété le conduit excréteur de la glande s'ouvre à la surface de la peau.

Quand le poil existe, la glande sébacée s'ouvre dans sa gaîne, qui est alors dilatée, décollée, souvent distendue par l'encombrement des produits glandulaires. L'ouverture se fait au milieu de la hauteur de la gaîne dans les poils bien développés, dans le cinquième inférieur pour les poils follets.

Le goulot excréteur reçoit des lobules en massue dont la réunion constitue la glande. Le nombre et la forme des lobules sont très variables, mais leur structure est toujours analogue.

Le corps papillaire avec la membrane limitante amorphe constitue son enveloppe lamineuse et sa membrane amorphe. Son revêtement épithélial est formé à la périphérie par un rang de cellules cubiques, puis à l'intérieur par un ou deux rangs de cellules polygonales, et enfin au centre se trouvent des cellules libres. Les

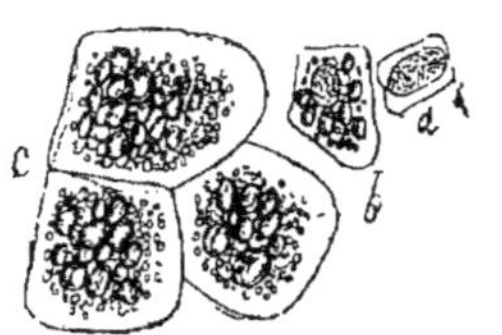

Fig. 220.

cellules épithéliales se chargent peu à peu de gouttelettes graisseuses, et celles du centre sont de véritables vésicules pleines d'huile. Il se produit une transformation des cellules épithéliales, décrite et figurée à l'article Épithélium.

Les cellules de l'intérieur des glandes sébacées sont chassées au dehors, se rompent et versent leur contenu à la surface de la peau et forment une sorte de vernis graisseux.

Il est remarquable que la peau des mains en soit complètement dépourvue ; elles manquent sur le gland, sont très rares sur le prépuce.

Première variété : Glande sébacée dépourvue de poil

(Voir la figure 240, p. 219.)

Ces glandes peuvent se rencontrer à de très rares intervalles sur toute la surface du corps. Elles s'observent de préférence dans les parties dépourvues de poils et qui ont tendance à se recouvrir de smegma (petites lèvres).

Deuxième variété : Glande sébacée annexée à un poil bien développé.

(Voir l'article Poil.)

Troisième variété : Glande sébacée annexée à un poil follet.

Fig. 221 (Cadiat).

Peau montrant l'aspect le plus fréquent des glandes sébacées dans les régions où les poils sont peu développés (45 diamètres).

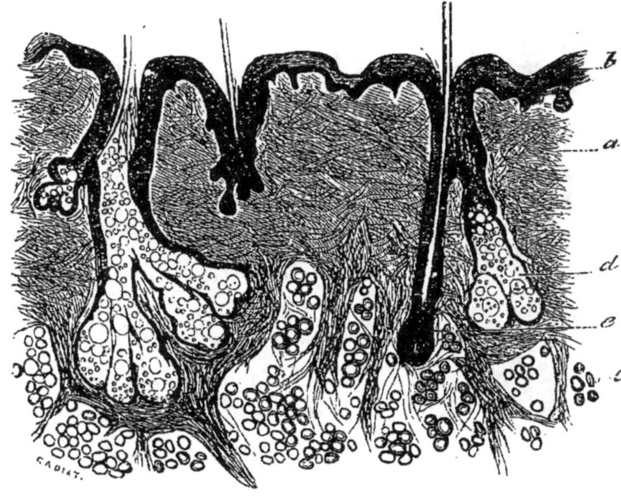

§ 73.

POIL

Développement des poils. — Vers la fin du quatrième mois il paraît un bourgeon épithélial à la face profonde de la couche de Malpighi (*b*) résultant de la multiplication des cellules de cette couche, et ressemblant aux bourgeons que nous avons vus former les papilles et les glandes. Ce bourgeon piligène s'enfonce comme un doigt dans le derme, qui lui fournit une membrane d'enveloppe. Puis, au niveau du sommet du prolongement épidermique, on voit la membrane dermique enveloppante (*c*) présenter un épaississement qui augmente, refoule l'épithélium et forme une véritable papille. A mesure que cette papille dermique se développe, le bourgeon épithélial s'aplatit, puis s'excave en forme de cul de bouteille pour la loger. Enfin, la papille dermique du poil, conique d'abord et puis lancéolée, pénètre complètement le bourgeon épithélial piligène qui la coiffe.

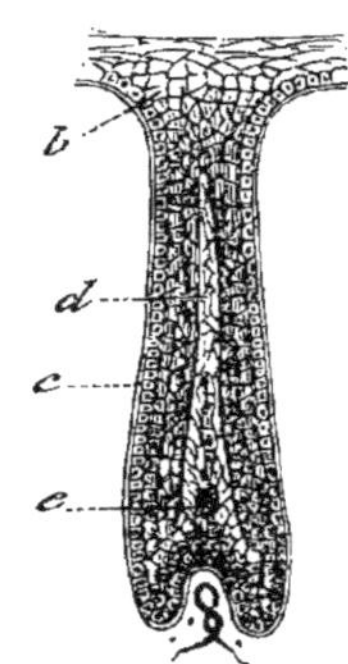

Fig. 222 (Cadiat).

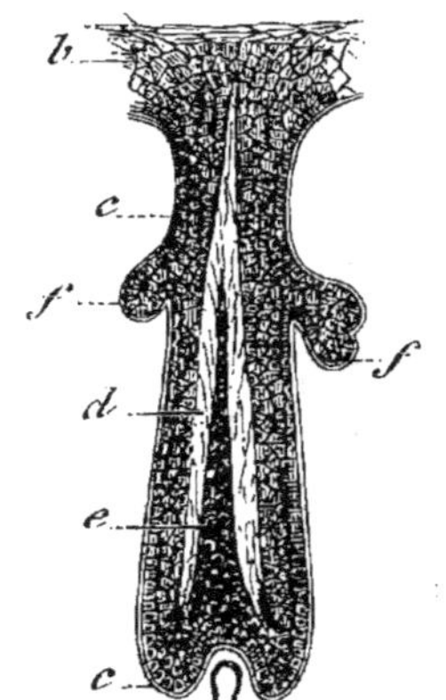

Fig. 223 (Cadiat).

A partir de ce moment le bulbe *e* (*capitulum pili* de Malpighi) est constitué, et le poil va se montrer formé par les cellules épithéliales verticales qui se trouvent au sommet de cette papille, dans l'axe du poil. La partie du corps cellulaire qui est située au-dessus du noyau s'allonge, s'effile et devient transparente et cornée, tandis que, par sa partie profonde, le noyau donne naissance à une nouvelle cellule. Ces cellules s'accolent par leur pointe, et elles constituent la pointe conique du cheveu, que sa transparence rend visible sur l'axe du bourgeon pileux ; puis le nombre des cellules transformées simultanément augmente, et ainsi se produit l'augmentation du poil en largeur et en longueur.

La pointe du poil *d* s'avance vers l'épiderme, en même temps la gaine du poil se développe, et le bulbe s'enfonce dans la profondeur du derme.

Dans la partie du poil qui repose sur la papille du derme se montrent bientôt les cellules chargées de pigment.

Développement des glandes sébacées. — Les glandes sébacées apparaissent en même temps que la pointe des poils fig. 223, *ff*).

Elles naissent du bourgeon du poil lui-même, qui présente vers le milieu de sa longueur un ou deux renflements latéraux. Ce sont des bourgeons pleins dont le centre subira l'infiltration graisseuse.

Des poils chez l'adulte.

Chez l'adulte les poils se présentent à deux états :

1° *Poil rudimentaire ou poil follet.*

2° *Poil complètement développé*, cheveu, barbe, cils, sourcils, aisselle, pubis, etc.

Du poil follet.

Nous n'avons qu'à renvoyer à la description du poil en voie de développement : le poil follet se termine en pointe, est petit, et formé d'une masse cornée transparente *d*, quelquefois d'une partie centrale ou médullaire colorée, *e* (fig. 223).

Du poil complètement développé.

C'est le poil complètement développé que nous allons décrire. La figure 224 nous y aidera.

Le poil PO traverse toute l'épaisseur de la peau D et son bulbe siège dans le tissu adipeux sous-cutané A, comme les glomérules des glandes sudoripares SU, mais plus profondément. Il est formé de couches épidermiques ; il est enveloppé d'une gaîne épithéliale et d'une membrane conjonctive.

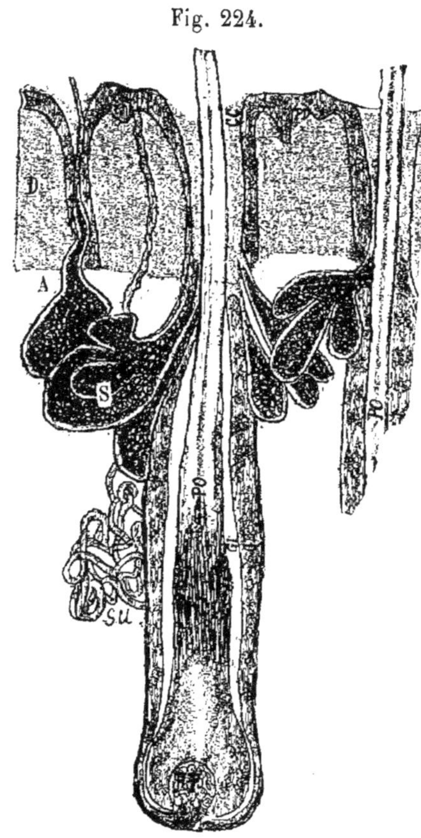

Fig. 224.

La gaîne épithéliale du poil GC ne lui adhère pas supérieurement, elle est large et reçoit l'embouchure des glandes sébacées S. Plus bas, la gaîne se rétrécit et contracte une adhérence parfaite avec le poil qu'elle contient. Enfin elle s'élargit de nouveau pour envelopper le bulbe.

On trouve alors que la couche de Malpighi se continue jusqu'au bulbe en diminuant progressivement. Il faut, pour comprendre la texture de la gaîne du poil, supposer que les couches de l'épiderme s'invaginent dans le derme.

A l'extrémité cutanée de la gaîne, la couche cornée est formée d'écailles libres et caduques. Au-dessous de l'abouchement des glandes sébacées, elle se compose de cellules accolées et transparentes, cubiques.

Parvenues au niveau du cul-de-sac circulaire de la papille du bulbe, ces couches se réfléchissent de façon que la couche cornée du poil s'adosse à la couche cornée de la gaîne, et que la couche de Malpighi soit appliquée sur la papille même.

Fig. 225 (Cadiat).

Bulbe pileux ou follicule pileux. Coupe longitudinale.

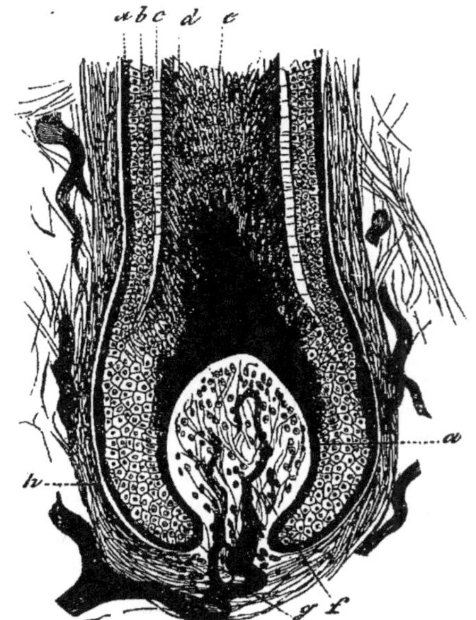

a, couche de Malpighi, partie profonde formant la gaîne externe de la racine, se continuant à la surface de la papille pour former la couche médullaire du poil;

b, gaîne externe de la racine;

c, gaîne interne de la racine composée de la couche de Henle et de la couche de Huxley confondues; voyez la coupe transversale;

e, couche médullaire ou moelle du poil;

d, couche fibroïde du poil nettement composée de cellules;

f, la papille dermique du poil avec une anse vasculaire; elle est transparente, remplie de noyaux; elle ne colore pas par le carmin, tandis que les épithéliums arrêtent fortement la couleur.

La couche cornée formera la cuticule du poil, la couche de Malpighi la portion fibroïde et la moelle du poil.

La couche de Malpighi se charge de granules de pigment, et lorsque ses cellules sont devenues allongées comme des fibres, elles conservent encore leur matière colorante.

Sur des préparations spéciales on reconnaît, comme on le voit sur la figure 226, que la cuticule est formée de très fines écailles.

Les cellules épithéliales modifiées qui composent la partie fibrillaire du poil peuvent aussi être mises en évidence par dissociation. On ne peut distinguer dans les cellules modifiées aucune trace de leurs diverses parties constituantes.

Quant à la moelle du poil, elle est formée de cellules surchar-
gées de pigment.

Fig. 226 (Cadiat).

Parties constituantes du poil.

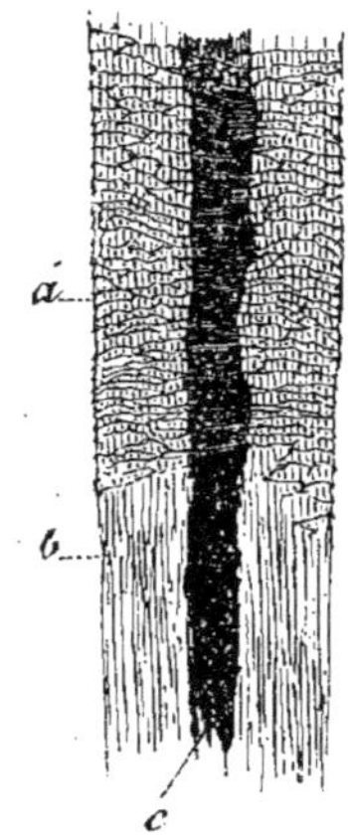

a, cuticule ;

b, couche fibroïde ;

c, moelle du poil.

Fig. 227 (Cadiat).

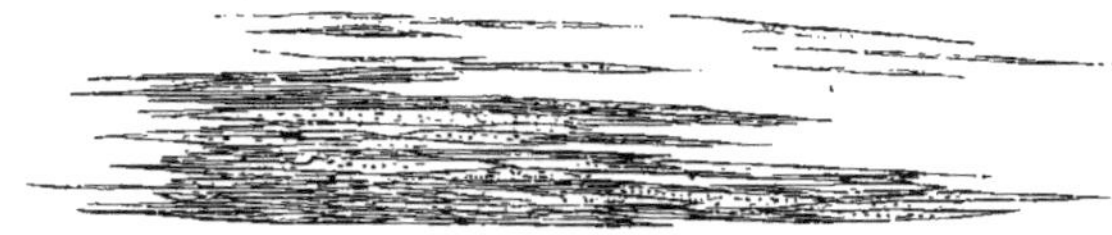

Cellules épithéliales modifiées de la couche fibroïde du poil.

La gaîne conjonctive du poil est formée de deux parties, l'une
interne amorphe, l'autre externe, formée de tissu lamineux. La
membrane qui forme le fond de la gaîne supporte à son centre un
renflement lancéolé ou ovoïde qui reçoit un vaisseau nourricier du
poil et un nerf ; c'est la papille du poil qui s'enfonce dans le tissu
épithélial pour supporter le bulbe.

Il existe des bulbes supplémentaires pour le développement de
beaucoup de poils. Kölliker les a figurés pour les cils.

Lorsque le poil s'atrophie, la gaîne paraît dentelée, ou bien un bulbe pileux très petit est surmonté d'un cordon épithélial plus rétréci qui se rend à un poil développé, mais privé de bulbe.

Cette description ne suffit pas pour connaître toutes les parties du poil qui ont reçu une désignation particulière. Ce but sera rempli par les figures et les explications ci-jointes.

Fig. 228 (CADIAT).

Coupe transversale d'un follicule pileux, au-dessous de l'abouchement des glandes sébacées. Dessin de Cadiat. Dénominations de Kölliker.

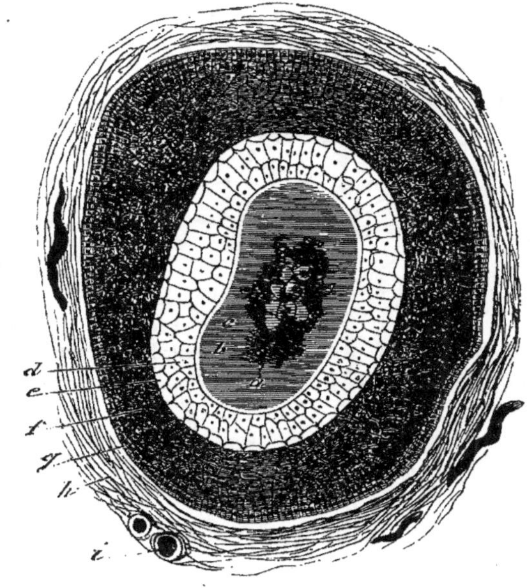

h, couche externe, lamineuse du follicule; à sa partie qui est la plus rapprochée du poil elle prend le nom de couche lamelleuse ou couche moyenne; elle contient des vaisseaux sanguins, désignés par la lettre i; elle est séparée des épithéliums par une couche vitreuse qui est un prolongement de la basement-membrane sous-jacente à tous les épithéliums;

f, gaîne externe de la racine, composée d'épithéliums;

c, d, gaîne interne de la racine divisée en deux parties par la configuration de ses épithéliums et nommée : d, couche de Henle; e, couche de Huxley.

Cette gaîne est limitée par une ligne qui représente l'épiderme de la gaîne. Plus au centre se trouve le poil désigné par les lettres abc et par des traits fins parallèles.

Le poil se compose aussi de plusieurs couches : une couche claire périphérique qui représente la cuticule ou épidermicule du poil; une couche striée uniformément et désignée par be, qui en est la substance cornée; et enfin une dernière partie noirâtre irrégulière qui est le centre du poil ou lamelle du poil; on y retrouve du pigment et des cellules.

Fig. 229 (FREY).

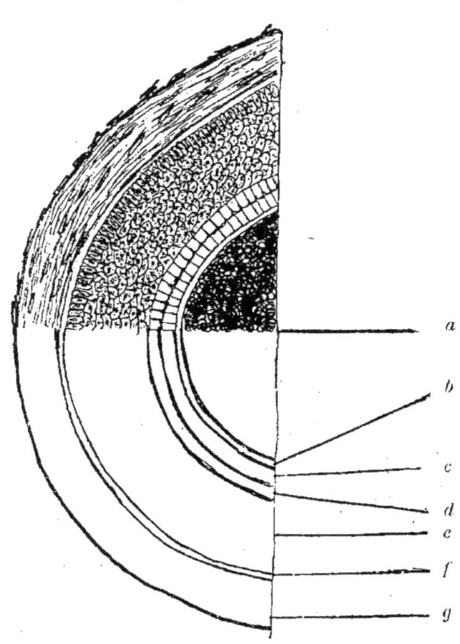

a, cheveu ;

b, sa cuticule ;

c, couche interne ou de Henle formant la gaîne radiculaire interne ;

d, couche externe ou de Huxley formant également la gaîne radiculaire interne ;

e, gaîne radiculaire externe ;

f, couche amorphe, basement membrane ;

g, couche conjonctive.

La gaîne radiculaire interne est composée de cellules dépourvues de noyau et transparentes. Elle correspond à la couche cornée de la peau.

La gaîne radiculaire externe ne contient que des cellules complètes, sa partie en contact avec le derme est formée de cellules verticales comme la couche profonde de Malpighi qu'elles représentent.

Muscles lisses.

Les fibres-cellules sont accolées les unes aux autres pour former des faisceaux fusiformes ou aplatis. Les cellules y sont juxtaposées et adhérentes sans enveloppe lamineuse. Les faisceaux ou bandelettes courent au milieu des fibres lamineuses qu'elles écartent en suivant un trajet généralement rectiligne. Souvent ces faisceaux musculaires se bifurquent, les extrémités des faisceaux sont arrondies ou aplaties.

L'adhérence se présente sous deux aspects : l'un est l'adhérence directe de la fibre musculaire sur l'enveloppe lamineuse ; l'autre est l'adhérence au moyen d'un bouquet de filaments qui nous ont paru être le résultat de la soudure de la fibre-cellule même à des fibrilles lamineuses.

Fig. 230.

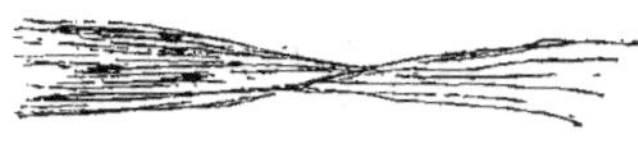

Fibrilles servant
de tendons
aux muscles lisses.

Les fibres lisses présentent deux arrangements bien distincts :

1° Elles constituent une sorte de couche formée par l'entrecroisement ou l'accolement de faisceaux parallèles à la surface de la peau. Telle est la disposition aux bourses, à l'aréole du sein, sur la verge, le prépuce, les grandes lèvres. La contraction des fibres lisses détermine des plis perpendiculaires à leur direction ; mais on n'observe pas d'insertion musculaire au fond des plis.

2° La seconde disposition des faisceaux musculaires est la plus générale ; ces faisceaux sont obliques. Ils sont habituellement satellites des poils. Dirigés obliquement de la profondeur du derme vers la superficie, ils adhèrent par une extrémité aux papilles, par l'autre à la gaine des poils. Quelquefois ils sont solitaires. D'autres fois ils forment des anses complètes qui inscrivent un poil dans leur concavité.

La figure 231 a pour but de montrer l'ensemble du petit appareil composé par un poil, ses glandes sébacées et son *muscle érecteur* ou *appareil pilo-sébacé*.

Muscles striés.

Les fibres musculaires striées s'insèrent directement à la face profonde du derme dans les régions où se rencontrent les muscles dits peauciers. Au niveau de l'insertion de ces muscles, la graisse disparaît. L'insertion se fait par une pointe arrondie, le sarcolemme s'accole aux faisceaux de fibres lamineuses comme à un faisceau tendineux.

Fig. 231.

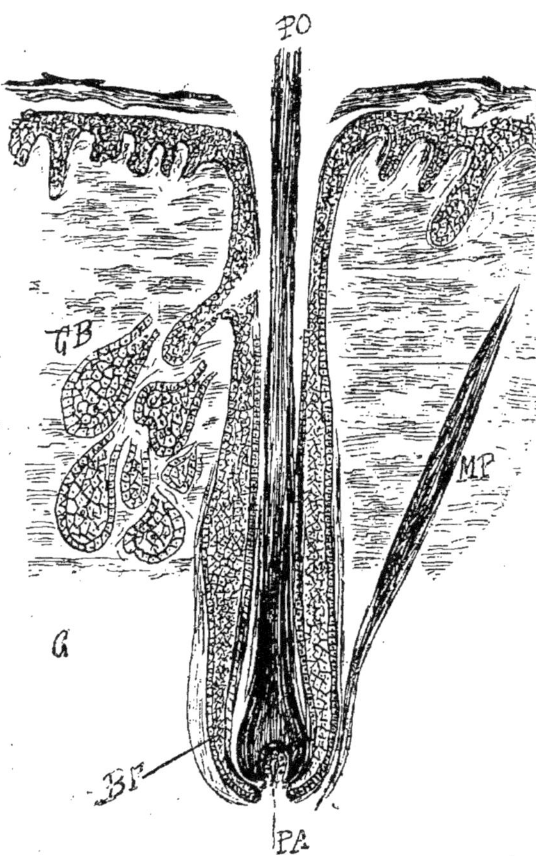

PO, poil;

PA, papille coiffée du bulbe pileux;

BF, gaine épithéliale et gaine conjonctive du poil;

MP, muscles érecteurs du poil;

GB, glande sébacée située dans l'épaisseur du derme;

G, tissu adipeux sous-cutané.

§ 74.

DE L'ONGLE

L'ongle est formé par l'épaississement des couches cornées de l'épiderme. En examinant une coupe de l'extrémité de la phalange, on voit les diverses parties suivantes qui entrent dans la composition de l'ongle.

1° Un repli superficiel de la peau, qui s'appelle la matrice du périonyx, continué par une production cornée qui est le périonyx;

2° la matrice de l'ongle. Elle commence au-dessous de ce repli dans une excavation du derme; elle occupe en surface une certaine étendue et son extrémité antérieure dépasse celle du périonyx, elle est limitée par la lunule de l'ongle;

3° Enfin se voit l'ongle proprement dit qui repose sur une partie du derme appelée lit de l'ongle.

4° Sur les parties latérales existe en outre un prolongement du périonyx, qui s'appelle la gouttière unguéale.

Fig. 232 (RENAUT).

Coupe longitudinale de l'ongle.

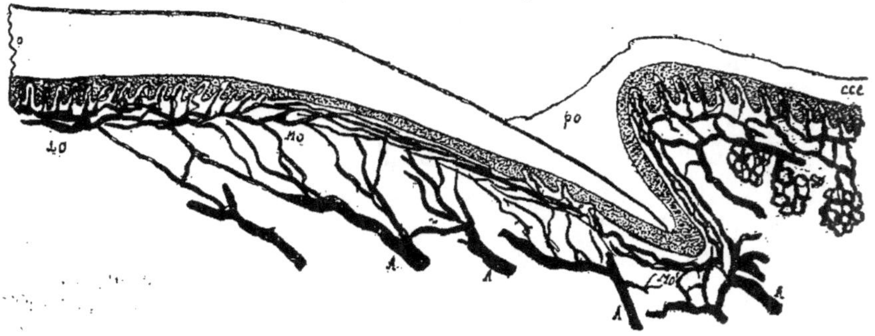

o, ongle, continuation de la couche cornée (cce) et du corps muqueux de la peau (cmm);

lo, lit de l'ongle pourvu de grandes papilles;

De mo à mo', matrice de l'ongle placée sous la lunule; pas de papilles;

po, périonyx et sa matrice; pas de papilles.

Les papilles sont peu abondantes sous la lunule et dans une partie du périonyx.

La vascularisation de l'ongle, celle des papilles, celle des glandes sudoripares SU est très évidente par l'injection de gélatine colorée;

AA, troncs artériels.

La *substance unguéale*, ou partie dure de l'ongle, qui semble homogène, est constituée par des cellules épithéliales que l'on peut dissocier par l'action de la potasse en ébullition; les cellules se présentent alors sous forme de plaques aplaties sans corps cellulaire avec un noyau atrophié.

Les parties profondes de l'ongle rappellent par leur structure celles de l'épiderme cutané avec ses diverses couches.

Le *derme sous-unguéal* se présente avec des aspects différents suivant la région de l'ongle que l'on considère; il est dépourvu de glandes, il est très vasculaire, il présente de nombreuses papilles.

Au-dessous de l'ongle proprement dit, dans la partie nommée *lit* de l'ongle, les papilles sont extrêmement longues et étroites, disposées en séries formant des crêtes longitudinales; une anse vasculaire les parcourt du haut jusqu'en bas.

Ces papilles diminuent et disparaissent presque dans toute la zone sous-jacente à la *matrice* de l'ongle, ainsi que dans le fond de la *gouttière* latérale.

A ce niveau la couche cornée de l'ongle s'est amincie considérablement, elle se termine par une lame mince.

Fig. 233 (Renaut)

Coupe transversale de l'ongle.

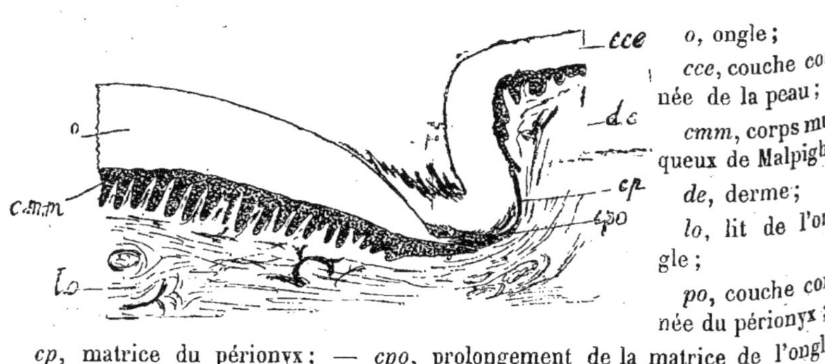

o, ongle; cce, couche cornée de la peau; cmm, corps muqueux de Malpighi; de, derme; lo, lit de l'ongle; po, couche cornée du périonyx; cp, matrice du périonyx; — cpo, prolongement de la matrice de l'ongle.

L'ongle est recouvert dans le pli latéral et à l'extrémité du *périonyx* par une couche cornée épidermique dont la structure est différente de celle de l'ongle. Les cellules n'y sont pas adhérentes et se présentent en desquamation persistante.

Dans la matrice du *périonyx* la peau est dépourvue de papilles. Celles-ci reparaissent quand, en partant du bord de l'ongle, on arrive à la face dorsale du doigt.

Nerfs.

Les nerfs arrivent à la peau par sa partie profonde en faisceaux de dix ou douze tubes à myéline réunis par le périnèvre. C'est le moment où ils donnent les corpuscules de Pacini.

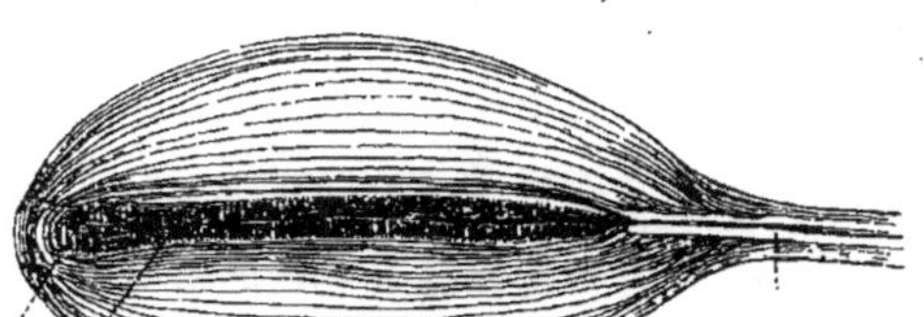

Fig. 254 (CADIAT).

Corpuscule de Pacini.

Ces faisceaux se subdivisent, en s'approchant de la surface de la peau, pour se distribuer aux papilles et se terminer par le corpuscule de Meissner, encore appelé corpuscule du **tact** à cause de son rôle **sensoriel**.

Le nombre des papilles pourvues de terminaisons nerveuses est proportionnel à la sensibilité; par exemple elles sont très abondantes à la pulpe digitale et très rares sur la face postérieure du tronc.

Fig. 255 (CADIAT).　　　　Fig. 236 (RANVIER).

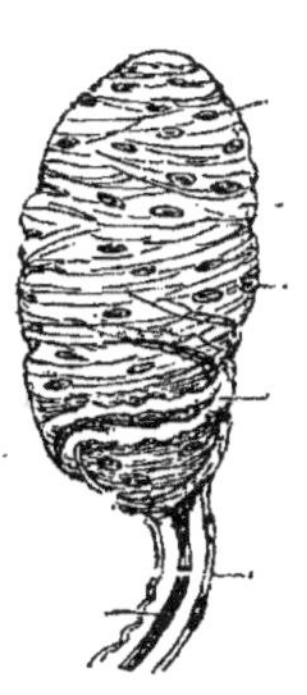

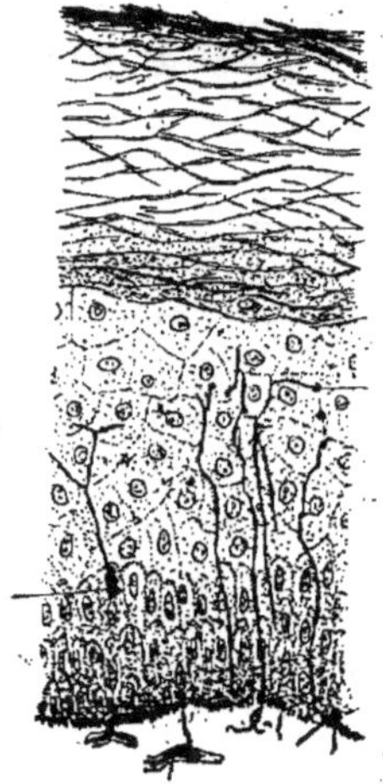

Corpuscule de Meissner.　　　　Nerfs intra-épithéliaux.

Quelques nerfs se terminent par une pointe effilée de leur cylindre axe dans l'épiderme, mais ce genre de terminaison est rare, on l'a surtout décrit dans la conjonctive et la pulpe des doigts.

Les faisceaux nerveux traversent les glomérules sudoripares, côtoient les conduits des glandes sébacées, sans que l'on découvre nettement s'ils leur abandonnent des nerfs, bien que l'influence des nerfs sur ces glandes soit bien démontrée.

Vaisseaux sanguins.

Les nerfs, les artères, les veines et les troncs lymphatiques se groupent pour traverser la peau et forment des faisceaux vasculo-nerveux, entourés par les cellules rondes du tissu lamineux qui leur forme une sorte d'enveloppe. Ces faisceaux montent obliquement à travers le derme jusqu'aux papilles en suivant les cloisons inter-aréolaires et les fibres lamineuses verticales.

Les artères et les veines cutanées, n'offrent rien de particulier; mais le réseau capillaire superficiel mérite attention. Il forme un réseau vasculaire qui enveloppe tout le corps, il est très serré, ses mailles sont étroites, il donne une anse à chaque papille. Ces vaisseaux sont chargés de nourrir le revêtement épithélial. Aussi l'épaisseur des parois du capillaire et la lame amorphe des papilles séparent seulement le sang de l'épiderme, et partout où l'épiderme est très épais existent d'énormes papilles. L'étendue de ce réseau explique la gravité des éruptions cutanées générales; ses rapports avec l'épiderme expliquent la desquamation consécutive, etc.

Mais à côté de ce réseau commun à toute la peau se trouvent des

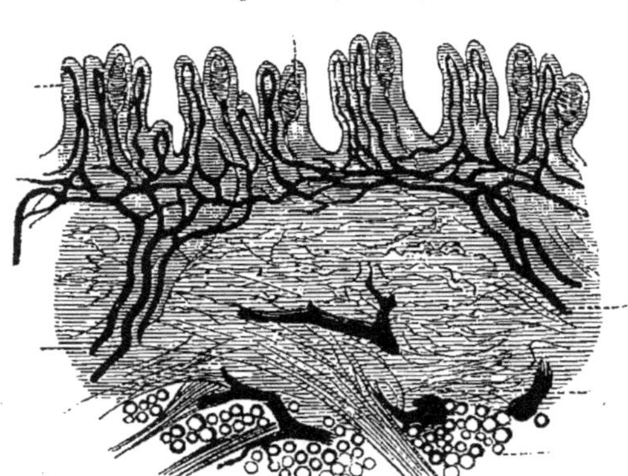

Fig. 237 (Cadiat).

Injection du derme cutané.

réseaux moins importants, circonscrits à chaque poil et à chaque glande et aux nerfs eux-mêmes.

La gaine lamineuse du poil présente un réseau capillaire très abondant qui s'étend sur les glandes sébacées.

Les glandes sudoripares reçoivent des artères une petite branche qui se résout en fins capillaires, entourant les tubes glandulaires. C'est ainsi que s'établit une communication entre le réseau papillaire et la profondeur du derme.

Les glomérules des glandes se trouvent ordinairement logés au milieu des lobules graisseux, et quelques capillaires traversent la masse graisseuse pour leur parvenir. C'est là ce qui a fait croire que la graisse était très vasculaire. Mais la graisse de l'adulte n'a point la vascularité qu'on lui décrit; elle possède quelques ramuscules spéciaux, nécessaires à l'entretien de sa vie; mais le plus grand nombre de vaisseaux qui la traversent ne lui sont pas destinés et vont se rendre les uns aux glandes, les autres aux papilles.

Vaisseaux lymphatiques.

Fig. 238 (CADIAT).

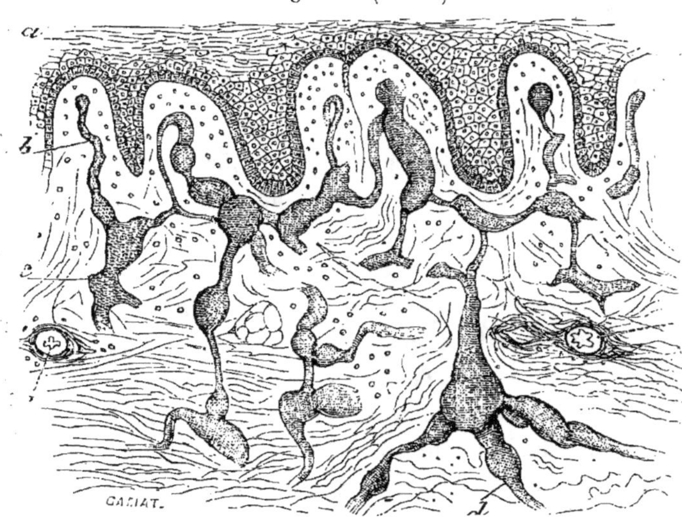

Les capillaires lymphatiques forment dans la peau des réseaux *bcd* d'une abondance proportionnelle à celle des vaisseaux sanguins.

En outre Sappey a démontré l'existence de lymphatiques beaucoup plus fins qui vont sur les papilles se mettre en contact avec l'épiderme a.

§ 75.

VIEILLESSE DE LA PEAU

Nous n'insisterons pas sur la difficulté de préciser l'époque de la vieillesse.

Ce qui caractérise la période de vieillesse pour la peau, c'est la difficulté de la nutrition des éléments et le désordre de leur régénération.

L'épiderme subit peu de modifications. La couche cornée est en général moins transparente.

La couche profonde de l'épiderme est tantôt surchargée, tantôt privée de granulations pigmentaires, ou bien les corpuscules colorés ont complètement disparu de quelques endroits et ils s'accumulent en d'autres.

Il n'est pas rare de voir cette couche pousser des végétations intérieures, prélude du cancer.

Derme. — Quelquefois les papilles semblent plus développées, mais en réalité le corps papillaire s'est atrophié sur presque tout le corps. On est au premier abord frappé par la disparition presque complète des noyaux du tissu dermique. Les fibrilles du tissu conjonctif ont diminué de volume, sont grêles, moins transparentes. Les fibres élastiques elles-mêmes, malgré leur résistance, sont atrophiées dans l'âge avancé de la vie.

Les *fibres lisses musculaires* ont subi le sort des faisceaux musculaires striés ; elles ont diminué de nombre et même disparu. C'est à la diminution de volume des fibres lamineuses qu'est dû l'amincissement de la peau. La disparition des fibres lisses nous semble être la cause de la perte de la tonicité cutanée chez les vieillards. La tonicité commence à disparaître précisément dans les points où l'on rencontre à l'état adulte le moins de fibres lisses, la face dorsale des mains.

Les vaisseaux capillaires ont presque toujours leurs parois altérées par la dégénération graisseuse ou pigmentaire de leurs cellules épithéliales.

Les *glandes sudoripares* ont diminué de volume, leur tube excréteur est dévié de sa direction. Les cellules du glomérule sont infiltrées de graisse ou de pigment.

Les *poils* qui persistent sont dans plupart des cas diminués de volume et blanchis. Le blanchissement des cheveux est le résultat de l'atrophie du pigment des cellules qui tapissent la papille. On lui a attribué aussi pour cause la pénétration de l'air dans la cavité médullaire.

Les *glandes sébacées* sont souvent atrophiées ; leur contenu est formé de granulations plutôt que de gouttelettes graisseuses.

§ 76.

REMARQUES TOPOGRAPHIQUES

La structure générale de la peau se modifie suivant les divers points du corps.

Face. — La peau de la face, du front et des joues est remarquable par la minceur du revêtement épithélial et du derme et par l'abondance de son réseau élastique.

Il se présente deux cas : ou bien la peau est pourvue de pannicule adipeux, ou bien le derme se continue sans démarcation avec le tissu interstitiel des muscles qui s'y insèrent.

Dans le premier cas les glandes sébacées, très volumineuses, arrivent en contact avec les lobules adipeux profonds, ce qui constitue une exception à leur situation habituelle. Dans le second cas, elles s'insinuent entre les fibres musculaires.

Le front, la région du cou recouverte de barbe présentent des glandes sudoripares de la grosse variété.

Fig. 259.

Coupe de la peau de la région sous-maxillaire d'un homme d'environ soixante ans, grossie trente fois. La coupe, faite par Ch. Robin et dessinée par lui, était très épaisse, ce qui permettait de voir aussi complètement les lobes des glandes sébacées. Les coupes fines ne donneraient jamais ce résultat.

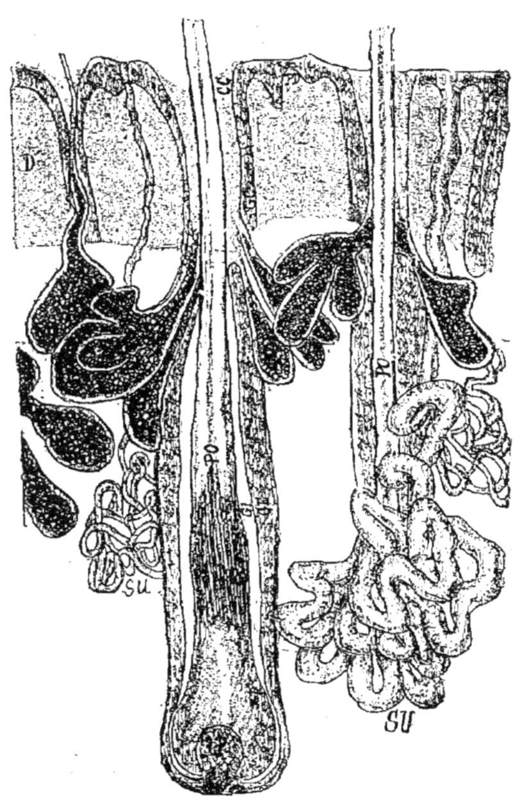

D, quadrillé représentant le derme, avec de courtes papilles PD recouvertes d'épiderme, dont on suit la continuité dans les follicules pileux; *au-dessous est le tissu adipeux sous-cutané* que nous avons laissé en blanc. Il loge deux espèces de glandes sudoripares, les poils et les glandes sébacées.

Un petit follicule de duvet reçoit une glande sébacée, formée d'un seul cul-de-sac renflé, s'abouchant par un étroit canal dans le follicule au niveau de la face profonde du derme.

PO, poils de barbe sur lesquels on distingue successivement la gaine externe GE, la gaine interne GI et sa papille PP. Deux, trois et même quatre petites glandes sébacées, à un seul ou à plusieurs culs-de-sac renflés, s'abouchent dans la partie élargie de la gaine GC qui leur sert de canal excréteur, soit au niveau de la face profonde du derme, soit plus bas.

su, glomérules sudoripares à conduit plus ou moins spiroïde, traversant le tissu adipeux et la peau pour s'ouvrir à la surface de l'épiderme ;

SU, glandes sudoripares d'une deuxième espèce; elles se trouvent au cou dans la proportion de 6 pour 10 des précédentes. Leur glomérule est sphéroïdal, épais de 1 millimètre à 1 millimètre et demi. Leur tube est large de $0^{mm},110$. Elles sont deux fois plus grandes que les autres.

Fig. 240.

Coupe de l'aile du nez (35 diamètres).

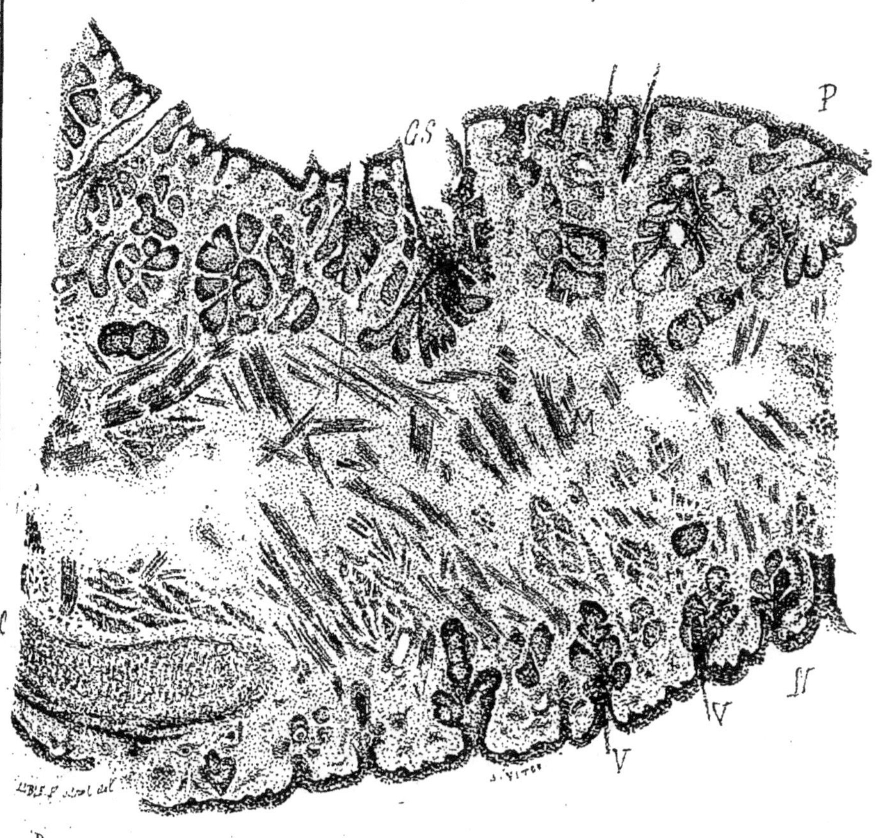

P, côté de la peau ; N, face nasale ; C, cartilage ; M, muscles striés ; V, poils. Les glandes sébacées sont très nombreuses. — *Le pannicule adipeux n'existe pas.*

Le *cuir chevelu* a le derme très épais et le corps papillaire très mince.

Le pannicule graisseux n'est jamais très développé.

Les glandes sébacées, annexes des follicules pileux, sont grosses et abondantes. Après la chute des cheveux elles persistent et l'enduit qu'elles versent vernit le crâne des chauves. Chez les vieillards il n'en est pas de même, car les glandes sébacées s'atrophient.

Fig. 241.

Coupe parallèle à la surface de la peau montrant l'abondance des glandes sébacées dans le cuir chevelu (35 diamètres).

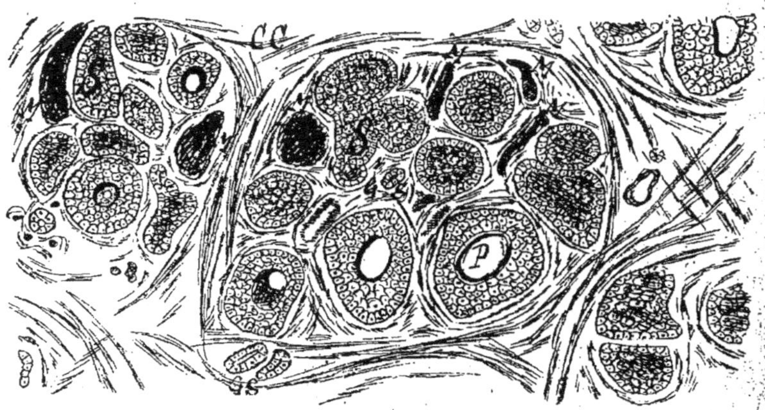

P, poil et sa gaine ; | S, glandes sébacées ; | M, muscles du poil ; CC, faisceaux de tissu conjonctif du derme.

Fig. 242.

Coupe du cuir chevelu parallèle aux poils (35 diamètres).

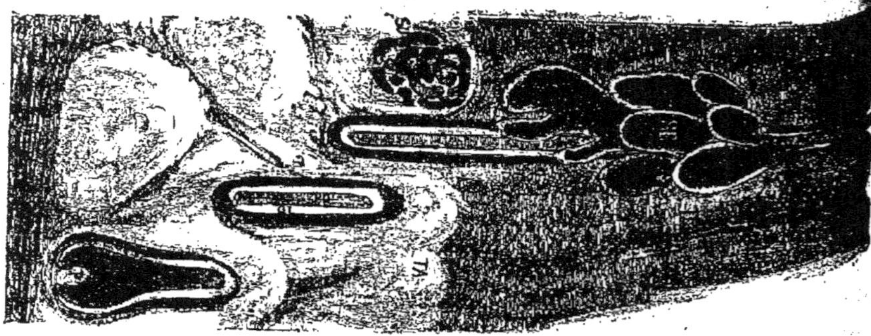

E, épiderme ;
D, derme ;
GE, gaine radiculaire externe ;
GI, gaine radiculaire interne ;
PO, poil ;
GC, gaine conjonctive ;
B, bulbe pileux ;
P, papille ;
SE, glande sébacée ;
SU, glandes sudoripares ;
TA, tissu adipeux ; des tractus fibreux l'unissent à l'aponévrose épicranienne.

L'aisselle possède des glandes sébacées peu volumineuses autour de poils bien développés, mais elle est surtout remarquable par ses glandes sudoripares, très rapprochées, qui forment une couche véritable dans le tissu cellulaire sous-cutané.

Elles sont des deux variétés déjà décrites. Dans les plus grosses les cellules épithéliales sont pavimenteuses, chargées de pigment et de granulations graisseuses. Elles offrent entre l'épithélium et leur gaine amorphe des éléments allongés qui ressemblent à des fibres cellules.

Fig. 243 (FIGATIER).

Coupe de la peau de l'aisselle (35 diamètres environ).

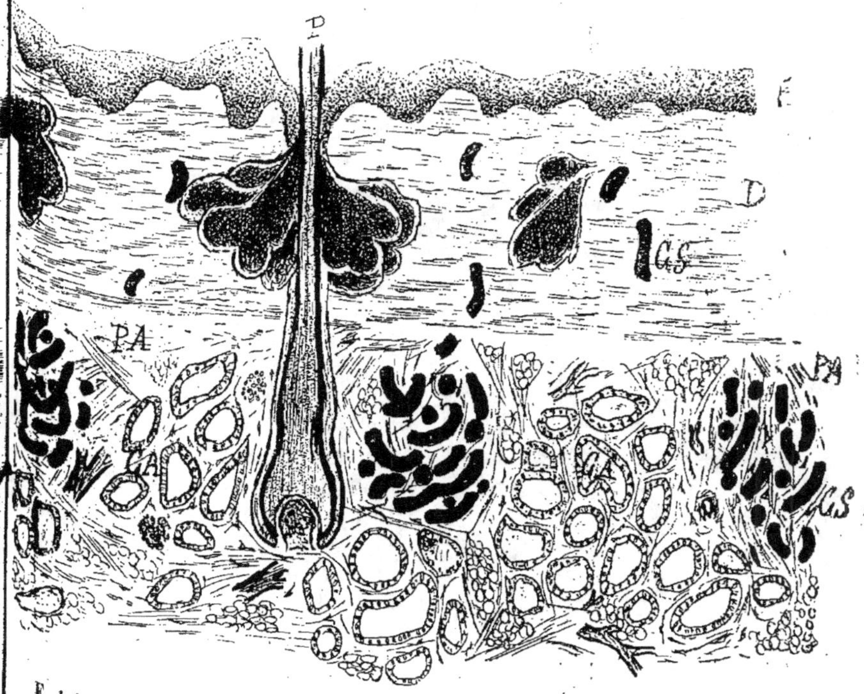

E, épiderme ;
D, derme ;
P, poil et sa glande sébacée ;

PA, pannicule adipeux rempli de
GS, petites glandes sudoripares et de
GA, grosses glandes sudoripares.

La *main* n'a rien de particulier que sa *face palmaire*. La couche épithéliale et surtout cornée est remarquable par son épaisseur beaucoup plus grande qu'ailleurs, les conduits excréteurs des glandes sudoripares y décrivent plusieurs tours de spire. Les papilles sont nombreuses, volumineuses et contiennent presque toutes des corpuscules terminaux nerveux de Meissner, quelquefois superposés par deux ou trois. Profondément se trouvent les corpuscules de Pacini et les glandes sudoripares, et enfin le tissu cellulo-adipeux. Ce tissu, à la dernière phalange, s'attache sur le périoste même.

Fig. 244.

Coupe de la pulpe d'un doigt (35 diamètres).

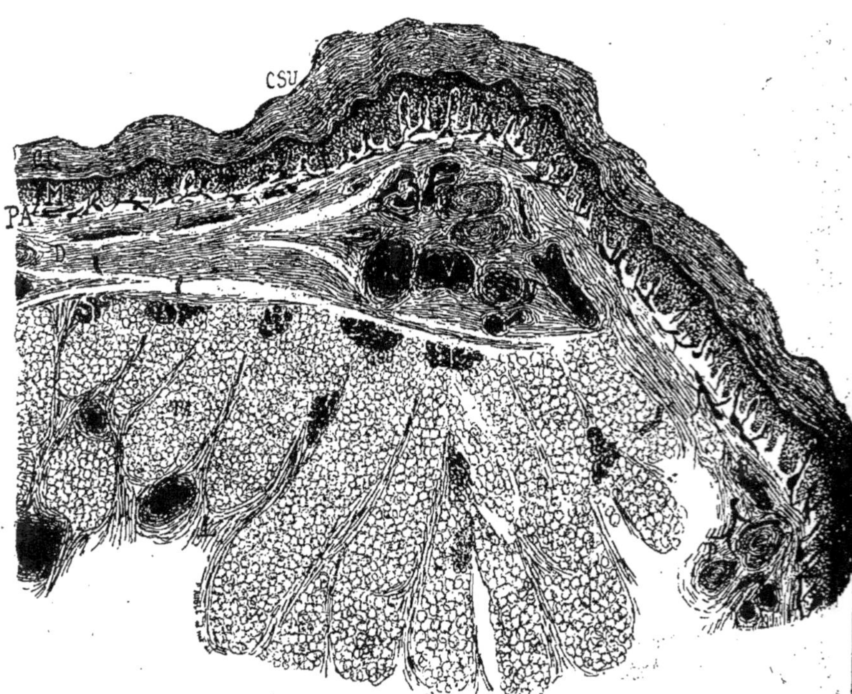

CC, couche cornée de l'épiderme ;
M, couche de Malpighi ;
PA, corps papillaire. La peau est injectée, les traits noirs figurent des vaisseaux.
TA, tissu adipeux ;

A, artère ;
V, veine ;
N, faisceau nerveux ;
P, corpuscule de Pacini ;
GSU, glomérule des glandes sudoripares et, CSU, leur conduit spiroïde.

Les glandes sébacées font absolument défaut sur toute la face palmaire des mains. La même description convient à la face plantaire des pieds.

Face postérieure du tronc. — Les couches épidermiques offrent peu d'épaisseur; les papilles sont peu développées, mais le tissu lamineux dermique est très épais; dans sa profondeur, il forme de petites aréoles dont les cloisons sont très épaisses. Les glandes sont espacées, les glandes sudoripares offrent un très long conduit proportionné à l'épaisseur du derme et quelquefois restent dans son épaisseur.

La *peau des membres inférieurs et supérieurs* n'offre de spécial que ses muscles très abondants et sa grande abondance de fibres élastiques ramifiées.

La peau de la face antérieure du *genou* est très remarquable par la longueur et la vascularité des papilles, proportionnelle à l'épaisseur de sa couche cornée, et par la rareté des poils, des glandes sébacées et des glandes sudoripares.

Du fourreau de la verge et du prépuce. — Il n'existe pas de poils, les glandes sébacées sont isolées et peu nombreuses.

Les glandes sudoripares font défaut. C'est le seul point du corps où elles manquent.

Les couches de l'épiderme sont réduites à leur minimum.

Il existe des faisceaux de fibres lisses très nombreux qui forment une couche dite dartoïque, dans le derme lui-même.

Sur le *gland* les glandes manquent complètement. Les glandes de Tyson qu'on place dans le sillon balano-préputial manquent habituellement, le smegma se forme comme chez le fœtus.

Les corpuscules terminaux des nerfs sont spéciaux, ils offrent des enroulements multiples et une grande subdivision des filaments nerveux.

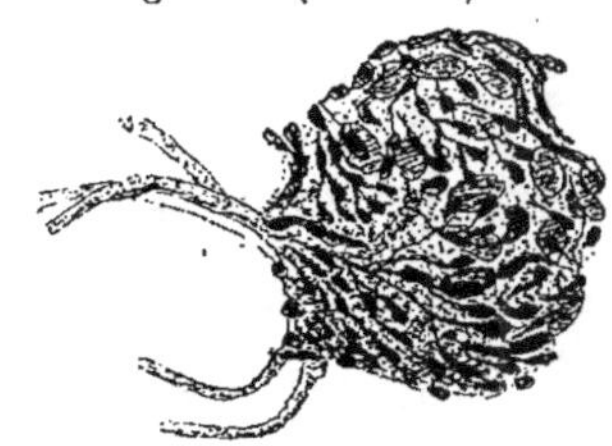

Fig. 245 (SUCHARD).

Peau du scrotum. — La peau du scrotum est remarquable par l'abondance et la grosseur des faisceaux musculaires lisses qu'elle présente dans l'épaisseur de son derme. Ils forment une couche véritable qui a reçu le nom de dartoïque.

Fig. 246.

Coupe de la peau du scrotum (35 diamètres).

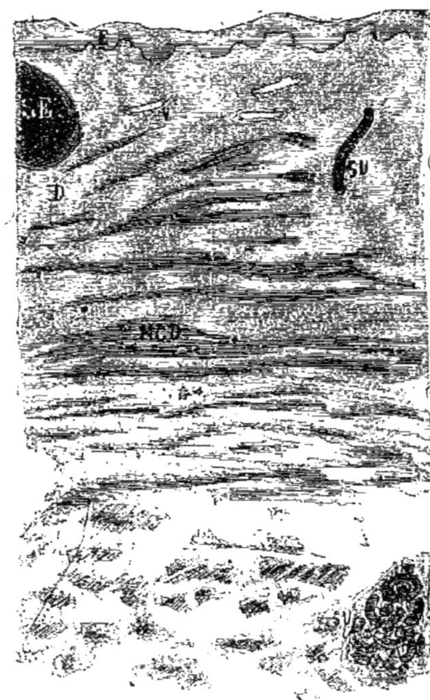

SE, glande sébacée ;

SU, glande sudoripare ;

E, épiderme ;

D, derme ;

MCD, faisceaux de muscles lisses, représentés par des traînées plus sombres ; ils existent même dans le tissu cellulaire sous-cutané. Celui-ci est dépourvu de graisse.

V, vaisseaux.

Les glandes sudoripares et sébacées sont très rares et ne présentent pas de particularité.

Peau des organes génitaux externes de la femme. — Les petites lèvres de la femme sont remarquables par l'abondance des fibres musculaires lisses, par la présence des glandes sébacées de la variété dépourvue de poils, par l'absence de glandes sudoripares.

Fig. 247 (Krause).

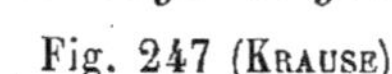
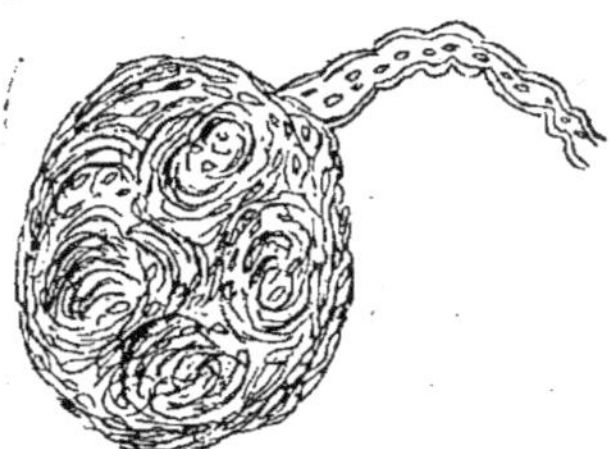

La muqueuse du capuchon du clitoris présente des terminaisons nerveuses un peu différentes des corpuscules de Meissner.

Toutes les figures de l'article qui précède sont faites à peu près au même grossissement afin qu'elles puissent être comparées entre elles.

Pour compléter l'étude des diverses parties de la peau qui présentent des particularités de structure, voyez les articles Lèvres et Anus, dans la leçon sur l'*Appareil digestif*; Mamelon, dans la leçon sur les *Organes génitaux*, et Conduit auditif externe. dans la leçon sur les *Organes des sens*.

HUITIÈME LEÇON

APPAREIL DIGESTIF

§ 77.

APPAREIL DIGESTIF

Il comprend la cavité buccale, la langue, les dents, les glandes
salivaires, l'amygdale, le pharynx et l'œsophage, l'estomac, l'intestin
grêle et le gros intestin, les orifices cardiaque, pylorique et anal.

DES MUQUEUSES EN GÉNÉRAL

Avec l'appareil digestif, nous allons commencer l'étude de membranes destinées à sécréter du mucus, qui s'appellent des membranes muqueuses ; celles-ci
constituent tous les téguments internes. Dans les voies respiratoires, dans les
voies génito-urinaires, les organes des sens, nous rencontrerons des membranes
de nature semblable. Il est donc utile de connaître leurs caractères généraux.
Les muqueuses se divisent en deux grandes catégories : celles qui dérivent du
feuillet externe, qui présentent des ressemblances de structure avec la peau tout
en sécrétant du mucus, et celles qui dérivent du feuillet moyen et sont tout à
fait différentes des précédentes.

Les muqueuses dérivées de la peau se nomment *dermo-papillaires* ; on leur
constate un épithélium pavimenteux stratifié, un derme pourvu de papilles ;

formé de fibres lamineuses et élastiques. Leurs glandes sont des glandes en grappes dont les acini siègent dans la couche sous-jacente du derme.

Les muqueuses buccale, linguale, pharyngienne, œsophagienne, anale, nasale, trachéale, bronchique, vésicale, uréthrale, vaginale, utérine, appartiennent à cette première catégorie.

On voit souvent dans ces muqueuses dermo-papillaires des épithéliums pavimenteux stratifiés être remplacés par des épithéliums cylindriques à cils vibratiles.

Les *muqueuses proprement dites* ont un revêtement d'épithélium cylindrique à plateau, leur chorion ou derme est formé d'un tissu riche en cellules, en substance amorphe, mais dépourvu de fibres lamineuses et élastiques. Les glandes sont des glandes en tube, elles sont habituellement contenues dans l'épaisseur du chorion.

Les muqueuses proprement dites sont spéciales au tube digestif, estomac, intestin grêle, gros intestin.

On ne doit pas considérer comme muqueuse les revêtements des canaux glandulaires qui ne sont pas pourvus d'un épais chorion et qui ne possèdent qu'une membrane amorphe de soutènement.

---

§ 78.

MUQUEUSE BUCCALE

La muqueuse buccale se continue avec la peau au niveau des lèvres. Elle est dermo-papillaire.

Sur le *bord libre des lèvres*, elle est dépourvue de glandes; l'épiderme est semblable à celui de la peau, il est d'une épaisseur exceptionnelle, il renferme de très grandes papilles.

Le chorion de la muqueuse est devenu plus transparent par une modification du derme; la couche adipeuse est amincie et les muscles adhèrent à la face profonde de la muqueuse. La muqueuse doit sa coloration au sang des papilles vu par transparence.

A la face interne des joues on trouve des glandes en grappe dont les acini sont situés au-dessous de la muqueuse et dont le canal traverse toute l'épaisseur du chorion; ces glandes se font remarquer par la transparence de leurs éléments, elles ressemblent beaucoup à celles qui se montrent dans l'épaisseur de la langue, du pharynx et de l'œsophage ; elles peuvent être comparées aussi à la glande sous-maxillaire dont elles diffèrent seulement par la diminution du nombre des acini et des cellules de Gianuzzi ; nous ne les décrirons pas en détail.

Fig. 248.

Coupe de la lèvre inférieure d'un enfant.

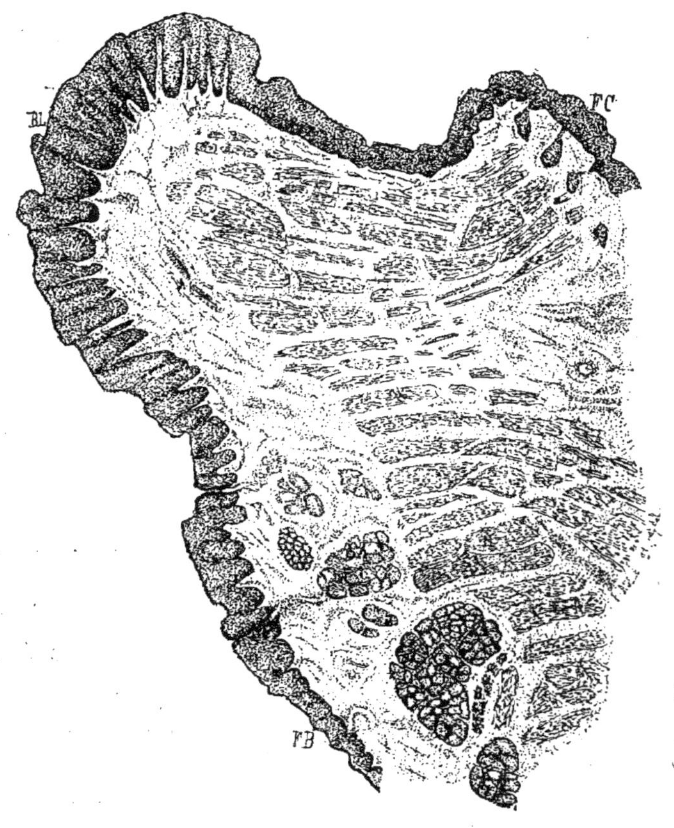

FC, face cutanée, peau ;

FB, face buccale, muqueuse ;

BL, bord libre remarquable par la grandeur de ses papilles, par l'épaisseur de son épiderme et par l'absence de glandes.

Des glandes salivaires SA, en grappe composée se voient à la face buccale.

M, muscles striés ;

A, artère.

§ 79.

DENTS

Développement des dents.

La dent se développe aux dépens de la muqueuse buccale par un processus très analogue à celui des poils au dépens de la peau.

La partie la plus saillante des gencives présente un épaississement épithélial nommé mur gingival.

De cet épaississement se détache à la partie profonde un bourgeon épithélial qui descend dans l'os maxillaire.

Une papille formée de tissu conjonctif apparaît au niveau du sommet du bourgeon épithélial, et au bout de peu de temps elle est coiffée par l'épithélium.

La couche épithéliale qui recouvre la papille augmentera d'épaisseur, ses cellules se modifieront pour former les prismes de l'émail.

Le reste de l'épithélium s'atrophiera par un processus de destruction tout spécial; il ne restera qu'une mince enveloppe épithéliale et un cordon reliant le follicule dentaire à la gencive.

. L'epithélium qui revêt la papille s'appelle l'organe adamantin.

Le cordon épithélial s'appelle le gubernaculum dentis ou iter dentis.

Des vestiges de cet état du développement peuvent subsister toute la vie.

La papille reçoit rapidement des vaisseaux puis des nerfs; elle deviendra le bulbe dentaire. Elle est remplie de petites cellules qui se rangent à sa surface et sont destinées à former l'ivoire : on les appelle cellules de la dentine.

Dans le tissu conjonctif se forme une enveloppe de fibres qui se développent à mesure que l'épithélium s'atrophie.

L'enveloppe conjonctive séparera la dent du tissu osseux voisin, dans son épaisseur se déposera le cément. En outre, elle formera des moyens d'union, des ligaments; on la désigne improprement du nom de périoste alvéolo-dentaire.

Fig. 249 (Cadiat).

Follicule dentaire en voie de développement.

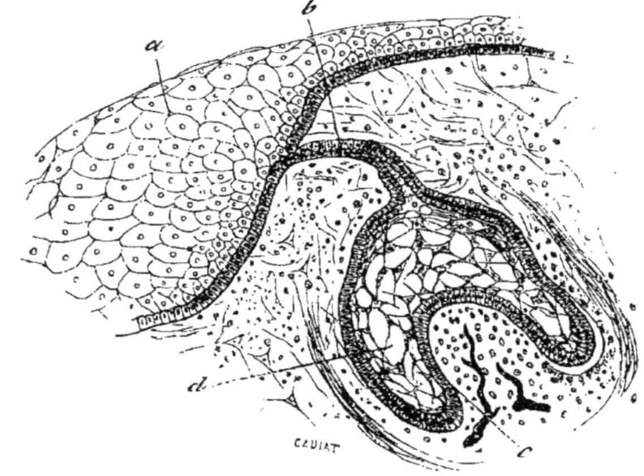

a, épaississement de l'épiderme de la gencive ou mur gengival ;

b, iter dentis, origine du bourgeon épithélial ;

c, épithélium refoulé par la papille, origine de l'émail ;

d, Transformation réticulée de l'épithélium qui va disparaître.

On voit en outre sur cette figure le revêtement le plus extérieur du bourgeon épithélial et son enveloppe conjonctive indiquée par des traits noirs.

Le tissu conjonctif à la période de développement contient beaucoup de noyaux, de corps fusiformes ou étoilés.

Fig. 250 (Cadiat).

Follicule dentaire à un degré de développement un peu plus avancé.

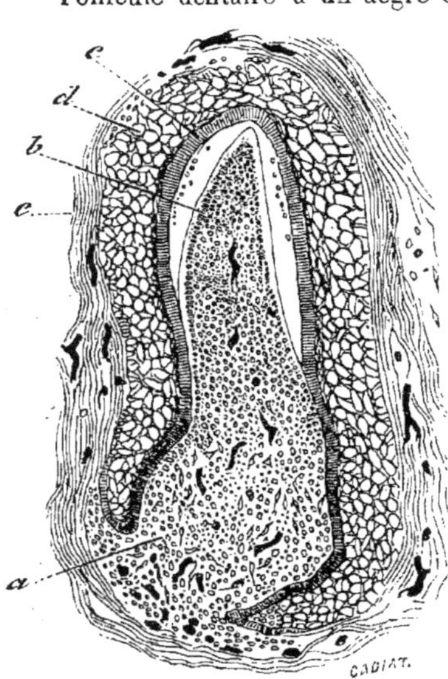

La capsule conjonctive *e* enveloppe complètement la dent.

La pulpe dentaire *a* a pris une forme allongée.

Son extrémité linguiforme *b* laisse voir ses éléments les plus superficiels rangés régulièrement, ce sont les cellules de la dentine. La dentine ou ivoire en coiffe l'extrémité ; elle est représentée par une zone blanche ou chapeau de la dentine.

L'organe de l'émail ou adamantin est représenté par une seule couche d'épithélium *c* ; les parties qui constituaient le follicule à son premier état de développement sont en dégénérescence, elles forment le réseau indiqué par la lettre *d*.

Ainsi sont formées les principales parties de la dent, sauf le cément qui ne se développe qu'à une période encore plus tardive.

Structure définitive des dents.

Les dents arrivées à leur complet développement présentent à considérer :

1° la pulpe;
2° l'ivoire;
3° l'émail;
4° la cuticule;
5° le cément.

Nous devrons en outre étudier les rapports de la dent avec les tissus où elle s'implante.

Pulpe. — La pulpe dentaire est formée de tissu conjonctif modifié et principalement de matière amorphe; dans cette pulpe se voient, après des injections heureuses, des vaisseaux nombreux, après des préparations au chlorure d'or ou à l'acide osmique, des filaments nerveux.

La pulpe dentaire est recouverte par une couche de cellules de forme très allongée terminées par des filaments qu'on appelle les cellules de la dentine ou odontoblastes.

Fig. 251 (Cadiat).

Odontoblastes complète-
ment développés, avec leurs
prolongements destinés aux
canalicules.

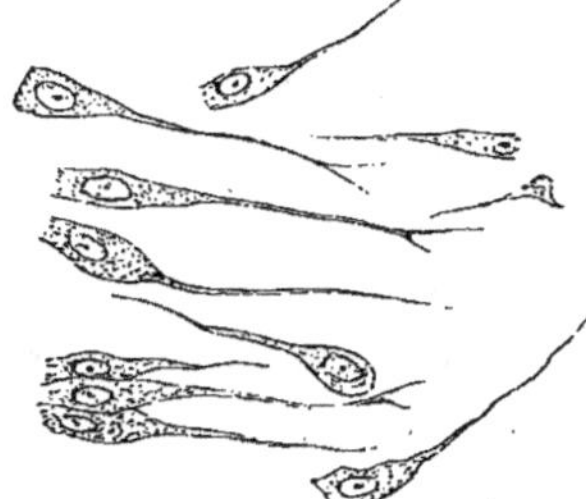

Ivoire. — L'ivoire est caractérisé au microscope par des canalicules extrêmement fins, ondulés, placés parallèlement les uns aux
autres, très rapprochés les uns des autres. Ils sont contenus dans
une matière amorphe qui entoure la pulpe et qu'ils traversent complètement.

Simples à leur orifice dans la cavité de la pulpe, ils se ramifient à leur terminaison extérieure où ils offrent aussi des dilatations particulières.

Ces canalicules dentaires logent les extrémités effilées de la dentine ou odontoblastes.

Fig. 252 (CADIAT).

Coupe de la pulpe dentaire d'un embryon humain montrant la disposition
régulière des éléments formateurs de l'ivoire.

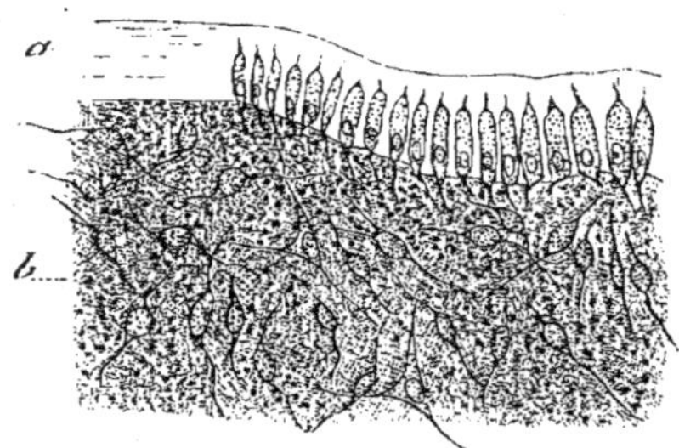

a, rangée d'odontoblastes nou-
vellement formée ;

b, tissu de la pulpe.

Les extrémités dilatées des canalicules de l'ivoire s'anastomosent
les unes avec les autres.

La coupe des cavités ainsi formées est très anfractueuse; elle
est toujours assez différente des ostéoplastes pour qu'il ne puisse y
avoir de confusion; on les désigne sous le nom de lacunes périphériques, espaces interglobulaires; leurs bords sont presque toujours formés par des surfaces courbes.

On trouve quelquefois au milieu de ces espaces des masses de
dentine arrondies qu'on appelle des globules de dentine, mais dont
l'existence est encore problématique.

La figure suivante donnera une idée approximative de ces détails
de structure.

Fig. 253 (Cadiat).

Coupe perpendiculaire à la surface de la couronne sur une dent
de jeune animal.

a, ivoire, dont la substance est traversée par des canalicules très fins, qui vont de la cavité de la pulpe jusqu'à l'émail (sur la couronne), ou jusqu'au cément (sur la racine). Ces canalicules se terminent irrégulièrement à leur partie superficielle, *c*, se dilatent, communiquent entre eux et circonscrivent des masses arrondies dites globules de l'ivoire ou de la dentine.

b, émail;

d, cuticule de l'émail.

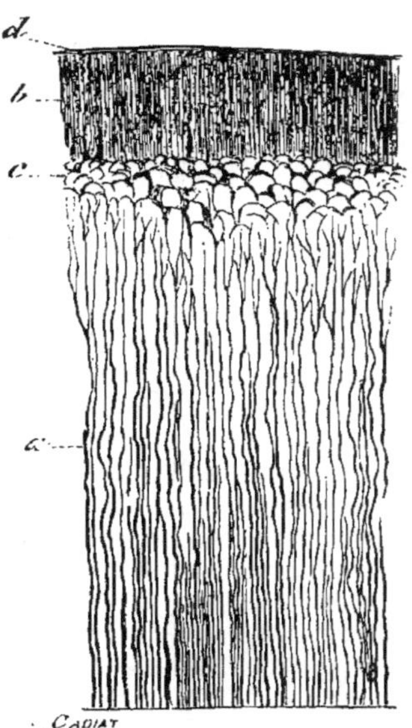

Émail. — L'émail recouvre la dent au niveau de sa couronne; il est formé de prismes à cinq ou six pans, allongés, larges de 3 à 5 μ., de longueur variable, ils sont légèrement ondulés sur leur grand axe; ils se juxtaposent intimement les uns aux autres et sur des lamelles perpendiculaires à leur longueur obtenues par usure ou par coupes, après décalcification, ils forment une mosaïque très régulière.

Les prismes peuvent être isolés les uns des autres à l'aide de certaines macérations; ils sont la transformation de l'épithélium de l'organe adamantin.

Cuticule. — L'émail est recouvert d'une membrane très mince ne dépassant pas 1 μ., mais très résistante et inattaquable aux acides; elle se voit difficilement, même après décalcification.

Fig. 254 (Cadiat).

Fig. 255 (Cadiat).

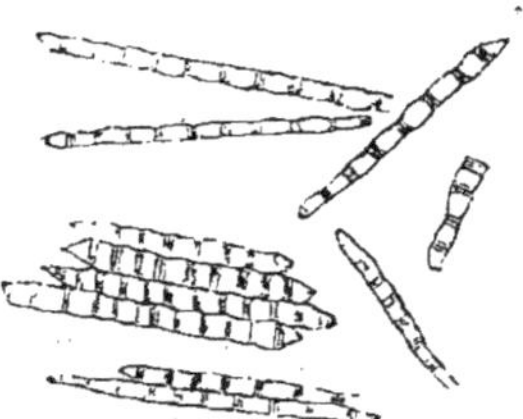

Prismes de l'émail obtenus par
dissociation.

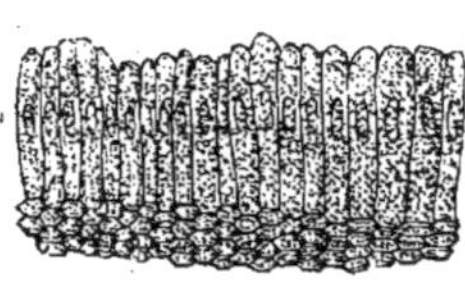

Prismes de l'émail vus sur une section perpendiculaire et formant une mosaïque.

Cément. — Le cément forme une couche mince qui enveloppe
l'ivoire de la racine des dents; il succède à l'émail au niveau du collet
de la dent, il s'épaissit peu à peu jusqu'à son extrémité.

Fig. 256 (Cadiat).

Racine d'une dent de chat.

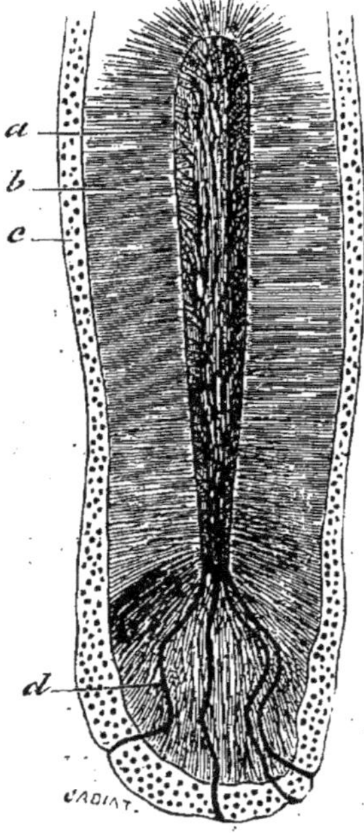

a, cavité de la pulpe dans laquelle on voit de
fines ramifications vasculaires indiquées par des
traits noirs;

b, dentine;

c, cément;

d, canaux vasculaires accessoires allant de la
pulpe au canal dentaire. La coupe est un peu
oblique et la principale communication de la
pulpe avec ce canal ne se voit pas.

Le cément rappelle la structure de l'os; on y trouve des ostéoplastes caractéristiques ayant un grand volume; il peut posséder des couches concentriques; il est traversé par quelques canaux vasculaires et par le conduit de la pulpe dentaire, il adhère intimement à l'ivoire d'une part, et d'autre part, à une couche de tissu fibreux qui le sépare de l'os; par son extrémité il plonge dans le tissu conjonctif qui transporte les vaisseaux et le nerf dentaire.

§ 80.

RAPPORTS DE LA DENT

La dent fait saillie dans la cavité buccale par la partie recouverte d'émail qui s'appelle la couronne. La base de la couronne ou le collet de la dent adhère à la gencive; celle-ci se présente avec les caractères d'une muqueuse dermo-papillaire; à son point d'union. elle présente de grandes papilles ou prolongements d'aspect fibreux recouverts d'épithélium corné.

Son derme à la fois fibreux et élastique se continue avec l'enveloppe fibreuse qui descend sur la racine de la dent, la sépare de l'os et qui a reçu le nom de périoste alvéolo-dentaire et qui mériterait tout au plus celui de périoste alvéolaire.

La partie de la dent qui n'est pas recouverte d'émail s'appelle la racine, elle est en rapport dans une certaine étendue avec le chorion de la muqueuse; plus bas elle est en rapport avec le tissu fibreux qui la sépare de l'os.

Du côté de l'os qui constitue l'alvéole ce tissu fibreux peut ressembler au périoste, car il y existe des ostéoblastes.

Du côté du cément dentaire il n'y a rien d'interposé entre le tissu fibreux et la dent, donc pas de périoste.

A l'extrémité inférieure de la racine le tissu fibreux s'épaissit, ses fibres prennent une direction oblique et constituent un petit ligament.

L'extrémité de la racine plonge dans une cavité cylindrique (circulaire sur une coupe) creusée dans l'os. L'os est revêtu d'une couche fibreuse qui se continue avec celle des ligaments que nous venons de décrire, et l'intérieur de la cavité renferme du tissu conjonctif lâche, une petite artère, une petite veine et un tronc nerveux composé d'un nombre variable de filets enveloppés de perinèvre.

Fig. 257.

Schéma fait en collaboration avec le Dr Aguilhon de Sarran, professeur à l'École dentaire.

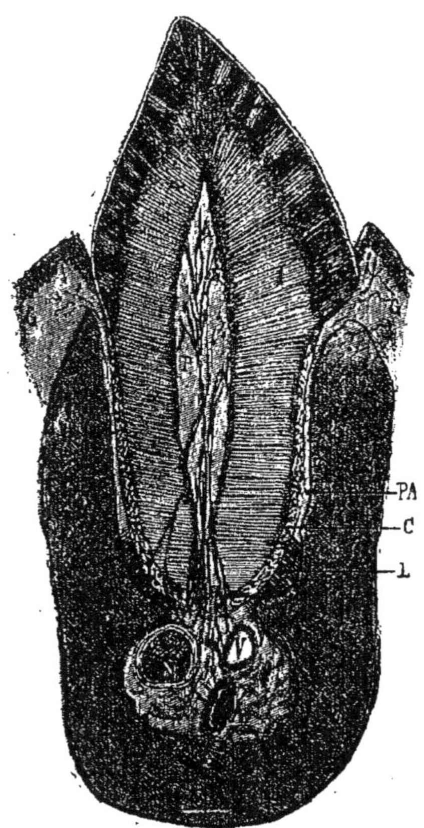

E, émail;

I, ivoire;

P, pulpe de la dent avec sa rangée d'odontoblastes;

C, cément;

PA, périoste alvéolo-dentaire;

L, ligament;

G, gencives;

MA, os maxillaire;

A, artère;

V, veine;

N, nerf dans le canal dentaire de l'os.

Les vaisseaux sont injectés et figurés par des traits noirs.

On peut suivre des filets nerveux qui partent du nerf et remontent dans la pulpe intra-dentaire; ils sont nombreux.

Les vaisseaux partent de l'artère et se rendent les uns dans la pulpe, les autres dans l'os environnant ; la pointe radiculaire de l'ivoire, le cément qui la recouvre, le petit ligament de l'extrémité de la dent sont creusés de cavités vasculaires qui font communiquer le canal dentaire avec la cavité de la pulpe dentaire et cette cavité avec les canaux de Havers de l'os.

§ 84.

GLANDES SALIVAIRES

On désigne sous ce nom les glandules de la bouche, du voile du palais, du pharynx, de l'épaisseur de la langue, les glandes sublinguales, sous-maxillaires et parotides.

Le type de la description histologique peut être fourni par la glande sous-maxillaire.

Celle-ci nous offre à étudier le canal de Wharton ou excréteur, les lobules limités par du tissu conjonctif, les canaux intra-lobulaires, les acini.

La glande salivaire doit être envisagée comme un type de glande en grappe composée.

Le *canal de Wharton* est tapissé de cellules épithéliales cylindriques plus grandes que celles des canaux intra-lobulaires.

Il possède une paroi de tissu conjonctif, au milieu duquel se trouvent des fibres musculaires lisses.

Le tissu conjonctif qui sépare les lobules de la glande est formé de fibrilles fines, de fibres élastiques. Dépourvu de graisse, riche en vaisseaux et en nerfs, il forme à la glande une enveloppe totale et envoie dans son intérieur des prolongements qui la subdivisent en lobules.

La structure des acini et des petits conduits intra-glandulaires doit être étudiée sur la figure suivante.

Fig. 258 (Cadiat).

Coupe d'une glande salivaire sous-maxillaire d'un supplicié, prise deux heures
après la mort et plongée immédiatement dans le liquide de Müller.

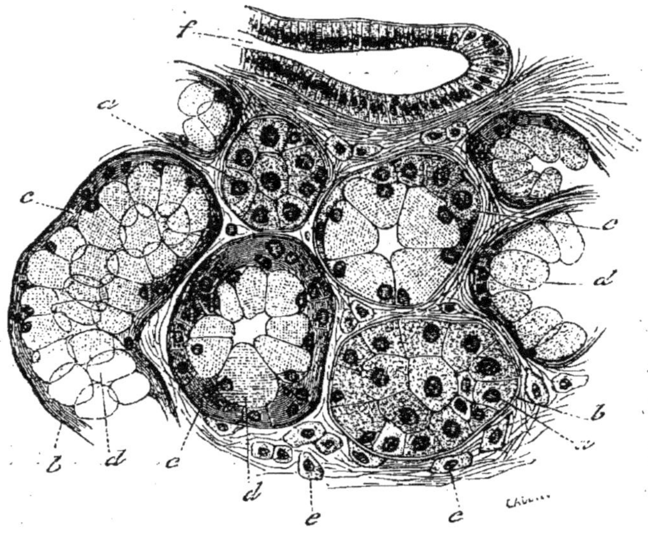

Cette figure représente quelques acini glandulaires avec un petit conduit
excréteur.

Du tissu conjonctif sépare ces diverses parties ; il est représenté par des traits
entre-croisés ; on y voit quelques cellules plus ou moins arrondies, de nature conjonctive, en *e*.

Le conduit excréteur *f* est tapissé par un épithélium de forme prismatique et
allongé, à l'intérieur d'une membrane limitante amorphe, mince, indiquée par
deux traits parallèles. On retrouve une membrane limitante analogue au pourtour
de tous les acini ; elle est désignée par la lettre *b*.

Les acini sont de différentes formes, en raison du hasard de la coupe. Ils sont
composés habituellement :

1° de la membrane amorphe, *b* ;

2° d'une couche de cellules immédiatement appliquée contre elle, *c* ; ces cellules
sont sombres ordinairement, de forme irrégulière, quelquefois en croissant ; elles
portent alors le nom de demi-lunes de Gianuzzi ;

3° d'une couche intérieure de cellules transparentes, *b*, qui circonscrivent la
lumière du canal ; ces cellules sont gonflées par les matériaux que sécrète la glande.

Les deux acini désignés par la lettre *a*, qui offrent des cellules toutes semblables et qui ne présentent pas de canal excréteur, sont des acini coupés tangentiellement à leur surface.

On a décrit dans la glande sous-maxillaire des filaments nerveux qui se rendaient dans les cellules sécrétantes elles-mêmes.

La sécrétion glandulaire produit des modifications dans la forme des cellules de l'acinus. Haidenhain est le premier à nous avoir fait connaître ce fait.

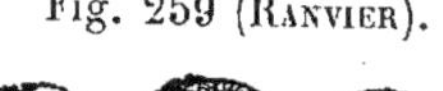

Fig. 259 (Ranvier).

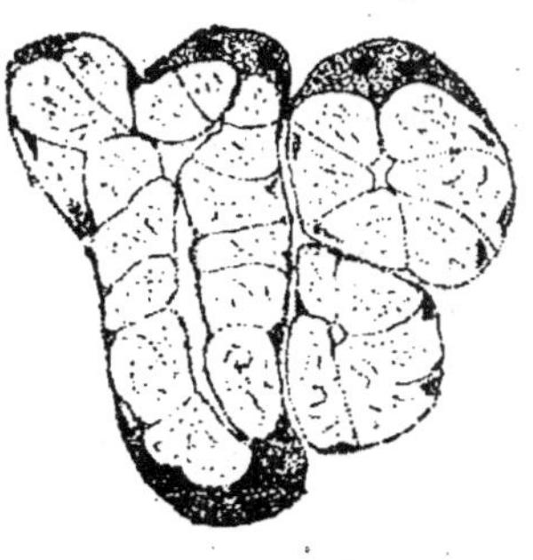

Dans le cas où la glande est prête à fonctionner les cellules sont claires, gonflées, grosses, sans granulations (fig. 259).

Dans le cas où la glande a sécrété abondamment comme à la suite d'une excitation de la corde du tympan, les cellules sont devenues petites et chargées de granulations (fig. 260).

Fig. 260 (Ranvier).

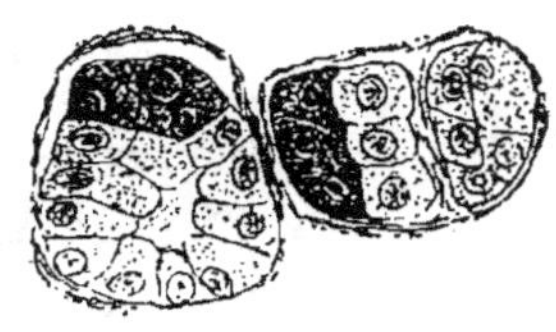

La parotide qui diffère par sa sécrétion plus aqueuse diffère aussi par sa structure ; les acini en sont très petits, les épithéliums des acini sont plus petits, ils contiennent des granulations et ne sont pas transparents comme ceux de la glande sous-maxillaire.

§ 82.

LANGUE

Elle est composée par un entre-croisement de muscles striés recouverts d'une muqueuse.

Muqueuse. — La langue est revêtue d'une muqueuse dermo-papillaire, c'est-à-dire dérivant de la peau et ayant des papilles, un derme et un épithélium pavimenteux, stratifié. On étudie séparément la partie qui est située en avant du V lingual et celle qui est située en arrière.

En avant du V des papilles caliciformes, cette muqueuse ne présente pas de glandes dans son épaisseur.

Nous avons à étudier dans cette partie des saillies d'une forme toute particulière qui s'appellent les papilles hémisphériques, caliciformes, fongiformes et corolliformes. Toutes ces saillies sont formées par des épaississements de la muqueuse et elles ne doivent pas être confondues avec les papilles du chorion proprement dites, elles sont beaucoup plus grandes et visibles à l'œil nu, tandis que les papilles du chorion ne sont visibles qu'au microscope; les papilles hémisphériques qui sont les plus petites d'entre les papilles de la langue sont elles-mêmes composées de plusieurs papilles du chorion. Ce sont des papilles *composées*.

Nous aurons soin de leur conserver ce nom, et nous appellerons papilles *primitives* celles du chorion.

Fig. 261.

Les figures 261 et 262 représentent la coupe et la disposition des divers types de papilles composées de la langue.

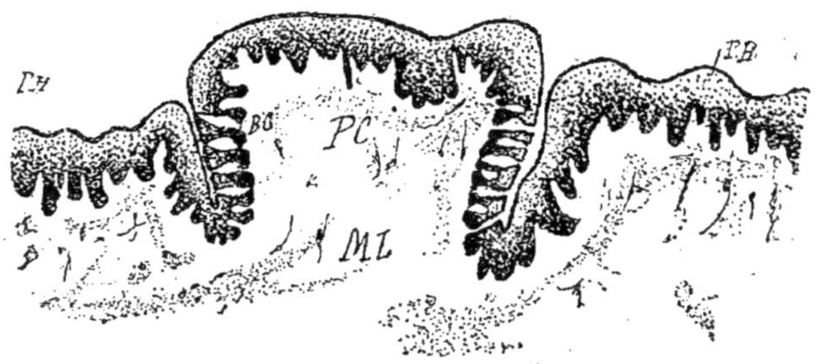

ML, dans ces deux figures, désigne la muqueuse linguale. Les autres lettres sont expliquées dans le corps du texte.

Les papilles *hémisphériques* (PH) ne comprennent que deux ou trois papilles du chorion.

Les papilles *caliciformes* (PC), plus volumineuses que toutes les autres, sont formées par une dépression ampullaire de la muqueuse du fond de laquelle s'élève une excroissance fongiforme; la muqueuse tapisse les parois de l'excavation et remonte sur l'excroissance intérieure qu'elle recouvre; l'épithélium de la langue est modifié dans l'excavation et sur les parties latérales de l'excroissance par la présence des bourgeons gustatifs (BG).

Les papilles *corolliformes* (PK) ne sont composées que d'un petit nombre de saillies papillaires; mais ces papilles primitives sont plus longues, l'épithélium présente une modification de sa couche cornée dont les cellules se soulèvent pour former des prolongements.

Ces prolongements se détachent par le raclage avec facilité. Elles se trouvent fréquemment dans la salive.

Les cellules qui les composent sont très souvent modifiées par la présence d'une foule de granulations les plus diverses de nature, végétations, transformations graisseuses, etc., etc.

Les papilles *fongiformes* (PF) sont constituées par un renflement pédiculé du derme de la muqueuse qui est hérissé d'un nombre de papilles variant de 15 à 30.

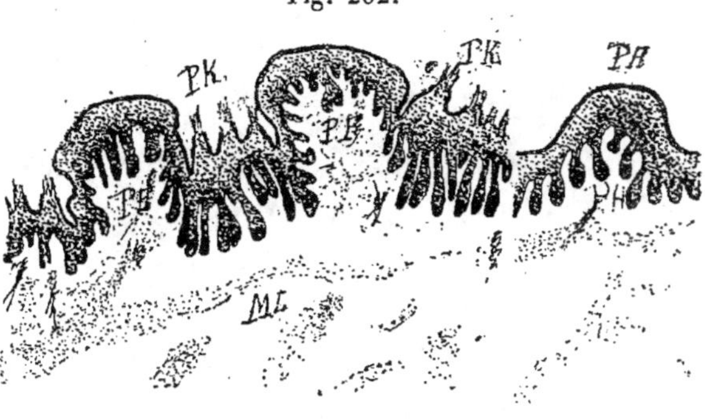

Fig. 262.

En arrière du V, la muqueuse de la langue est modifiée par la présence d'amas glandulaires appelés follicules clos lymphatiques (FC), dans l'épaisseur de son chorion, et par le passage de conduits provenant des glandes en grappes situées plus profondément.

Celles-ci sont situées dans l'épaisseur de la couche musculaire sous-jacente dont elles écartent les fibres musculaires.

On reconnaît la nature salivaire de cette glande par la transparence des cellules qui en tapissent la paroi ; ces cellules sont allongées, les noyaux sont refoulés dans la profondeur, la paroi est extrêmement mince.

Les fibres musculaires de la langue sont striées, elles sont groupées par petits faisceaux dont la direction est entre-croisée de façon que sur la coupe leur section est tantôt longitudinale, tantôt perpendiculaire, tantôt oblique.

Dans tous les cas, la face profonde de la muqueuse adhère intimement avec les fibres striées des muscles de la langue, il ne se développe jamais de graisse entre elle et cette couche musculeuse.

Fig. 263.

Coupe de la muqueuse de la langue en arrière du V lingual.

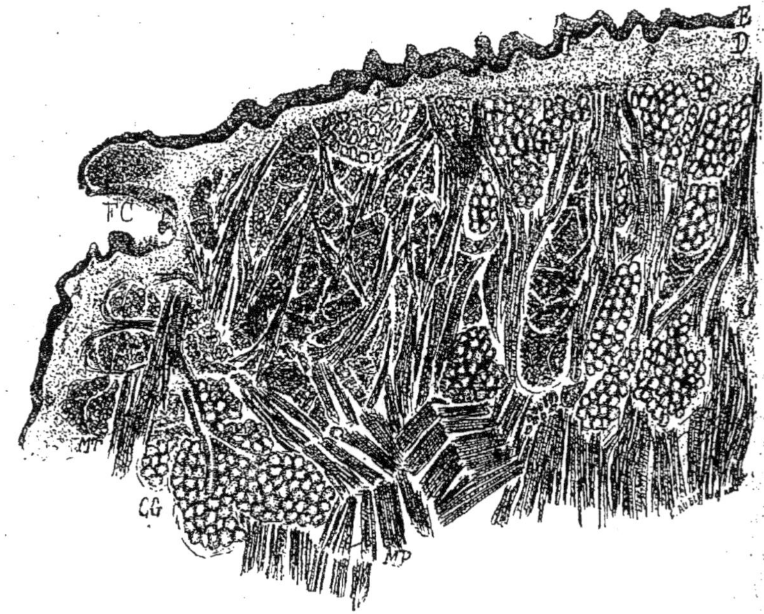

FC, follicules clos dans l'épaisseur de la muqueuse ;
E, épiderme ;
D, derme ;

P, papilles simples ;
GG, glandes salivaires au milieu de muscles coupés parallèlement MP, et perpendiculairement MT.

§ 83.

ORGANES DU GOUT

Les organes du goût sont des corpuscules spéciaux logés dans le revêtement épithélial des parties postérieures de la langue et spécialement dans le sillon des papilles caliciformes. Ils sont formés par une modification des cellules épithéliales qui s'allongent et se disposent en faisceaux rétrécis à leurs deux extrémités ; le corpuscule est ovoïde, fusiforme ; il est strié suivant son grand axe.

Il reçoit un nerf à myéline.

Fig. 264 (Cadiat).

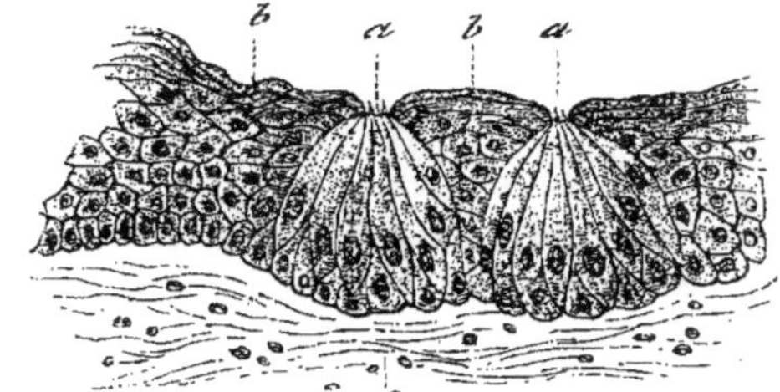

a, corpuscules du goût, leur extrémité superficielle qui présente des sortes de cils, effleure la couche cornée de l'épithélium *b*, il existe à leur niveau une petite dépression.

c, derme de muqueuse.

Les cellules plus superficielles qu'on appelle cellules de recouvrement ont un corps cellulaire encore assez épais ; les cellules centrales qui se relient aux nerfs ont un corps cellulaire filiforme.

Fig. 265 (Cadiat).
Éléments des organes du goût.

a, cellules de recouvrement ;

b, terminaisons nerveuses.

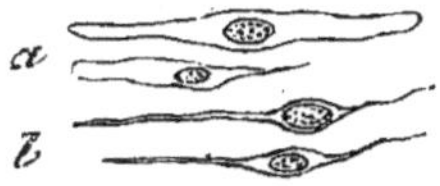

Fig. 266 (Cadiat).
Groupement des corpuscules du goût de la langue d'un supplicié dans le sillon qui entoure les papilles caliciformes.

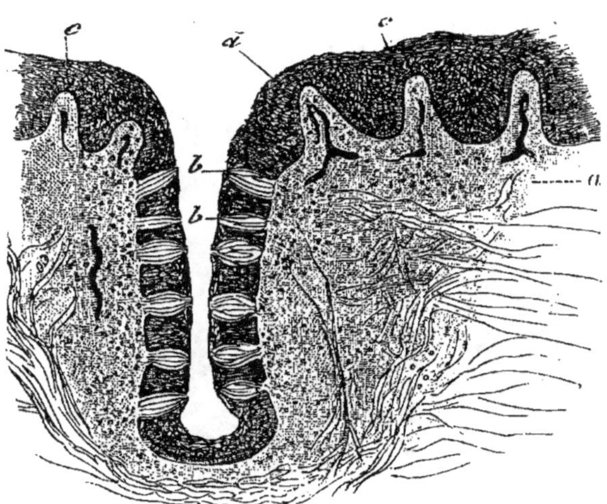

a, papille caliciforme dont la partie la plus superficielle indiquée par la lettre *c* présente la structure de la peau avec des papilles vasculaires et un revêtement d'épithélium pavimenteux stratifié.

A partir de *d*, les papilles cessent. Dans toute la profondeur du sillon, sur ses deux parois le revêtement épithélial présente dans son épaisseur des masses ovoïdes formées d'épithélium allongé. Ce sont les organes du goût indiqués par la lettre *b*.

Des traits fins entre-croisés indiquent des fibres musculaires striées.

§ 84.

AMYGDALES

Elles sont formées par l'accumulation de follicules clos lymphatiques (*a*) dans le chorion (*d*) de la muqueuse de l'isthme du gosier.

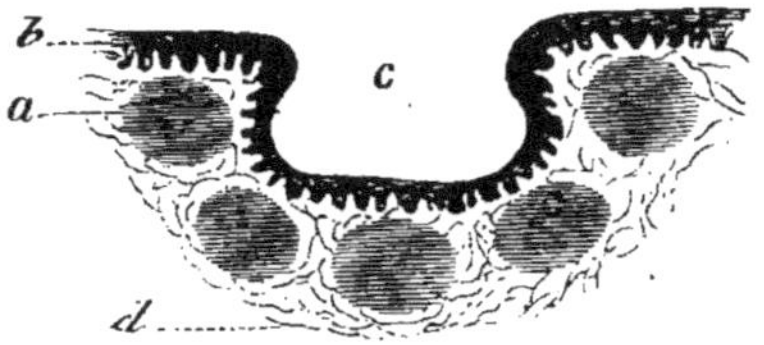

Fig. 267 (CADIAT).

De forme sphérique, ils soulèvent la partie la plus superficielle de la muqueuse qui fait des saillies à leur niveau et des enfoncements entre eux.

Les cavités les plus profondes sont désignées sous le nom de cryptes de l'amygdale.

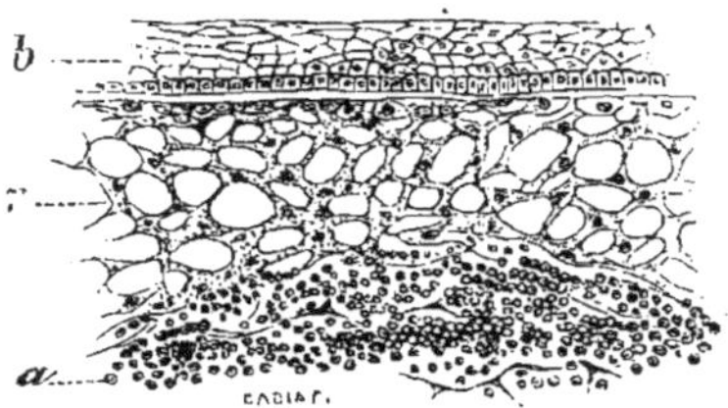

Fig. 268 (CADIAT).

L'épithélium de la muqueuse est pavimenteux stratifié comme celui de la langue (fig. 268, *b*).

Le chorion possède des papilles; entre les follicules il présente une texture spéciale, il est composé d'un tissu réticulé (*r*) qui rappelle celui des ganglions lymphatiques, et qu'on a désigné sous le nom d'adénoïde.

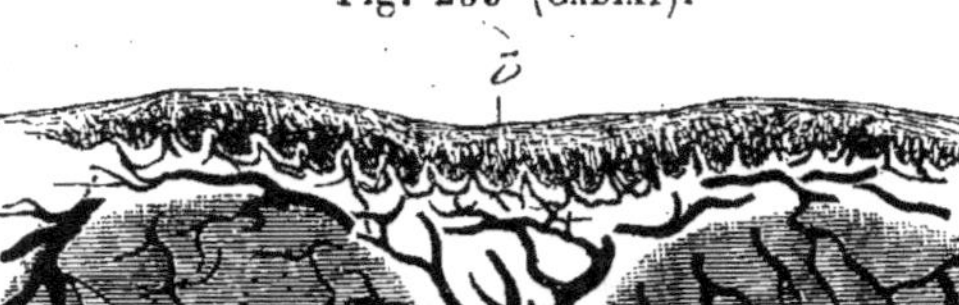
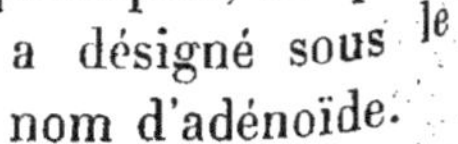

Fig. 269 (CADIAT).

Les follicules ont la structure de tous les follicules clos lymphatiques que nous avons étudiés avec les ganglions lymphatiques. Ils sont presque dépourvus de

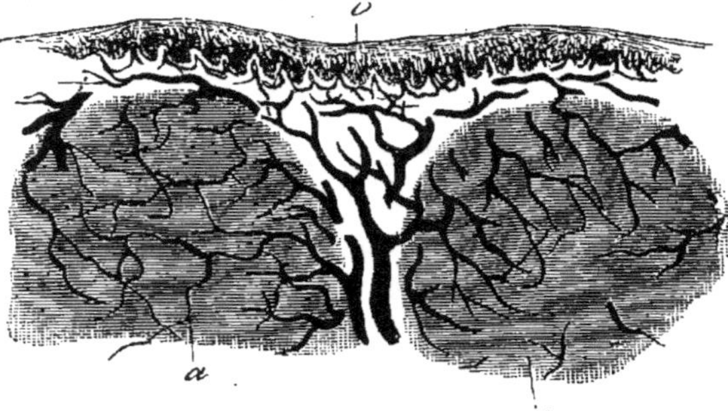

vaisseaux sanguins à leur centre (voir les figures 269 et 270).

Les follicules des amygdales reliés à ceux de la langue et du pharynx forment un amas lymphatique très important à la partie supérieure du tube digestif.

§ 85.

PHARYNX

La muqueuse du pharynx est également du type dermo-papillaire; elle est revêtue d'épithélium pavimenteux stratifié dans toute son étendue à l'exception de l'arrière-cavité des fosses nasales qui est tapissée d'épithélium cylindrique.

Elle présente des glandes en grappe de même nature que celles de la muqueuse buccale, mais un peu moins nombreuses; en outre elle renferme un nombre très considérable de follicules clos, tout à fait comparables à ceux des amygdales.

Fig. 270 (Cadiat).

Follicules clos de l'arrière-cavité des fosses nasales après une injection des vaisseaux sanguins.

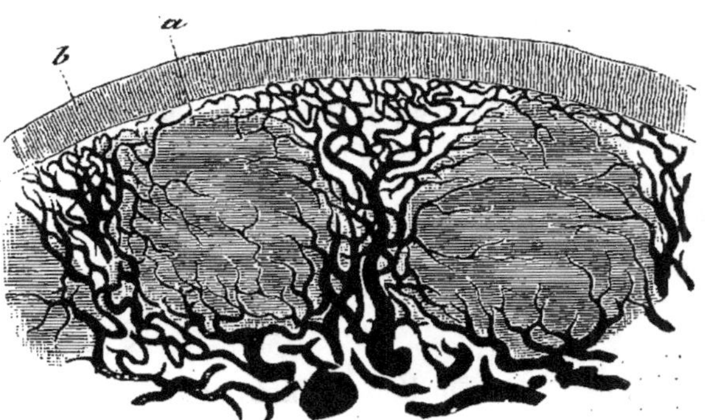

a, revêtement épithélial;

b, follicules dont les vaisseaux sanguins ne pénètrent pas le centre.

Son derme n'a de particulier qu'une couche élastique très marquée; la muqueuse repose sur une couche de fibres musculaires striées dépendant des constricteurs, dont elle n'est séparée que par un tissu conjonctif lâche et dépourvu de graisse où se logent les acini des glandes.

§ 86.

ŒSOPHAGE

La muqueuse de l'*œsophage* a une grande analogie de structure avec celle du pharynx.

Elle est dermo-papillaire comme elle.

Elle a le même revêtement épithélial.

Elle possède des glandes en grappe de même nature.

Elle en diffère par les couches musculaires.

Cette muqueuse est limitée à sa partie profonde par une mince couche musculaire qui lui est propre et qui est formée de fibres lisses comme la *musculosa mucosæ* du reste de l'intestin.

Puis il existe une couche cellulaire de tissu conjonctif.

Et enfin vient la couche ou enveloppe musculaire proprement dite ; le conduit musculeux qui double l'œsophage est formé dans ses deux tiers supérieurs de fibres striées, dans sa partie inférieure de fibres lisses, et au point de réunion des deux on voit les faisceaux des deux ordres de fibres s'entre-croiser.

Les glandes sont situées entre les deux couches musculaires.

Nous étudierons à part l'extrémité inférieure de l'œsophage et son union avec l'œsophage sous le nom de cardia.

§ 87.

ESTOMAC

Tout l'intérêt de l'étude histologique de l'estomac réside dans la muqueuse.

Elle mérite le nom de *muqueuse proprement dite* parce qu'elle dérive du feuillet interne du blastoderme comme celle de tout l'intestin.

Cette muqueuse commence au niveau du cardia sur une ligne

festonnée, sorte de raphé qui est un vestige de l'époque du développement embryonnaire.

Primitivement la partie supérieure du tube digestif de l'embryon ne communiquait pas avec l'œsophage, la soudure s'est faite au niveau du cardia.

Ainsi que nous l'avons déjà exposé en parlant des muqueuses en général, la membrane muqueuse de l'estomac ne possède plus de fibres élastiques, ni de papilles ; son chorion est formé d'un tissu conjonctif fin ou réticulé qui contient un nombre très considérable de vaisseaux et de glandes.

Sur sa face superficielle est une couche de cellules épithéliales cylindriques, sur un seul rang, ce revêtement contraste beaucoup avec celui de la muqueuse dermo-papillaire de l'œsophage.

A sa face profonde existe une couche de fibres musculaires lisses qui lui est propre et qui la limite.

Ses glandes sont très nombreuses, pressées les unes contre les autres, occupant toute son épaisseur et se limitant exactement à elle. Leur abondance est caractéristique. Sur une coupe un peu épaisse elles semblent contiguës les unes aux autres sans interposition de tissu.

Ce sont des glandes en tubes variables de forme suivant les points sur lesquels porte l'examen.

On en distingue deux variétés, les glandes à pepsine, plus abondantes du côté du cardia, les glandes à mucus plus abondantes du côté du pylore. Quelquefois on trouve des follicules clos, mais très rarement.

La couche celluleuse de l'estomac et les couches musculaires ne présentent rien d'intéressant au point de vue de la structure, la description de la direction des faisceaux musculaires qui forment diverses couches appartient à l'anatomie descriptive.

Cependant la disposition des fibres au cardia et au pylore mérite notre attention.

Nous étudierons successivement :

1° le cardia et le pylore ;

2° les glandes à mucus et à pepsine ;

3° le revêtement épithélial de l'estomac.

Cardia.

Fig. 271 (Cadiat).

Coupe du cardia montrant la différence des muqueuses œsophagiennes
et stomacales au niveau du cardia.

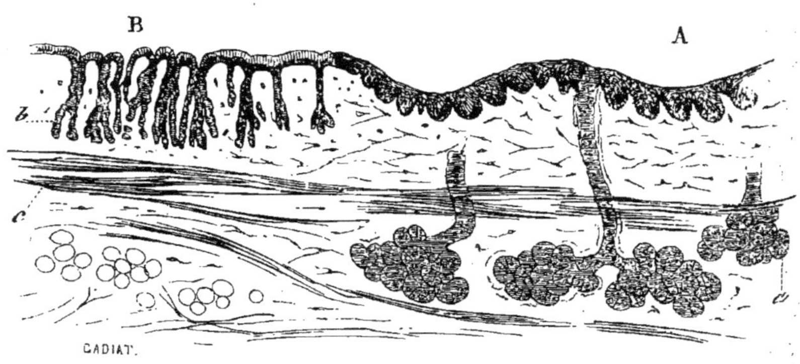

A, muqueuse œsophagienne caractérisée par son épithélium, ses glandes et
son derme.

Le derme est formé de fibres lamineuses et contient des fibres élastiques invisibles ici ; il présente des papilles.

L'épithélium de revêtement est formé d'épithélium pavimenteux stratifié, comme
celui de la peau.

Les glandes *a* sont des glandes en grappe dont les acini sont tapissés de cellules
très transparentes sécrétant du mucus.

Ces glandes traversent le derme de la muqueuse et s'étalent dans les tissus
sous-jacents au milieu des fibres musculaires lisses en cet endroit ; plus haut dans
l'œsophage, en allant vers la bouche, on les trouverait au milieu des fibres musculaires striées.

B, muqueuse de l'estomac caractérisée par son revêtement épithélial, son
chorion, ses glandes, *b*.

L'épithélium est cylindrique.

Les glandes sont en tube avec une ou plusieurs ramifications.

Elles ne dépassent pas les limites du derme muqueux.

Le derme ou chorion ne présente plus de papilles, plus de fibres lamineuses ou
élastiques, il est formé de substance molle, de cellules rondes ou fusiformes, de
fibrilles de tissu conjonctif.

Fig. 272 (Cadiat).

Muqueuse de l'estomac. Glandes à pepsine, prises dans la région
cardiaque.

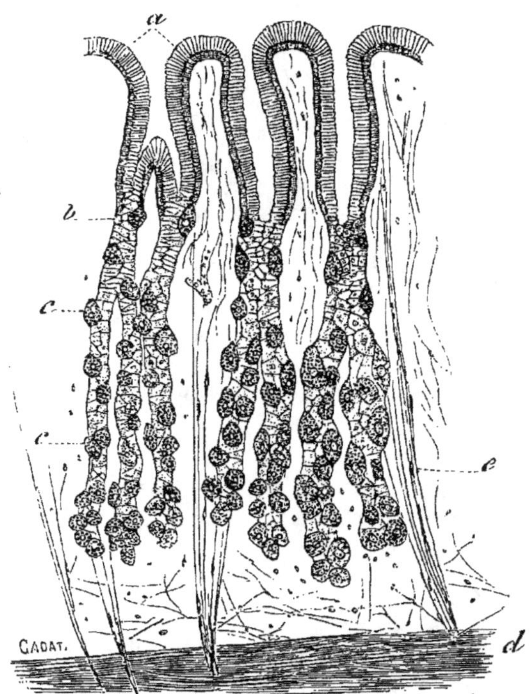

d, fibres musculaires lisses formant une couche qui limite la muqueuse : *musculosa mucosæ* ;

e, fibres musculaires lisses montant dans le tissu conjonctif qui sépare les glandes et constitue le chorion de la muqueuse. Celui-ci présente un petit nombre de fibrilles, quelques cellules de formes variées et des vaisseaux ;

a, surface libre de la muqueuse qui est tapissée d'épithélium cylindrique et qui présente des dépressions servant de conduits aux glandes.

Les glandes à pepsine sont des glandes en tube.

Le conduit excréteur de la glande est tapissé d'épithélium cylindrique comme la surface de la muqueuse; souvent il reçoit l'abouchement de plusieurs tubes sécréteurs.

Cette dernière partie de la glande, qui occupe toute l'épaisseur de la muqueuse, est tapissée de deux espèces d'épithélium (quelques auteurs en décrivent davantage :

1° *b*, un épithélium transparent polyédrique (cellules bordantes, *Belegzellen*);

2° *c*, un épithélium polyédrique chargé de granulations (cellules principales, *Hauptzellen*).

Les cellules bordantes font saillie dans la cavité du tube glandulaire, les cellules principales font saillie à l'extérieur, elles donnent à la glande un aspect bosselé très caractéristique.

Fig. 273 (Stohr).

Coupe du cul-de-sac d'une glande à pepsine de l'homme
vue à très fort grossissement.

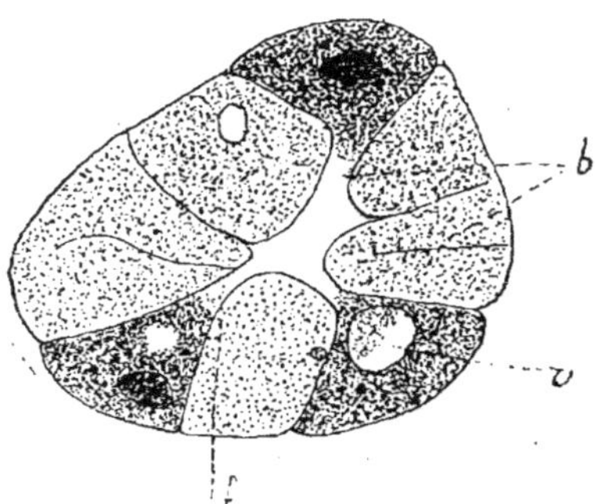

v, cellules principales (cellules sombres, *Hauptzellen*), elles contiennent la pepsine ;

v, vacuoles accidentelles ;

f et b, cellules bordantes (cellules claires, *Belegzellen*).

Fig. 274 (Cadiat).

Muqueuse de l'estomac. Glandes à mucus prises dans la région
pylorique.

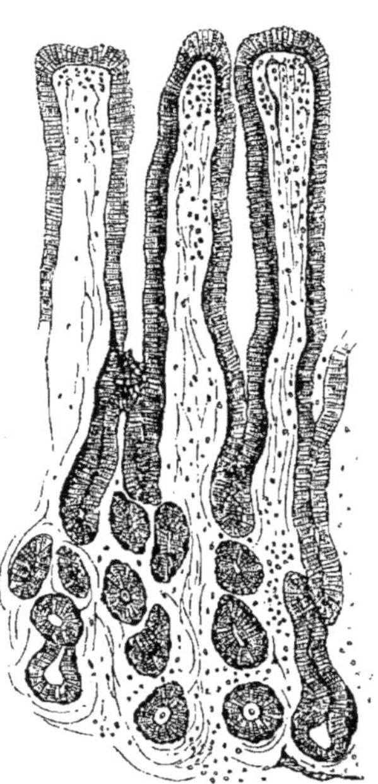

Ce sont des glandes en tube. Leur différence avec les glandes à pepsine consiste dans la simplification de leur épithélium. Il se continue directement avec l'épithélium cylindrique de la surface de la muqueuse sans transition brusque, il diminue de hauteur dans les parties profondes de la glande où il prend la forme prismatique ou cubique.

La différence de forme dans les glandes n'est pas aussi importante que la différence de l'épithélium des parties sécrétantes.

Comparez le revêtement régulier des glandes à mucus avec le revêtement bosselé des glandes à pepsine.

Fig. 275 (Stohr).

Revêtement épithélial de la muqueuse de l'estomac de l'homme.

La surface stomacale est indiquée par la lettre R.

En ce point les cellules épithéliales cylindriques sont placées sur plusieurs rangées, les profondes ne sont indiquées que par leurs noyaux, les superficielles sont presque toutes excavées, présentant une cavité plus transparente que leurs corps, elles sont caliciformes.

Il en est de même dans les conduits glandulaires CG jusqu'au moment où les glandes commencent E.

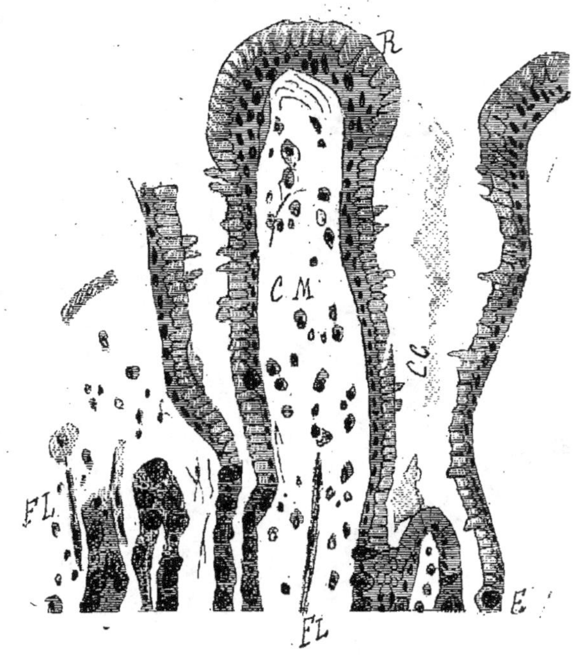

Le chorion de la muqueuse CM est formé d'une substance amorphe tenant en suspension des noyaux, et contenant des fibres musculaires lisses FL.

Pylore.

Le pylore situé à l'union de l'estomac et de l'intestin est constitué :

1° Par un repli de la muqueuse qui présente sur une face la structure de l'estomac et sur l'autre celle de l'intestin ;

2° Par un épaississement léger des fibres lisses circulaires de la musculeuse de la muqueuse ;

3° Par un énorme épaississemeut de la couche musculaire.

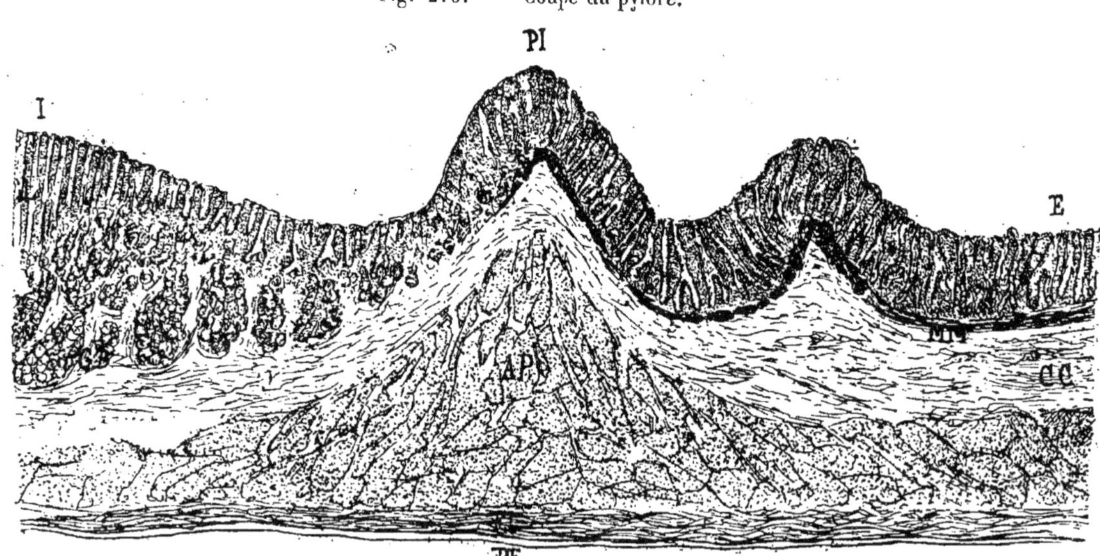

Fig. 276. — Coupe du pylore.

Sur une coupe faite dans le sens de la longueur de l'estomac et de l'intestin on voit au niveau du pylore PI des replis de la muqueuse.

A leur face profonde, un épaississement des fibres circulaires de la musculosa mucosæ MM est très marqué, les fibres longitudinales ont presque disparu. Rien de spécial pour la couche conjonctive CC.

L'anneau pylorique est principalement constitué par l'épaississement des couches obliques et circulaires de l'estomac, les divers faisceaux se pressent les uns contre les autres de façon à former un renflement musculaire à section triangulaire AP.

Du côté de l'intestin les fibres circulaires diminuent beaucoup d'importance. Les fibres longitudinales FI et le péritoine PE ne se modifient pas.

La muqueuse du côté de l'estomac E ne renferme que des glandes à mucus; ces glandes à mucus sont courtes; quand on arrive dans l'intestin I, la muqueuse épaissit considérablement, les glandes en tube GL de cette muqueuse ou glandes de Lieberkühn suivent cette augmentation et de plus on voit apparaître au-dessous de la muqueuse dans la couche celluleuse au-dessous de la musculeuse une nappe de glandes en grappe GB; ce sont les glandes de Brunner. Quelques acini se trouvent situés dans la muqueuse elle-même.

Les acini des glandes de Brunner sont formés de cellules qui n'ont pas les caractères des glandules salivaires avec lesquels on les a comparées ; elles sont plus régulières, plus allongées, il n'existe pas de croissants de Gianuzzi, leur corps cellulaire est transparent et leur noyau est refoulé vers la paroi glandulaire.

Fig. 277.

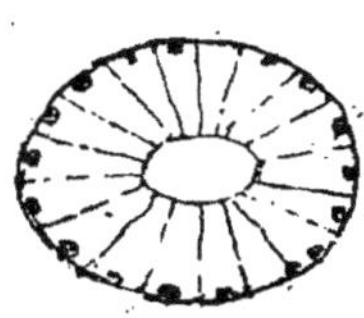

Un acinus des glandes de Brunner.

Fig. 278.

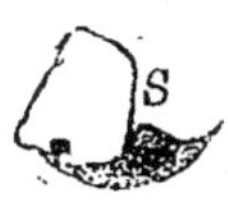 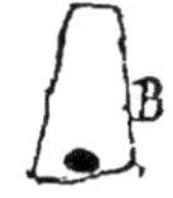

Comparaison des cellules des glandes salivaires (S) et des glandes de Brunner (B).

§ 88.

INTESTIN GRÊLE

L'intestin grêle présente à étudier sa tunique muqueuse, sa tunique cellulaire, sa tunique de fibres musculaires, son enveloppe de péritoine.

Nous étudierons d'abord une coupe totale de l'intestin pour montrer les rapports de ces diverses couches ou tuniques.

La figure suivante peut servir de type général pour la description de la membrane intestinale.

Il n'y a de variations qu'au niveau du duodénum à cause des glandes de Brunner situées dans l'épaisseur de la couche celluleuse et au niveau du gros intestin dont les fibres longitudinales de la couche musculaire cessent de former une enveloppe continue et se réunissent en trois bandelettes isolées.

La structure du duodénum nous est déjà connue par la figure précédente.

Rapports des couches intestinales.

Fig. 279.

Coupe suivant la longueur de l'intestin grêle.

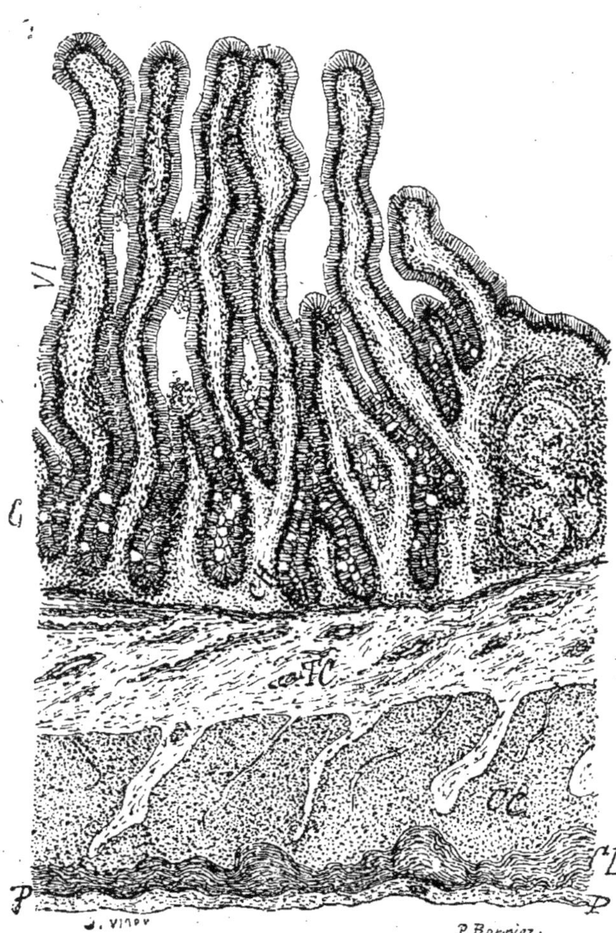

VI, villosités;

G, glandes de Lieberkühn avec de nombreuses cellules caliciformes;

CH, chorion de la muqueuse;

F C, follicule clos lymphatiques à droite de la préparation.

La muqueuse est limitée par une zone de fibres lisses peu épaisses, musculosa mucosæ.

TC, couche celluleuse parcourue de nombreux vaisseaux;

C C, couche circulaire de fibres musculaires lisses dont les faisceaux se montrent sur leur section perpendiculaire;

CL, couche des fibres longitudinales;

P, péritoine.

Cette coupe permet d'apprécier l'épaisseur comparée des diverses couches. Celle-ci peut varier un peu par suite de la trop grande distension ou du resserrement des fibres musculaires.

La *tunique péritonéale* présente peu d'intérêt, elle est très mince, souvent ne se voit pas sur les coupes, il faut des imprégnations de nitrate d'argent pour voir son épithélium.

La *tunique musculaire* est composée de fibres lisses, qui n'offrent rien de particulier sur la coupe ; elle montre ses faisceaux longitudinaux, ses faisceaux circulaires. Par des préparations au chlorure d'or, on peut y voir un réseau nerveux appelé plexus d'Auerbach. Aux angles de ce réseau existent de grosses cellules nerveuses qu'on peut aussi voir sur les coupes.

La *couche cellulaire* de l'intestin n'a rien de particulier.

Muqueuse intestinale.

La *muqueuse* est très importante à reconnaître ; elle présente à étudier son épithélium de revêtement, son chorion, ses glandes, les prolongements de son chorion appelés villosités et les replis qu'elle forme ou valvules conniventes.

La surface de l'intestin est tapissée d'épithélium spécial, cylindrique, recouvert d'un plateau. Ces cellules se juxtaposent très régulièrement et sont souvent creusées de vacuoles (cellules caliciformes). On a dit que leur plateau était strié et parcouru par des canalicules très fins.

Le chorion de la muqueuse semblable à celui de l'estomac est formé de substance amorphe et de noyaux. On l'étudie bien sur les villosités ; il est dessiné dans les figures 280, 281 et 282.

Glandes.

La muqueuse renferme trois espèces de glandes.

Les premières sont les glandes de Brunner qui se rencontrent seulement dans la portion supérieure du duodénum. Puis viennent les glandes de Lieberkühn qui remplissent la muqueuse depuis le duodénum jusqu'à l'anus et enfin les follicules clos lymphatiques.

Les glandes de Lieberkühn sont des glandes en tube simple

occupant l'épaisseur du chorion, elles ne sont séparées que par des intervalles excessivement restreints dans lesquels cheminent des capillaires sanguins et lymphatiques, elles ne font défaut qu'au niveau des follicules clos, isolés ou agminés, elles présentent dans leur revêtement épithélial des cellules caliciformes dont les vacuoles transparentes leur donnent un aspect spécial.

Fig. 280 (Cadiat).

Glandes de Lieberkühn.

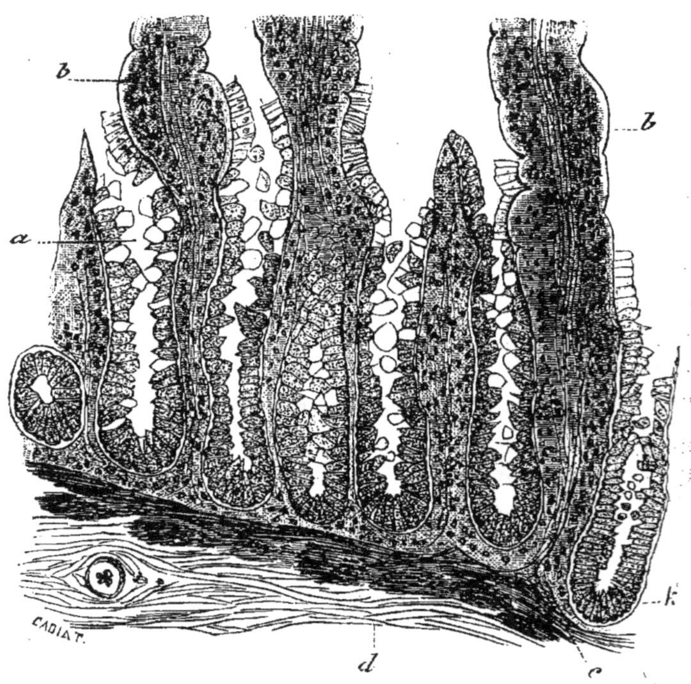

a, lumière du tube; le tube est bordé de cellules dont quelques-unes, restées toutes blanches, figurent les cellules caliciformes; on observe des boules de mucus dans la lumière du tube; un tube coupé perpendiculairement donne l'idée de la disposition rayonnée des cellules;

b, commencement des villosités dont l'épithélium s'est détaché;

c, musculosa mucosæ;

d, tunique celluleuse avec une petite artère.

Les glandes de Lieberkühn sont bordées par une membrane propre *k*.

Les follicules clos de l'intestin sont des glandes lymphatiques. Ils occupent toute l'épaisseur de la muqueuse; à leur niveau la couche musculaire de la muqueuse disparaît souvent; les glandes de Lieberkühn et les villosités intestinales n'existent pas.

Ils sont formés de tissu lymphatique réticulé et ne sont pas séparés du chorion de la muqueuse par une enveloppe bien limitée.

Leur tissu fondamental est un *reticulum* de fibrilles du tissu cellulaire continu avec les parties voisines; il est d'autant plus délicat qu'il embrasse de plus vastes mailles et s'approche davantage du centre de chaque follicule clos. Vers le milieu, le réticulum se perd même le plus souvent entièrement, de telle façon qu'il se produit une sorte d'espace central commun. Des cellules, à noyaux sphériques, en remplissent les mailles.

Fig. 281 (Cadiat).

Follicule de l'intestin grêle de l'homme au niveau d'une plaque de Peyer.

a, follicule lymphatique déchiqueté par la coupe;

b, couche épithéliale de l'intestin;

c, villosités;

d, glandes de Lieberkühn;

e, musculosa-mucosæ passant au-dessous du follicule;

f, tissu sous-muqueux.

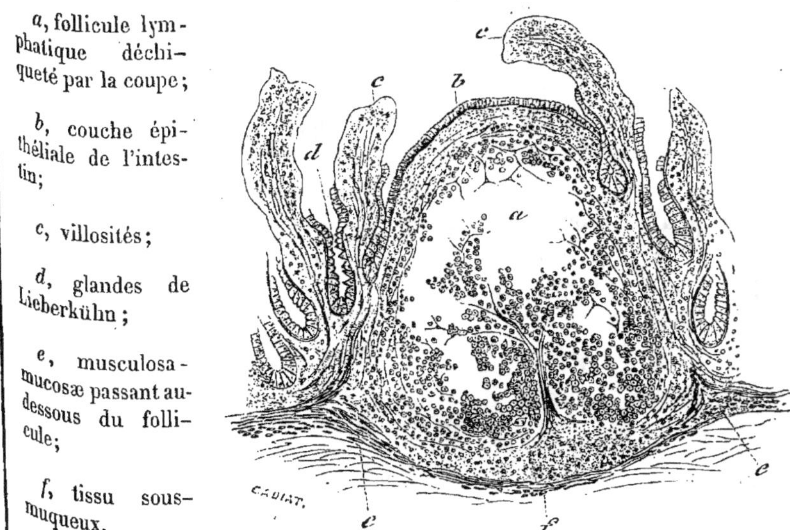

Villosités intestinales.

Dans tout l'intestin grêle le chorion de la muqueuse se prolonge en composant des filaments de longueur variable qu'on appelle *villosités intestinales*.

Elles contiennent dans leur épaisseur un réseau vasculaire et lymphatique très important.

Ce réseau arrive aux dernières limites du chorion et il ne sera séparé du chyme intestinal qu'il doit absorber que par l'épaisseur de l'épithélium de revêtement.

Fig. 282 (CADIAT).

Villosité intestinale non injectée.

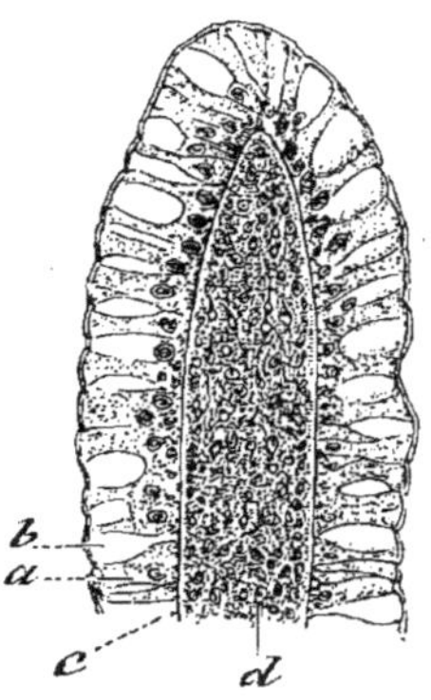

d, noyaux et cellules qui composent le chorion ; il n'existe pas de fibres ;

c, limite du chorion de la villosité ;

a, revêtement d'épithélium cylindrique à plateau ;

b, cellules caliciformes.

On peut étudier les villosités dans deux conditions différentes, avec ou sans injection. L'injection donne une idée plus nette de l'importance du rôle que doit jouer là ce petit organe.

Valvules conniventes.

Les valvules conniventes sont formées par un repli de la muqueuse dont les diverses parties constituantes ne présentent à leur niveau aucune particularité. Ce pli est maintenu par un prolongement de la couche celluleuse de l'intestin, qui s'insinue entre les deux faces opposées de la muqueuse.

Fig. 283 (Cadiat).

Une villosité injectée étudiée avec un fort grossissement.

Cette pièce montre en même temps la régularité de l'épithélium de revêtement de l'intestin et la position superficielle des réseaux capillaires sanguins.

a, artère ;

b, réseau capillaire sous épithélial ;

c, cuticule formée par la réunion de plateaux des épithéliums ;

d, épithélium ; quelques cellules sont caliciformes, comme on peut le voir sur cette figure et les précédentes, les noyaux de l'épithélium sont situés dans l'extrémité profonde de l'épithélium ;

e et *f*, veines ;

Il est tout à fait rare de voir des préparations aussi complètes ; l'épithélium se détache très facilement.

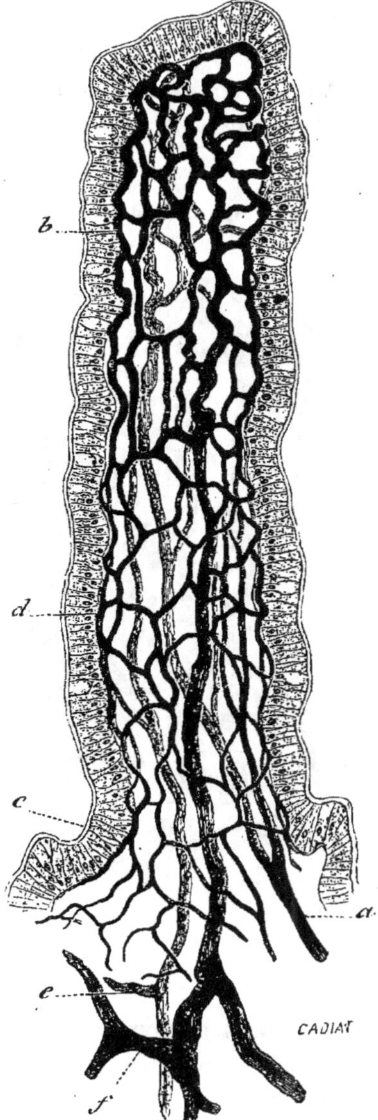

Circulation intestinale.

La circulation sanguine de l'intestin et la circulation lymphatique ont une égale importance, elles ont été l'objet de nombreuses recherches et sont encore un sujet de controverse.

Nous donnons dans la figure ci-jointe l'opinion la plus généralement adoptée.

Fig. 284 (Cadiat).

Injection de la muqueuse intestinale et des villosités.

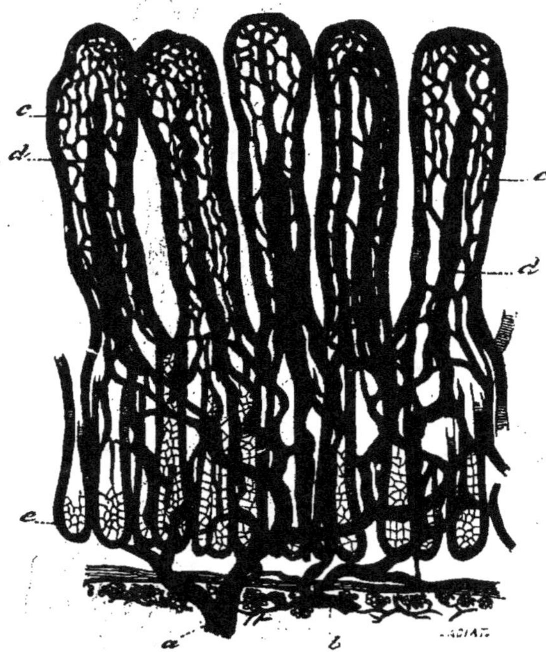

a, artère;

b, lymphatique collecteur; ils sont situés tous les deux dans la couche musculaire;

c, le réseau capillaire sanguin entoure les glandes dans la muqueuse et devient superficiel et sous-épithélial dans les villosités;

d, au contraire, le tronc ou l'anse lymphatique se place au centre de la villosité;

e, glandes en tube.

Innervation de l'intestin.

Les fibres nerveuses qui se rendent à l'intestin appartiennent toutes au système nerveux ganglionnaire.

Quelques fibres à myéline viennent du pneumogastrique ou des racines médullaires du grand sympathique.

Fig. 285 (Cadiat).

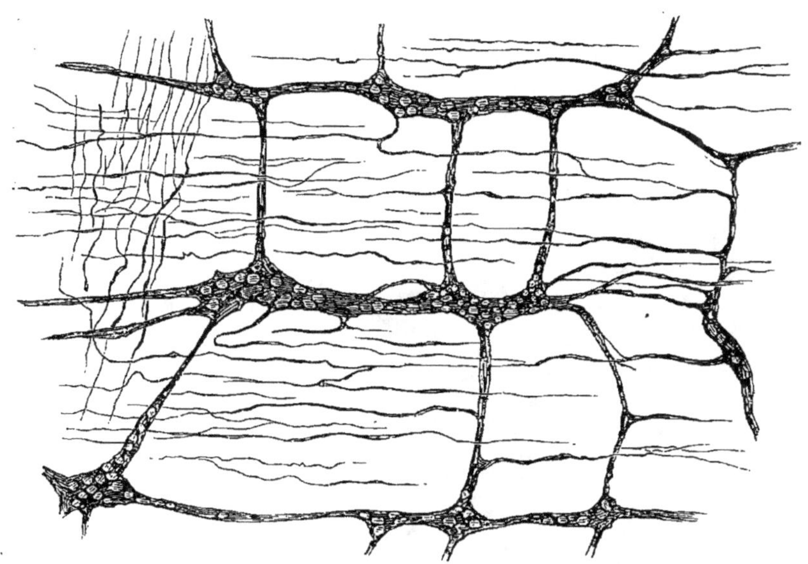

Dans les couches musculaires de l'intestin grêle on découvre par la méthode de l'imprégnation à l'or un réseau nerveux à mailles rectangulaires formé de fibres de Remak et de cellules nerveuses; c'est le plexus d'Auerbach.

Les cellules du ganglion du plexus d'Auerbach sont quelquefois très visibles sans préparation spéciale au milieu des fibres musculaires.

Fig. 286.

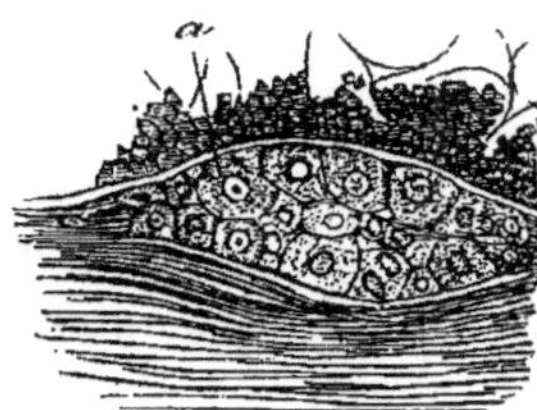

a, coupe d'un ganglion nerveux du plexus d'Auerbach montrant la forme de ses cellules. Il est compris entre les fibres transversales et longitudinales de la couche musculaire.

Fig. 287 (Cadiat).

Dans l'épaisseur de la muqueuse ou du moins à sa face profonde se trouve un plexus nerveux ou plexus de Meisner. Préparé par le chlorure d'or, il se distingue du précédent par son irrégularité.

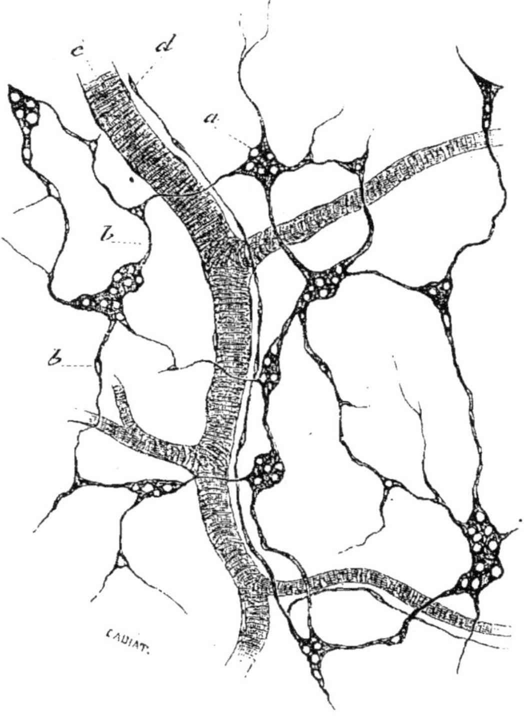

a, ganglions nerveux;

b, mailles du plexus formées de fibres nerveuses de Remack;

c, petite artère le long de laquelle se dirige en

d, un filament nerveux vaso-moteur.

§ 89.

ANUS

La muqueuse de l'anus est de nature dermo-papillaire, elle se continue avec la muqueuse proprement dite du rectum au niveau d'une ligne festonnée, vestige de la réunion embryonnaire.

Fig. 288 (d'après CADIAT).

Coupe longitudinale de l'anus sur un sujet de cinquante ans environ.

G, glandes de Lieberkühn dont les plus inférieures se rapetissent, changent de direction et deviennent presque verticales à ouverture tournée vers l'anus ;

A, C, partie terminale de la muqueuse rectale, dépourvue de glandes, recouverte d'épithélium cylindrique. Son stroma offre la texture habituelle aux muqueuses (tissu adénoïde) et contient de grosses veines hémorrhoïdales M ;

T, saillie qui répond sur cette coupe à la ligne sinueuse et festonnée qui limite à l'œil nu la muqueuse rectale du revêtement cutané de l'anus, improprement désignée quelquefois sous le nom de muqueuse anale.

Au-dessous de ce point T commence le derme cutané qui, mince d'abord, s'épaissit peu à peu.

D'abord seulement recouvert d'une couche mince d'épithélium pavimenteux stratifié, limité par une surface lisse, il ne tarde pas à présenter des papilles dermiques P, puis son épithélium de revêtement se charge de pigment N, puis enfin on trouve des poils R, des glandes sébacées S, sudoripares V, des pelotons graisseux X.

SI, sphincter interne formé de fibres musculaires lisses ;

SE, sphincter externe formé de fibres musculaires striées ;

RA, Releveur de l'anus dont les fibres s'éparpillent en divers faisceaux allant s'insérer à la peau de l'anus.

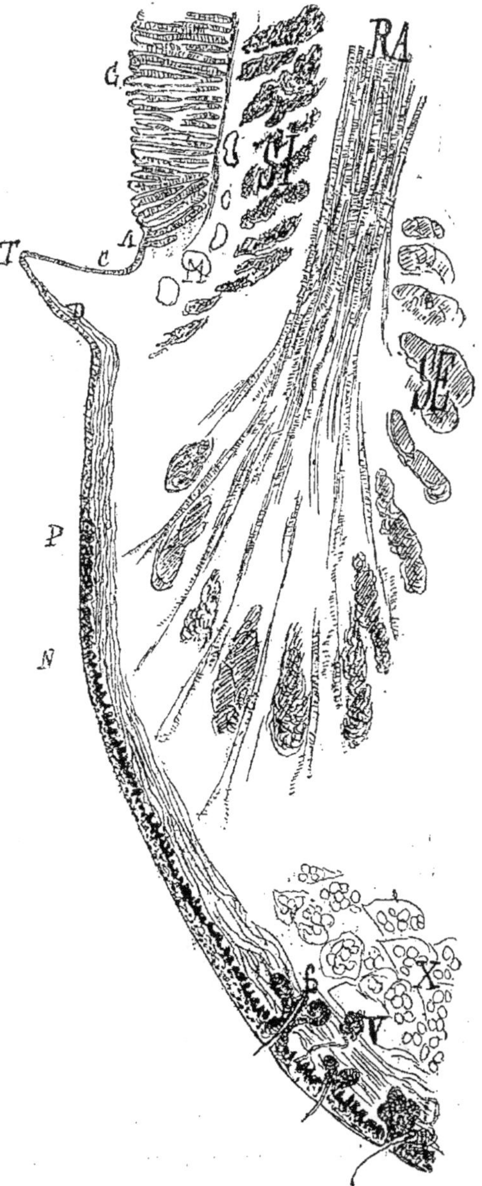

FOIE — PANCRÉAS — RATE

§ 90.

DU FOIE

Le foie se compose de lobules séparés par la capsule de Glisson, la séparation des lobules n'est complète que sur le foie de porc, on voit alors sur une coupe fine des figures hexagonales ou pentagonales formées par les cloisons du tissu conjonctif, qui sont transparentes, tandis que le reste du lobule est sombre.

Vers le centre du lobule on aperçoit un orifice, c'est celui de la veine sus-hépatique, *veine centrale du lobule* ou *veine de Kiernan.*

Dans les angles de l'enveloppe formée par le tissu conjonctif, on aperçoit d'autres orifices, ce sont ceux de l'artère hépatique de la veine-porte et des canaux biliaires.

Ces divers orifices ont des caractères différentiels qui permettent de les distinguer et qu'il est indispensable de bien connaître.

Fig. 289.

Coupe du foie de l'homme montrant sa lobulation incomplète, ses espaces portes, ses veines centrales et la disposition radiée des cellules hépatiques.

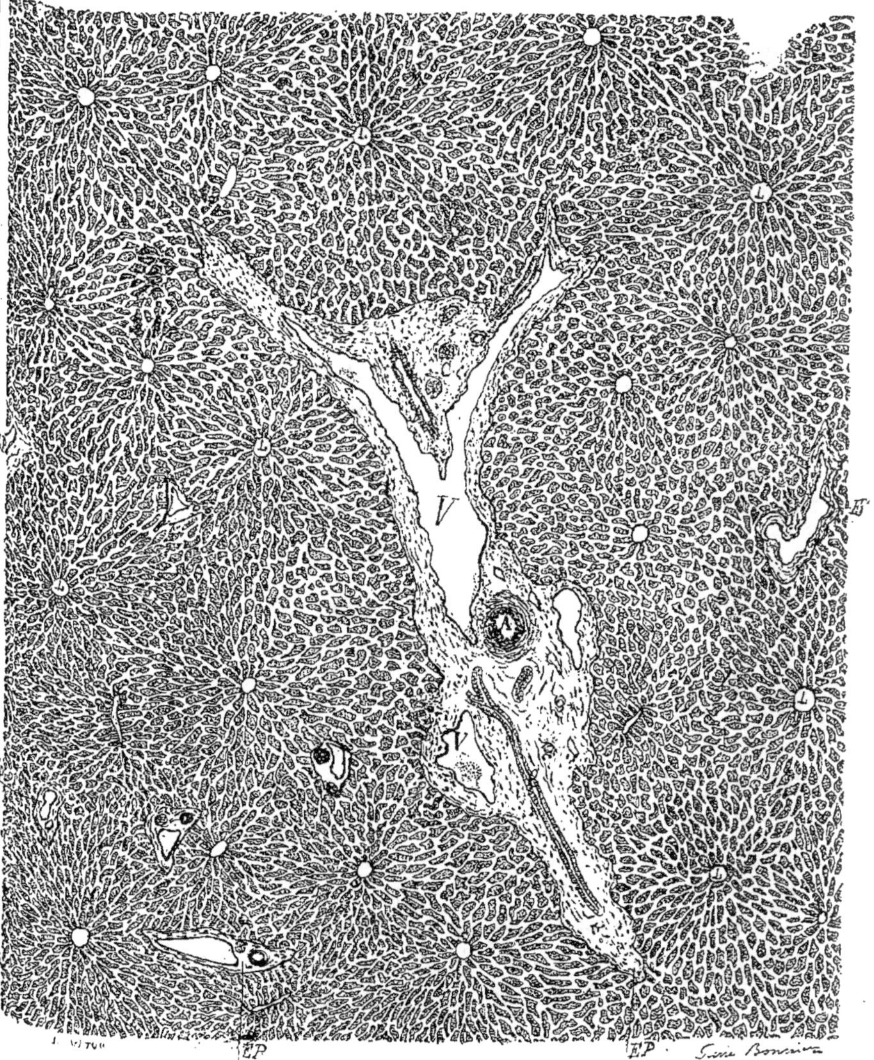

V, veine porte ;
A, artère hépatique ;
C, canal biliaire ;

EP, espace porte ;
L, veine centrale du lo-
bule.

Espaces portes.

Sur l'homme et la plupart des espèces animales les cloisons séparant les lobules ne sont pas complètes ; seules les parties correspondantes aux angles du lobule persistent ; si en partant d'une veine sus-hépatique, on cherche à peu près à égale distance autour d'elle, on découvre les espaces conjonctifs qui limitent incomplètement le lobule. Ces espaces conjonctifs ont été nommés par Charcot espace portes.

Ils contiennent toujours trois organes différents qui les caractérisent ; ce sont : une petite artère de forme circulaire, très musculaire ; une veine de forme irrégulière, à parois mal limitées, n'offrant la plupart du temps qu'une membrane interne ; enfin, des canaux biliaires coupés en travers, en long, petits ou grands, reconnaissables à leur épithélium cubique ou cylindrique.

Une veine, une artère et un canal biliaire dans du tissu conjonctif caractérisent les espaces qui séparent les lobules.

Lobule hépatique.

Le lobule lui-même est formé de vaisseaux sanguins, de vaisseaux biliaires et de cellules hépatiques ; sur des coupes de foie injecté par la veine-porte, des capillaires nombreux s'étendent des veines-portes à la veine sus-hépatique en convergeant de la périphérie vers le centre.

L'injection par l'artère hépatique ne remplit pas aussi bien les capillaires et reste limitée à la périphérie.

Ou peut voir sans aucune préparation les capillaires intralobulaires, soit par la coloration des noyaux de leur épithélium, soit parce qu'ils contiennent des globules de sang.

Les *capillaires biliaires* forment un très fin réseau à la périphérie des lobules. Ils ne sont reconnaissables qu'après des injections très heureusement réussies, la figure ci-jointe rend compte de la disposition réciproque des capillaires portes et biliaires.

Fig. 290 (Cadiat).

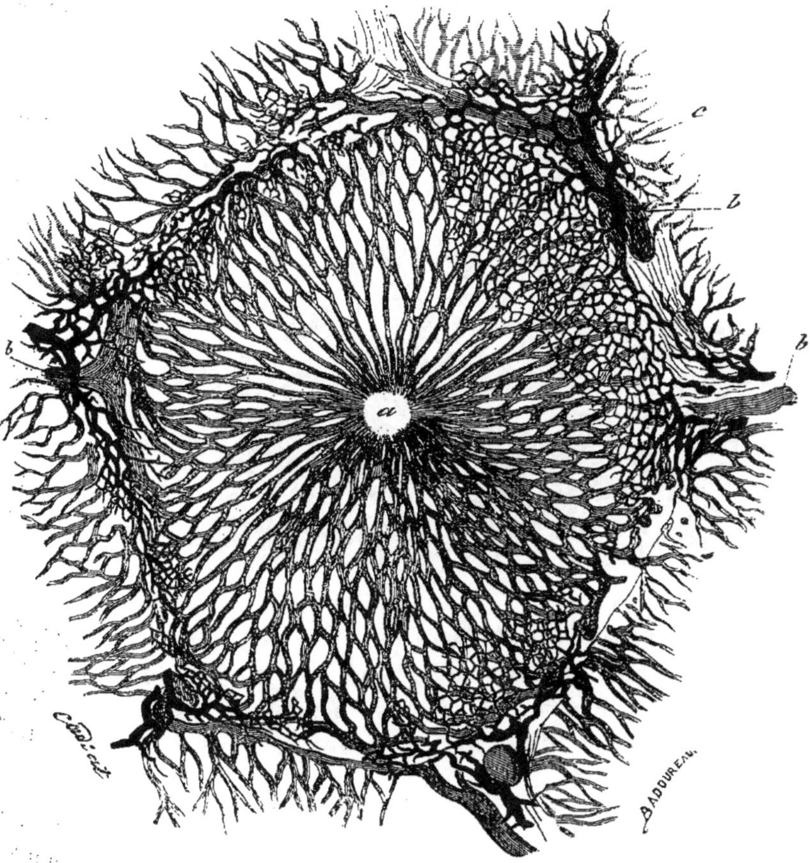

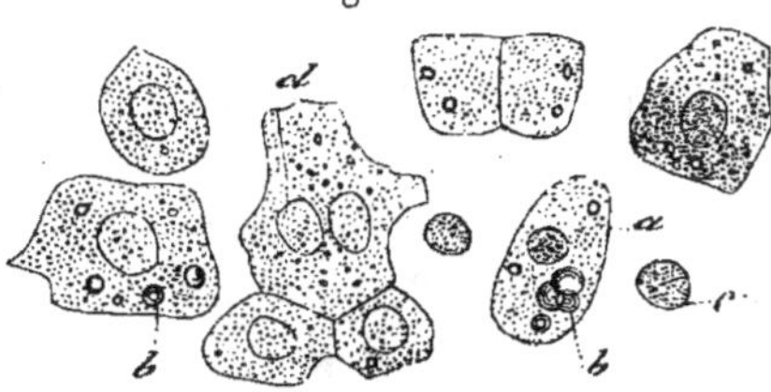

a, veine centrale du lobule ; | *b*, veine porte ; | *c*, canaux biliaires.

Les cellules du foie qui constituent la partie importante de la glande sont polyédriques ; elles ont un gros noyau, un corps cellulaire rempli de granulations ; on peut quelquefois trouver au milieu d'elles des grains de matière colorante biliaire ; par des préparations spéciales, on peut aussi y déceler l'existence du glycogène.

Fig. 291.

Ces cellules sont groupées en certain nombre et logées dans l'intervalle d'une anse capillaire; les capillaires biliaires paraissent au contraire circonscrire les cellules une à une.

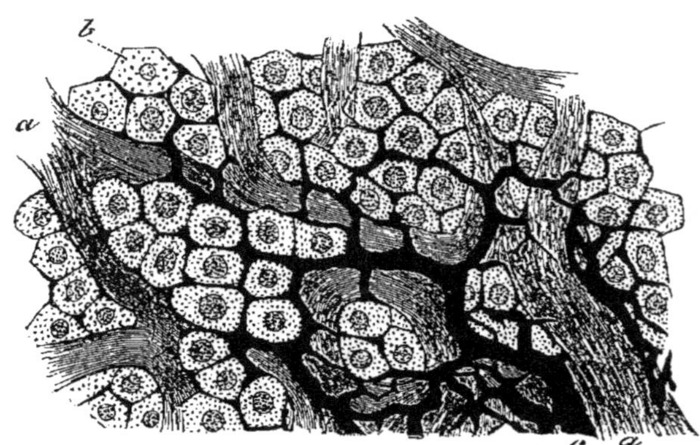

Fig. 292 (Cadiat).

Disposition des cellules dans les réseaux sanguin et biliaire du foie.

a, vaisseaux sanguins;

c, canaux biliaires;

b, cellules hépatiques.

La veine sus-hépatique dans sa partie intra-lobulaire ne possède que sa tunique recouverte d'endothélium; elle est toujours béante à la coupe par adhérence au tissu hépatique; les lobules hépatiques sont en quelque sorte suspendus aux diverses ramifications de cette veine.

Vésicule biliaire. — La vésicule biliaire est tapissée par une muqueuse recouverte par un épithélium cylindrique et dépourvue de glandes; en dehors de la muqueuse existe une couche de fibres musculaires.

Voies biliaires.

On en est encore réduit à des hypothèses sur la structure des canalicules biliaires bien qu'on ait pu les injecter dans les lobules. Ont-ils des parois propres ou sont-ils formés par l'écartement des cellules du foie?

La structure des plus gros canaux est indiquée sur la figure ci-après.

Fig. 295 (CADIAT).
Voies biliaires.

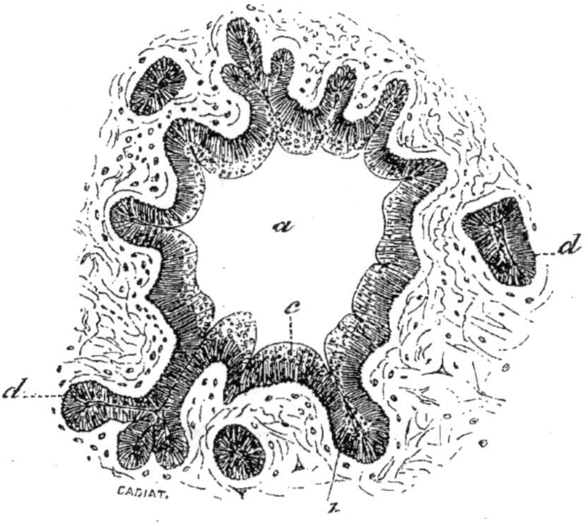

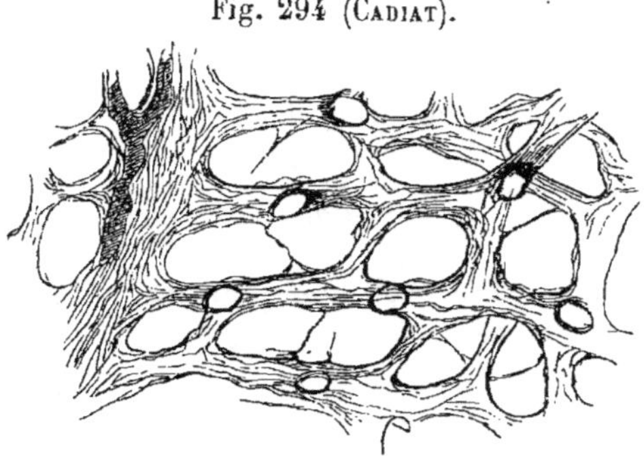

a, lumière du conduit;

c, cellules épithéliales cylindriques;

b et *d*, origine ou abouchement des canalicules venant du lobule.

La paroi du canal est entourée de tissu conjonctif; sur les gros canaux il existe des couches de fibres musculaires lisses.

La capsule de Glisson est formée de tissu fibreux; les cloisons qu'elle envoie dans l'intérieur du foie sont formées de tissu conjonctif qui ne se charge jamais de graisse.

Fig. 294 (CADIAT).

Réseau conjonctif du foie.

Le foie se développe aux dépens du tube digestif, par un bourgeon épithélial composé d'un grand nombre de cellules; ce bourgeon se ramifie, il finit par constituer un réseau de cylindres épithéliaux anastomosés entre eux; dans les intervalles libres s'introduisent les vaisseaux, et ainsi se produit l'enchevêtrement de vaisseaux et de tissu épithélial qui caractérise cet organe.

§ 91.

PANCRÉAS

Le pancréas est d'une étude difficile à cause de la rapidité avec laquelle il subit l'auto-digestion; aussi est-il difficile d'obtenir de bonnes préparations. On doit étudier le canal de Wirsung, les lobules glandulaires, les canaux glandulaires excréteurs et les acini.

Canal de Wirsung.

Le canal de Wirsung présente une enveloppe conjonctive qui paraît pourvue de fibres lisses. Cette tunique conjonctive a chez l'homme plus d'un millimètre d'épaisseur, elle est formée de fibres de direction habituellement circulaire et elle va en s'amincissant vers les petites divisions.

L'épithélium est cylindrique, prismatique, à gros noyau, à corps cellulaire transparent, il est disposé sur une seule couche, il est d'autant plus allongé que le canal qu'il tapisse est plus volumineux, d'après quelques auteurs de petites glandes en grappe seraient disséminées dans l'épaisseur des plus gros conduits.

Canaux glandulaires excréteurs.

Les canaux glandulaires excréteurs partent du canal de Wirsung, se ramifient pour arriver dans l'acinus; ils ont une structure analogue à celle que nous venons de décrire au canal de Wirsung. Le tissu conjonctif diminue et finit par se réduire à un anneau très mince confondu avec la membrane amorphe qui supporte l'épithélium.

Cet épithélium diminue de hauteur et perd rapidement sa régularité; dans les ramuscules qui arrivent aux acini, l'épithélium est tout à fait aplati, de telle sorte que le noyau fait saillie dans l'intérieur du conduit.

Acinus glandulaire.

L'acinus a une forme sphéroïdale, il se continue avec une des ramifications du canal excréteur, il paraît plus volumineux que celui-ci, il est tapissé par une couche de cellules épithéliales volumineuses prismatiques ou arrondies à gros noyaux, à protoplasma granuleux, les granulations s'accumulent avant la sécrétion (fig. 295, *a*) dans le corps cellulaire ; la cellule est flétrie après la sécrétion (*b*). La lumière de l'acinus ne serait pas limitée uniquement par ces cellules, il en existerait d'autres qui formeraient un revêtement intérieur et qu'on appelle les cellules centro-acineuses. Il faut remarquer qu'il n'existe pas d'éléments comparables aux croissants de Gianuzzi décrits dans la glande sous-maxillaire et que les cellules aplaties du conduit excréteur paraissent se prolonger jusque dans l'intérieur de l'acinus pour former les cellules centro-acineuses.

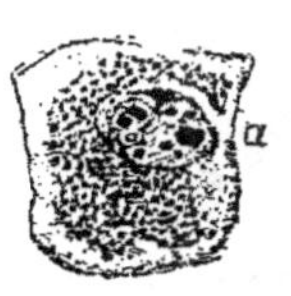
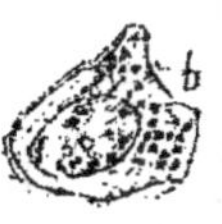

Fig. 295 (Ogata).

On a décrit de fins canalicules entre chacune des cellules de l'acinus ; on a nié l'existence d'une cavité dans l'acinus en le comparant à un follicule clos lymphatique. L'existence des canalicules est douteuse ; elle peut résulter d'un artifice de préparation, quant à la théorie des follicules clos qui remplaceraient les acini ; elle peut reposer sur l'examen des coupes qui ne passeraient pas dans le centre des acini. Chaque acinus possède une petite enveloppe conjonctive et chaque groupe d'acini formant un lobule est limité par une cloison conjonctive plus épaisse.

Pfluger aurait vu les nerfs à myéline se terminer dans les cellules glandulaires elles-mêmes.

§ 92.

RATE

La rate est le résultat de l'union d'une glande vasculaire sanguine avec une glande vasculaire lymphatique. Elle se compose :

1° D'une enveloppe fibreuse d'où partent des cloisons intérieures ;

2° De vaisseaux sanguins entourés d'une enveloppe lymphatique ;

3° D'un tissu spécial intermédiaire.

Négligeant le tissu fibreux de la rate, nous nous occuperons d'abord de l'enveloppe lymphatique des vaisseaux.

Celle-ci est constituée par un tissu comparable à celui des follicules lymphatiques de l'intestin ou des ganglions lymphatiques. Elle est logée dans l'épaisseur de la membrane externe des artères; elle se renfle de temps en temps pour former les follicules clos qu'on appelle les corpuscules de Malpighi. Sur les coupes on trouve toujours l'orifice d'une petite artère au centre de ces follicules clos.

Le tissu de la rate, splénique ou vasculaire sanguin, a été l'objet de nombreuses discussions. Il se présente sous des aspects très divers que nous allons essayer de faire connaître.

Quelquefois il paraît formé par une agglomération de cellules rondes, ayant un corps cellulaire très peu développé. Lorsqu'on cherche à faire disparaître ces cellules à l'aide du pinceau on voit qu'elles sont reliées entre elles par un réseau de filaments.

Fig. 296 (Klein et Variot).

Coupe de la rate, faible grossissement.

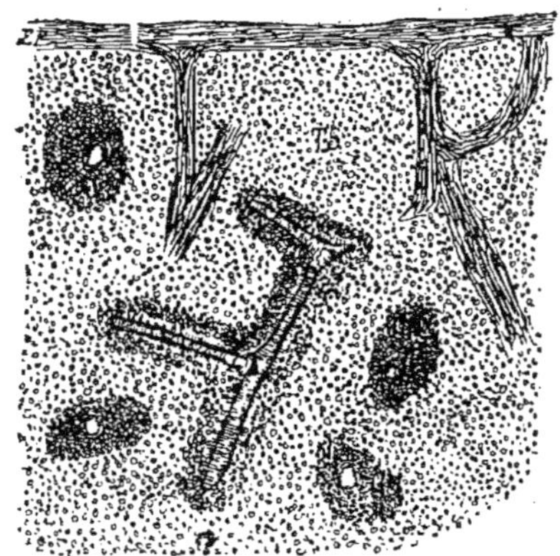

EF, capsule fibreuse envoyant des cloisons dans l'intérieur de la glande ;

TS, tissu vasculaire de la rate;

CM, corpuscule de Malpighi ou tissu lymphatique entourant une petite artère A.

Dans un deuxième cas, on voit mélangés aux filaments et aux cellules que nous venons de décrire un grand nombre de globules sanguins à divers degrés d'altération.

Fig. 297.

Tissu provenant de la rate du lapin distendue par le sang.

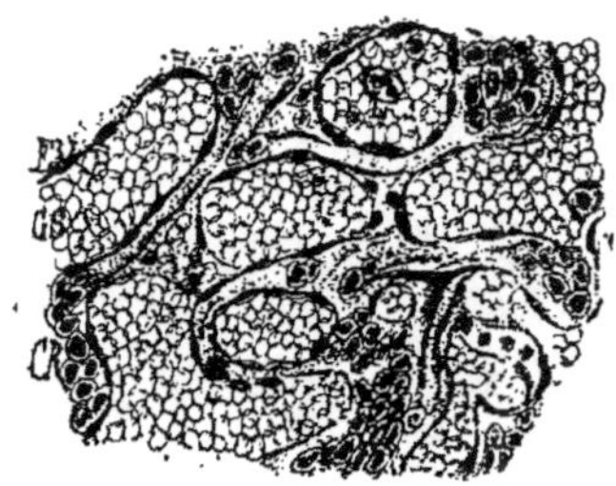

GS, globules rouges du sang ;

L, leucocytes ;

EV, épithélium qui limite les capillaires de la rate ;

CR, cellules de la rate développées dans les cloisons qui séparent les capillaires.

Enfin, dans un troisième cas, on trouve un lacis de capillaires distendus par le sang entre lesquels se reconnaissent les cellules de la rate.

Fig. 298 (Cadiat).

Réseau de filaments obtenu sur une coupe de rate injectée.

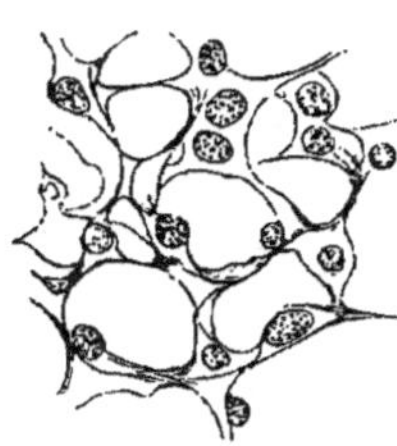

Les noyaux sont dans l'épaisseur des filaments.

Les cavités arrondies sont des vaisseaux capillaires sanguins.

Par les méthodes d'injection, les résultats sont également douteux : les uns ont injecté des capillaires parfaitement délimités et les autres ont produit des injections interstitielles, les liquides à injection passant entre les cellules comme l'eau entre les cailloux.

Pour nous, nous croyons à l'existence d'un réseau vasculaire complet dans la rate.

Les autres états devront être considérés comme le résultat de la putréfaction ou d'une rupture pendant l'injection.

Les artères de la rate ont la structure des petites artères musculaires; elles offrent la particularité très importante d'avoir une enveloppe lymphatique.

ORGANES GÉNITAUX MALES ET FEMELLES

§ 93.

ORGANES GÉNITAUX MALES

Cette leçon sur les organes génitaux de l'homme comprend l'étude du sperme, de la spermatogénèse, du testicule, de l'épididyme, du canal déférent, des vésicules séminales, des canaux éjaculateurs, de la prostate, des glandes de Cooper ou de Méry.

Sperme.

Il suffit pour l'examiner d'en mettre une goutte entre une lame et une lamelle de verre. C'est un liquide épais, visqueux, plus dense que l'eau, de couleur blanchâtre, ayant une odeur spéciale.

Étude du sperme à l'état liquide. — Il contient des spermatozoïdes, des cellules épithéliales, des globules blancs et rouges, des sympexions, du mucus, des granulations.

Fig. 299.

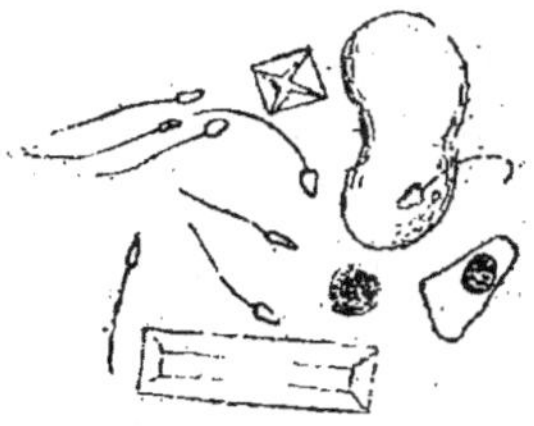

Quand il est froid, on y trouve en outre des cristaux de phosphate de chaux et d'oxalate de chaux.

Dans le sperme on trouve des cellules épithéliales polyédriques venant de l'urèthre, des cellules cylindriques, prismatiques ou cubiques, venant du canal déférent ou des vésicules séminales ; des globules blancs comme il s'en trouve à la surface de toutes les muqueuses.

Les sympexions sont des amas de substance amorphe, sphériques ou réniformes, d'apparence visqueuse, de couleur jaunâtre, de volume variable.

Les cellules et les spermatozoaires s'y agglutinent quelquefois. Les granulations n'ont rien de spécial.

Du mucus en grande abondance forme dans le sperme des filaments nombreux.

Le spermatozoïde a une forme caractéristique, c'est un filament qui se renfle à une extrémité.

On lui considère une tête, un col et une queue.

La tête est ovoïde ou plutôt a la forme d'une poire aplatie transversalement ; à la partie la plus volumineuse fait suite un filament légèrement renflé tout d'abord, qui va s'effilant ; la partie renflée s'appelle le col.

Fig. 300 (Cadiat).

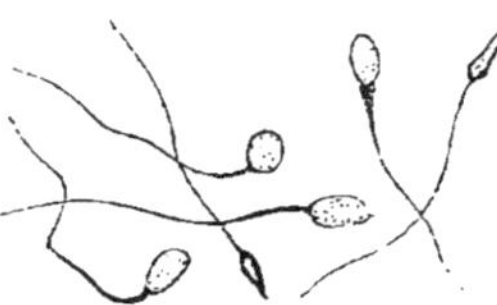

Spermatozoïdes de l'homme dont le renflement céphalique est vu tantôt de face, tantôt de profil.

La longueur des spermatozoïdes est d'environ soixante μ.

Leur épaisseur est de trois μ au niveau de la tête et de moins d'un μ dans le reste de leur étendue.

Ils sont plus petits que les globules du sang ; ils ont une réfringence assez forte et une coloration un peu jaunâtre qui permettent de les apercevoir facilement.

Il sont doués de mouvement et dans les préparations on peut les voir progresser, la tête en avant ; leurs mouvements sont gênés dans les liquides visqueux.

Le froid ralentit leurs mouvements. A 0° ils congèlent et peuvent revenir à la vie ; à 50° ils meurent.

L'électricité, les poisons les influencent ; après la mort ils deviennent raides et immobiles dans des positions variées, ils présentent la particularité de résister à la dessiccation et à la putréfaction, ce qui permet de constater leur présence longtemps après l'émission du sperme, comme on a l'occasion de le faire en médecine légale.

Historique des spermatozoïdes. — Louis Ham, en 1677, fit voir à Leuwenhœck des animaux vivants dans le sperme d'un homme.

Dans le mois de novembre de la même année, Leuwenhœck envoya à Londres l'histoire du nouveau phénomène avec planches à l'appui, qu'il fit faire d'après la semence du chien et du lapin.

Que sont les spermatozoïdes?

On les a appelés successivement : petits vers spermatiques, animalcules, zoospermes, filaments spermatiques, spermatozoaires, spermatozoïdes (Duvernoy).

Le spermatozoïde est un dérivé d'une cellule épithéliale, une sorte de cellule détachée du corps humain, ayant conservé sa vitalité et pouvant se greffer, dans certaines conditions, sur une cellule détachée de l'ovaire de la femme.

§ 94.

DU TESTICULE

Il est entouré d'une capsule blanche de nature fibreuse, qui s'appelle l'albuginée. Le tissu fibreux de l'albuginée offre la particularité d'avoir un nombre de vaisseaux supérieur à la moyenne de la vascularisation de ce tissu. La face extérieure de l'albuginée est recouverte par la vaginale; la face interne présente un épaississement appelé le corps d'Highmore et des cloisons qui subdivisent le parenchyme testiculaire en 300 loges environ; chaque loge est remplie par 4 ou 5 tubes pelotonnés sur eux-mêmes, séparés par du tissu conjonctif; ces tubes, fermés en cæcum à leur extrémité libre, viennent aboutir au corps d'Highmore, dans l'épaisseur duquel ils forment un réseau qu'on appelle le *rete mirabile testis*.

Une coupe du tissu testiculaire, avec un faible grossissement, montre les tubes testiculaires, sectionnés sous diverses incidences et offrant les figures les plus variées ; leur membrane amorphe se détache très nettement ; le contenu testiculaire est aussi très apparent, mais la lumière du tube est très mal délimitée, les épithéliums de revêtement semblent mal rangés du côté de la lumière du tube.

Fig. 301.

Coupe d'un morceau de testicule d'un homme adulte montrant une partie de l'albuginée.

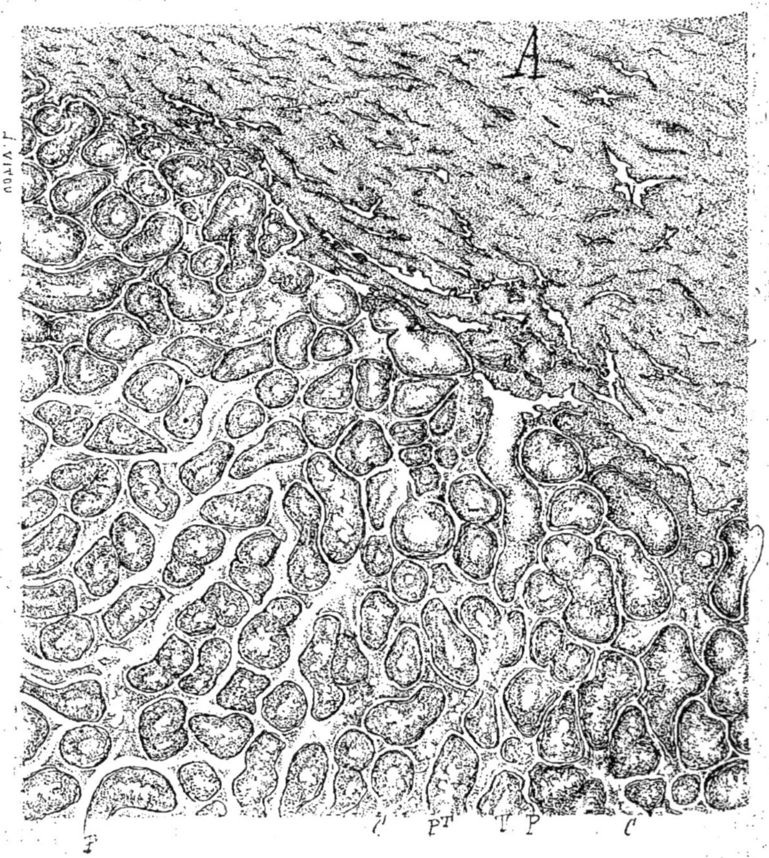

A, albuginée, tissu fibreux criblé d'ouvertures irrégulières, vaisseaux sanguins et lymphatiques ;

T, tubes testiculaires à contenu mal délimité ;
P, parois de ces tubes ;
C, tissu conjonctif intermédiaire.

Le tissu conjonctif possède une grande quantité de tissu amorphe qui le rend transparent.

Entre les tubes se trouvent du tissu conjonctif, des vaisseaux sanguins et lymphatiques et des cellules spéciales appelées interstitielles, vestiges du développement embryonnaire.

Tubes testiculaires.

Les tubes testiculaires sont formés d'une membrane d'apparence amorphe, épaisse, à l'intérieur de laquelle est disposé sur plusieurs rangs un épithélium de nature spéciale. ·

La membrane amorphe est formée de gaines emboîtées les unes dans les autres sur lesquelles ont peut déceler par le nitrate d'argent la présence d'un épithélium lamelleux (fig. 302).

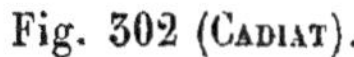

Fig. 302 (Cadiat).

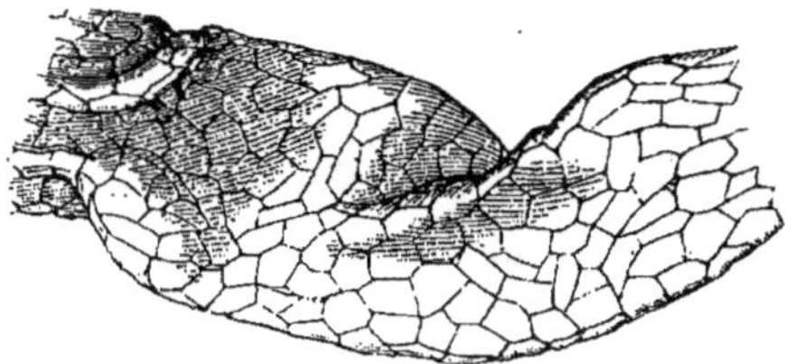

Quant au revêtement intérieur des tubes, il varie suivant les âges.

Avant la puberté, les tubes séminifères sont remplis d'un épithélium polyédrique.

Pendant la période d'activité sexuelle, l'épithélium est polymorphe, il se compose d'éléments allongés, formateurs des spermatozoïdes, puis de cellules rondes, et enfin de cellules polyédriques.

On ne trouve pas constamment des spermatozoïdes dans les tubes testiculaires.

Chez l'homme l'étude de la disposition de ces éléments est toujours difficile. Nous prendrons les animaux pour type de description.

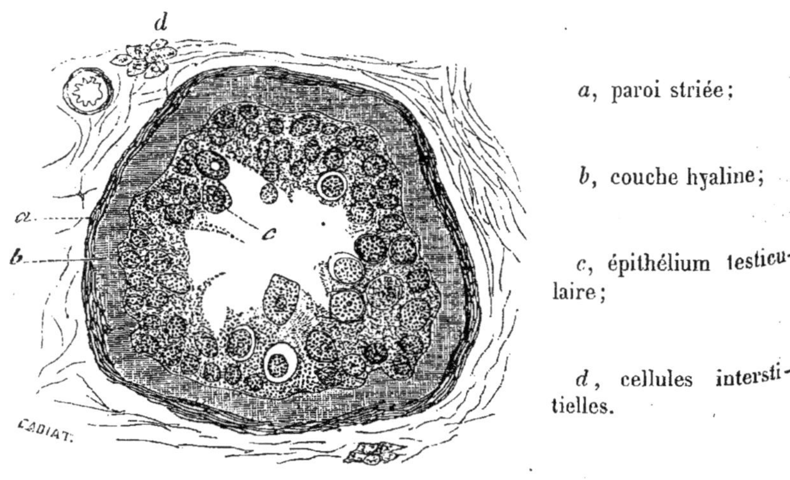

Fig. 303 (Cadiat).

Coupe d'un tube testiculaire ou spermatique chez un supplicié
de cinquante ans, fort grossissement.

a, paroi striée;

b, couche hyaline;

c, épithélium testicu-
laire;

d, cellules intersti-
tielles.

Dans la vieillesse, le tube testiculaire se retrécit; l'épithélium
devient très irrégulier et granuleux.

Spermatogénèse.

C'est dans le testicule que se développent les spermatozoïdes;
autrefois, avec Kölliker et Robin, on admettait le développement des
spermatozoïdes dans l'intérieur d'une cellule (théorie endogène).
Depuis Sertoli, en 1864, les idées sont modifiées et le spermatozoïde est considéré comme le résultat du bourgeonnement extérieur
d'une cellule (théorie exogène).

Sertoli découvrit dans les canalicules séminifères du rat des cellules particulières, en forme de chandelier, à base élargie munie
d'un noyau, à prolongement de forme cylindrique divisé en lobes
à son sommet.

Fig. 304 (Cadiat).

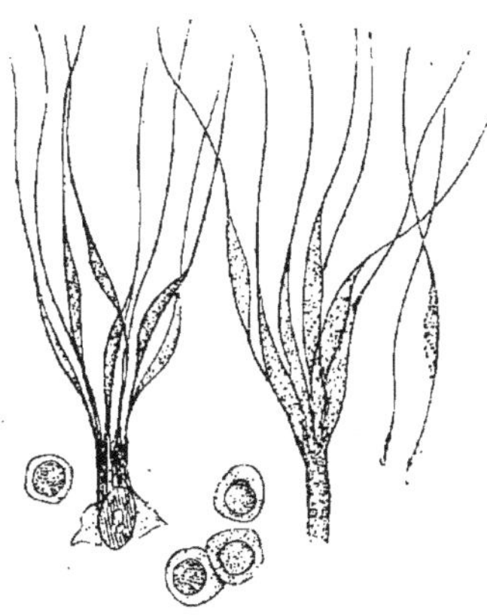

Cellules génératrices du spermatozoïde
ou spermatoblaste.

Fig. 305 (Cadiat).

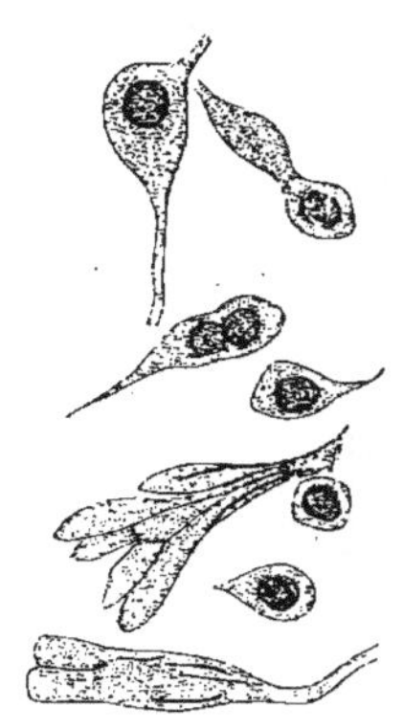

Premier degré de développement
des spermatoblastes.

C'étaient les cellules génératrices du spermatozoïde.

Elles ne se voient facilement que sur les tubes testiculaires volumineux. Si l'on jette un coup d'œil sur le tableau suivant on verra qu'en effet les tubes testiculaires qui sont le plus favorables pour l'étude de la spermatogénèse sont ceux du rat qui mesurent 400 μ de diamètre.

Diamètre comparé des tubes testiculaires de divers animaux :

Cobaye.	100 μ
Chat.	110 μ
Coq.	120 μ
Lapin Bouc Homme	200 μ
Chien.	250 μ
Taureau.	260 μ
Rat.	400 μ

En étudiant sur des coupes les conduits séminifères du rat sectionnés perpendiculairement à leur axe, on voit des zones concentriques.

En allant de dehors en dedans :

1° Une couche de cellules aplaties polygonales régulières, appliquées directement sur la paroi du tube ;

2° Une couche de petites cellules rondes et granuleuses ;

3° Une couche de grandes cellules rondes et granuleuses ;

4° Une zone de faisceaux de spermatozoïdes libres dans la lumière du tube, et présentant une disposition rayonnée.

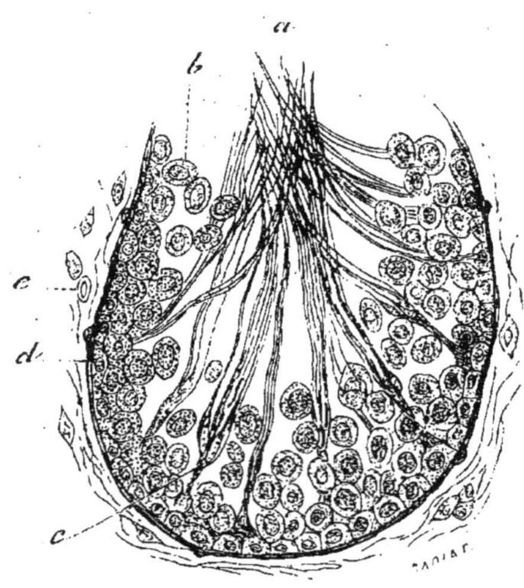

Fig. 306 (Cadiat).

Coupe d'un tube testiculaire du rat.

a, spermatozoïdes réunis en faisceaux ;

c, spermatoblastes d'où ils se détachent ;

b, cellules rondes intermédiaires ;

d, membrane amorphe sur laquelle se voit une rangée de cellules cubiques ;

e, tissu conjonctif intermédiaire ou interstitiel.

Quelques-unes des cellules polygonales de la couche externe présentent un prolongement qui part de leur face interne, et qui s'insinue en quelque sorte entre les cellules qui constituent la deuxième et troisième couche. A l'extrémité de ces prolongements viennent s'insérer les faisceaux de spermatozoïdes. Sur leur parties latérales on remarque de petites dépressions en forme de cupules, qui ne sont autre chose que l'empreinte des cellules rondes voisines.

On donne à la cellule qui engendre les spermatozoïdes le nom de spermatoblaste ou cellule en chandelier.

Quand on observe les débuts de la spermatogénèse, à côté du noyau du spermatoblaste, on voit se former un ou plusieurs points qui en soulèvent les extrémités libres. C'est la tête des spermatozoïdes.

Un filament, qui deviendra la queue, se développe ensuite.

Chez l'homme on peut observer la spermatogénèse, cependant avec moins de facilité; il est assez rare de voir la cavité du tube testiculaire de l'homme présenter un certain nombre de filaments spermatiques.

Rete mirabile testis.

Les canaux du *rete mirabile testis* sont plus étroits que les tubes testiculaires, ils sont creusés dans le tissu fibreux et sont tapissés d'une seule couche d'épithélium de forme cubique, qui tend à s'aplatir; ils s'anastomosent entre eux.

Épididyme.

Les canaux épididymaires ont une structure très différente des tubes testiculaires.

Ils en diffèrent par le diamètre.

L'épithélium devient cylindrique, à cils vibratiles. Ses cellules sont remarquables par leur allongement et par l'étroitesse de leur corps cellulaire; leurs cils vibratiles sont aussi d'une longueur supérieure à la moyenne.

Elles reposent sur une membrane amorphe moins épaisse, et en dehors commence à apparaître une couche de fibres musculaires disposées annulairement.

Ces canaux sont enveloppés de tissu conjonctif très lâche qui contient un nombre considérable de vaisseaux, principalement de vaisseaux veineux.

La cavité de ces tubes est souvent remplie de spermatozoïdes.

Fig. 507.

Coupe d'une partie de l'épididyme de l'homme.

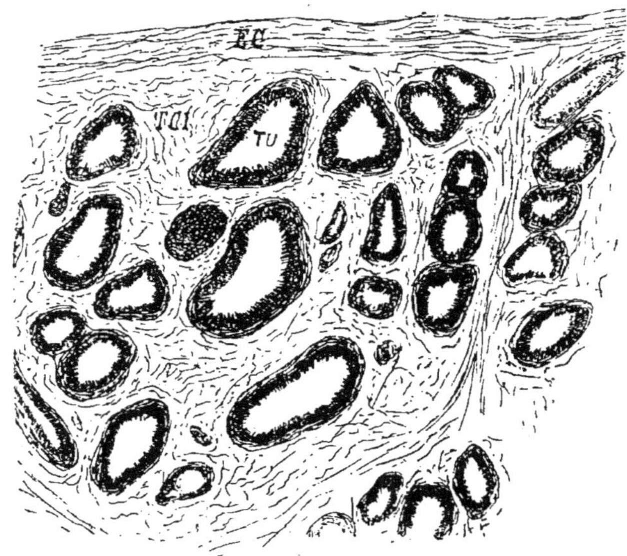

EC, enveloppe li-mitante de tissu fibreux;

TCI, tissu con-jonctif lâche inter-médiaire, avec quelques vais-seaux;

TU, tubes recon-naissables à leur épithélium très épais, leur paroi musculaire, à l'iné-galité de leurs dia-mètres et de leurs contours.

Fig. 508.

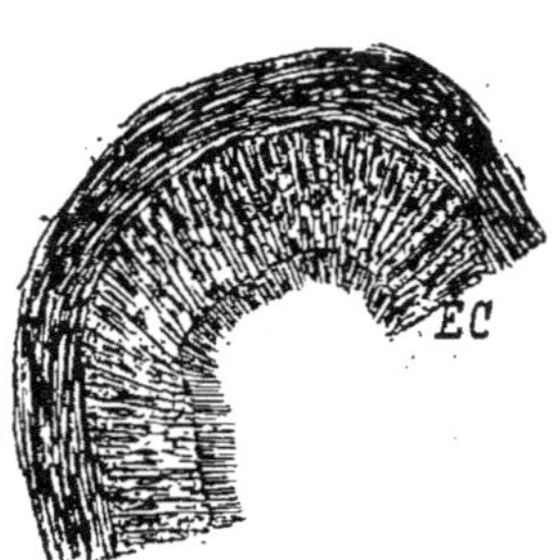

Structure du tube de l'épidi-dyme.

Son épithélium cylindrique (EC) très allongé à cils vi-bratiles.

Sa couche de fibres muscu-laires lisses très épaisse.

CANAL DÉFÉRENT

Le canal déférent se présente sur la coupe avec une forme circu-laire et une paroi très épaisse qui est décomposable en un grand nombre de couches.

Il existe trois enveloppes de fibres musculaires lisses, deux longitudinales et une circulaire ou mieux réticulée, entre elles.

En dedans se voit une enveloppe élastique très importante, puis une muqueuse rudimentaire, composée d'un chorion riche en cellules et en substance amorphe, et d'un épithélium polyédrique à deux ou trois rangées de cellules.

A la partie supérieure du canal déférent les coupes montrent les excavations revêtues d'épithélium qui ont été considérées comme des glandes.

VÉSICULES SÉMINALES

Elles se composent d'une muqueuse et d'une couche musculaire. La muqueuse est très mince ; elle a un chorion de tissu conjonctif presque amorphe ; son revêtement est composé d'épithélium cubique ou cylindrique disposé sur une seule rangée ou sur deux rangées au plus.

La cavité des vésicules séminales est très irrégulière, elle présente des sortes de poches diverticulaires qui sont formées par des cloisons de la muqueuse que nous venons de décrire.

Fig. 309.

Coupe d'une vésicule séminale d'homme (grossie 5 fois).

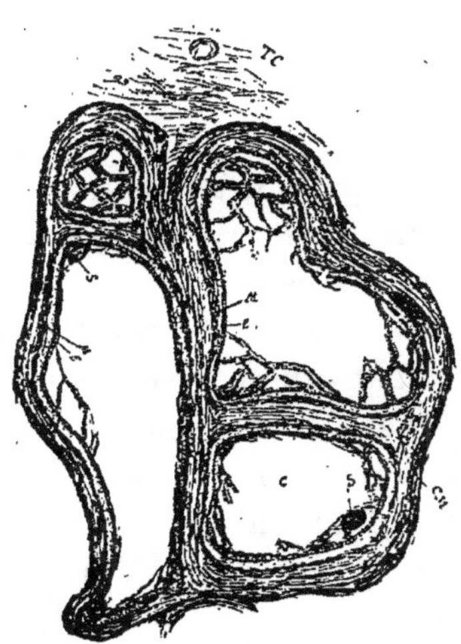

Cette coupe montre les grandes loges C limitées par les couches musculaires CM, et les cavités secondaires fournies par la muqueuse.

M, chorion de la muqueuse ;

E, son épithélium ;

S, sympexions restés dans les cavités ;

TC, le tissu conjonctif ambiant.

La couche musculaire est beaucoup plus mince que celle des canaux déférents ; elle est également composée de plans musculaires lisses dont les faisceaux sont très irrégulièrement disposés.

Canaux éjaculateurs.

Les canaux éjaculateurs ont une muqueuse semblable à celle des canaux déférents, l'enveloppe de fibres élastiques est très faible; ils ne possèdent qu'un très petit nombre de fibres musculaires lisses, mais il faut faire remarquer qu'ils sont plongés au milieu de la prostate, qui en renferme un très grand nombre.

Utricule prostatique.

Cette cavité est tapissée d'une muqueuse qui présente une structure très semblable à celle des canaux éjaculateurs.

On l'appelle encore utérus mâle.

Elle est la trace d'une période curieuse du développement embryonnaire pendant laquelle l'embryon possède à la fois les rudiments des organes génitaux mâles et femelles.

Elle n'est pas la seule trace de cet état, l'hydatide de *Morgagni*, le corps de *Giraldés*, le corps de *Rosenmuller* en sont d'autres exemples.

PROSTATE

La prostate est une glande ou un amas de glandes venant s'ouvrir dans l'urèthre, elle est entourée et traversée par un lacis de fibres musculaires.

A la coupe on voit donc une très grande quantité de tissu musculaire interposé entre les culs-de-sac glandulaires ; ceux-ci rappellent grossièrement la disposition des glandes en grappes ; l'épithélium de revêtement de la prostate est cubique sur un ou deux rangs au plus. On trouve fréquemment dans l'intérieur des culs-de-sac glandulaires des concrétions de nature spéciale, très réfringentes, formées de couches concentriques d'une coloration jaune rougeâtre, elles peuvent atteindre jusqu'à deux ou trois millimètres de diamètre.

De plus ajoutons que les coupes de la prostate montrent de nombreux orifices vasculaires.

Fig. 310.

Prostate d'un enfant de quinze ans (d'après une préparation donnée par le Dr Launois).

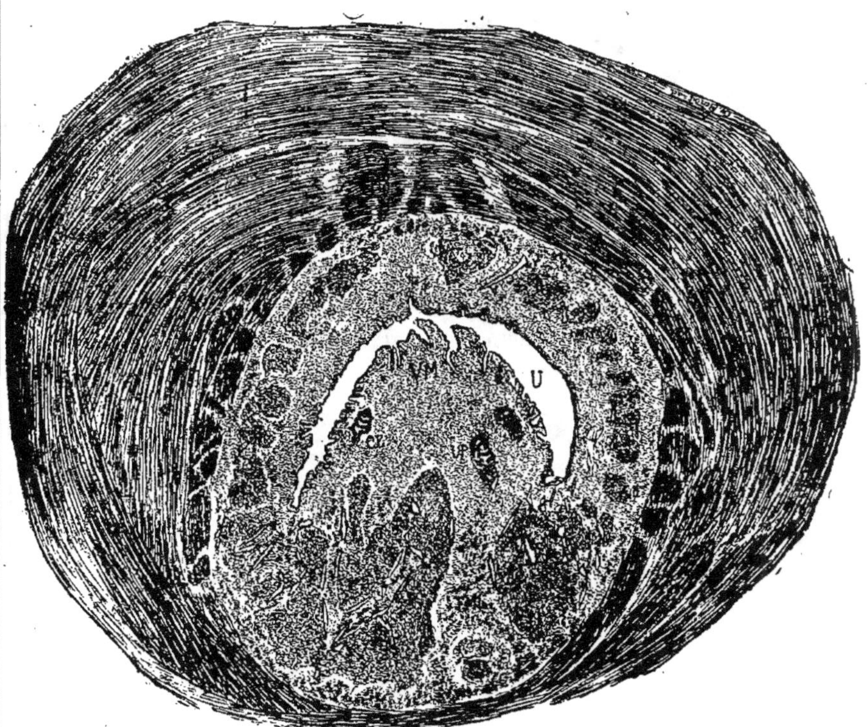

La coupe est faite au niveau du verumontanum VM, de l'utricule prostati-que UP, des canaux éjaculateurs CE. Le chorion de la muqueuse est finement granuleux ; le tissu glandulaire de la prostate G est indiqué par un fouillis de traits courbes, les fibres lisses, FML, par de petits traits noirs. Les glandes for-ment une enveloppe complète à l'uretère U. Elles sont plus abondantes du côté du verumontanum.

Les fibres musculaires lisses forment une enveloppe encore plus extérieure.

Puis on trouve une couche entièrement épaisse de fibres musculaires striées FMS.

Fig. 311 (Cadiat).

Prostate de supplicié.

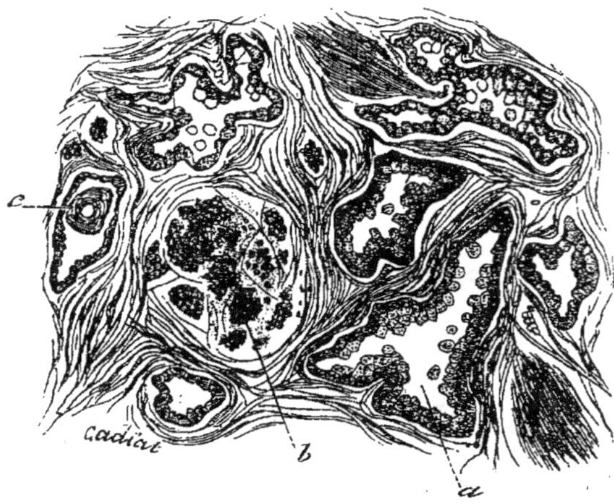

a, cavité glandulaire;

b, faisceaux de fibres musculaires;

c, calculs prostatiques.

Le grossissement permet de voir qu'il existe des fibres musculaires interposées entre les cavités glandulaires.

Ils comprennent l'ovaire, la trompe, l'utérus, le vagin, les organes génitaux externes.

§ 95.

OVAIRE

L'ovaire est composé de deux parties : une membrane périphérique nacrée qui est la membrane ovigène ; une substance centrale appelé le stroma qui se continue avec le hile et reçoit ses vaisseaux.

Le péritoine passe à la surface de l'ovaire, mais il est profondément modifié.

Stroma de l'ovaire. — Il est constitué par du tissu conjonctif, présentant des corps fusiformes ou étoilés et des vaisseaux sanguins de divers calibres ; les artères y ont la disposition hélicine.

Membrane ovigène. — La membrane ovigène est constituée par du tissu fibreux à fibrilles très denses, très serrées ; elle présente un très petit nombre de vaisseaux.

L'ovaire contient dans sa partie ovigène un très grand nombre de petits organes appelés ovisacs, sept cent mille, d'après Sappey. Chaque ovisac contient un ovule.

Les ovisacs se présentent à des états de développement très différents. Les uns sont si petits qu'ils se pressent sur plusieurs rangées dans l'épaisseur de la couche ovigène qui n'a pas un millimètre d'épaisseur, les autres atteignent le volume d'une cerise.

La partie intéressante à étudier pour l'histologiste est l'ovisac ; il faut le suivre dans ses diverses transformations.

La membrane ovigène est recouverte à sa partie extérieure par un épithélium aplati ou cubique quelquefois, qui représente le péritoine mais ne lui appartient plus.

Cette couche a joué un grand rôle dans le développement.

Elle est une modification de l'épithélium péritonéal qui recouvrait les corps de Wolf à l'époque où l'ovaire apparaît en ce point. D'après Waldeyer cet épithélium enverrait des prolongements qui s'enfonceraient dans la membrane ovigène de l'ovaire, et c'est aux dépens de ces bourgeons épithéliaux que se formeraient les ovules et les ovisacs. Cet épithélium perdant son nom originel s'appellerait *épithélium germinatif*.

Il n'est pas rare de trouver des traces de cette évolution sur des ovaires complètement développés (fig. 312 et 318).

Ovisacs.

Il faut examiner l'ovisac à trois périodes :

1° L'ovule et l'ovisac ne forment qu'un amas de cellules égales : l'ovule ne se distingue des autres cellules que par sa position centrale.

2° L'ovule se distingue par son volume des cellules de l'ovisac qui l'entourent.

3° Les diverses parties constituantes de l'ovisac sont développées.

A la période de maturation, les cellules de l'ovisac se sont multipliées beaucoup; il s'est produit un liquide au centre; l'ovule est développé complètement; il est refoulé à la périphérie et logé dans un amas de cellules qui s'appelle le cumulus proligère. La membrane ovigène a fourni une enveloppe fibreuse dans laquelle se sont développés des vaisseaux.

Les ovaires de femmes ne sont pas très favorables pour l'étude de ces divers états de l'ovisac, on emploie de préférence les ovaires d'animaux qui présentent plusieurs ovisacs en développement simultané.

L'ovisac fut découvert le premier, Fallope l'aperçut. Regnier de Graaf, en 1672, donna la première description complète. On croyait que l'ovisac était l'analogue de l'œuf des oiseaux, nul jusqu'alors n'avait vu l'ovule qui était trop petit pour les microscopes de l'époque ; de Baer le découvrit en 1827.

Fig. 512 (CADIAT).

Coupe de la membrane ovigène d'un ovaire de chatte, montrant les vésicules de de Graaf,
ou ovisacs, à différentes périodes de leur développement.

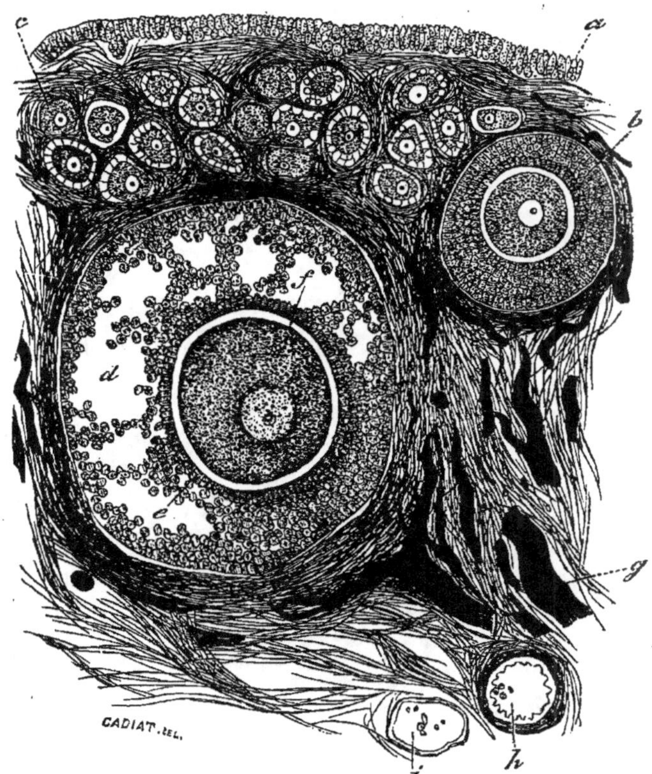

a, épithélium germinatif
continu avec l'épithélium du
péritoine, mais de forme différente;

b, premier degré de la vésicule de de Graaf;

c, degré beaucoup plus
avancé de cette vésicule;

d, e, f, vésicule de de Graaf
presque à maturité;

Tous les ovisacs sont plongés dans une substance à la
fois fibreuse et vasculaire qui
forme à chacun une co-
que. Cette substance est ici
représentée par des traits
entrecroisés qui donnent une
idée du feutrage des faisceaux fibreux.

g, g, représentent les vaisseaux artériels injectés;

h, veine.

L'ovisac, ou vésicule de
de Graaf ci-joint, à son état
complet de développement
comprend:

1° Une mince enveloppe
nommée membrane propre,
peu visible ici quoiqu'elle
soit désignée par aucune
lettre;

A l'intérieur de la membrane propre, une couche épithéliale, dite membrane granuleuse.
Celle-ci n'offre pas une limite cavitaire nette; ses éléments forment des traînées, circonscrivent
des cavités secondaires.

Une proéminence plus considérable de la membrane granuleuse s'appelle le cumulus ou disque proligère, et loge l'ovule qu'elle enveloppe complètement; e, désigne cette couche enveloppante dont les cellules sont habituellement prismatiques. Les espaces clairs indiqués par la
lettre d, sont remplis par un liquide spécial appelé liquide folliculaire ou ovarique;

L'ovule f, limité par la membrane vitelline, contient le vitellus, la vésicule germinative et
la tache germinative.

Dans l'ovisac incomplètement développé, dessiné en b, le liquide folliculaire n'existe pas
encore et la membrane granuleuse ne présente point de cavités.

Dans les petits ovisacs, à divers degrés de développement indiqués par la lettre c, on commence
à distinguer l'ovule de la membrane granuleuse qui l'entoure.

Ovule.

L'ovule bien développé se compose des diverses parties histologiques suivantes (fig. 313) :

Une membrane vitelline, amorphe, transparente, épaisse (*a*) ;

Un vitellus chargé de granulations sombres, jaunâtres *b*.

Une partie transparente nommée vésicule germinative *c* (Purkinje).

Dans l'intérieur de la partie transparente, une tache noire nommée tache germinative *d* (Wagner).

Il a 1, 2 ou 300 μ.

Fig. 313.

Ovule de femme (d'après Ch. Robin).

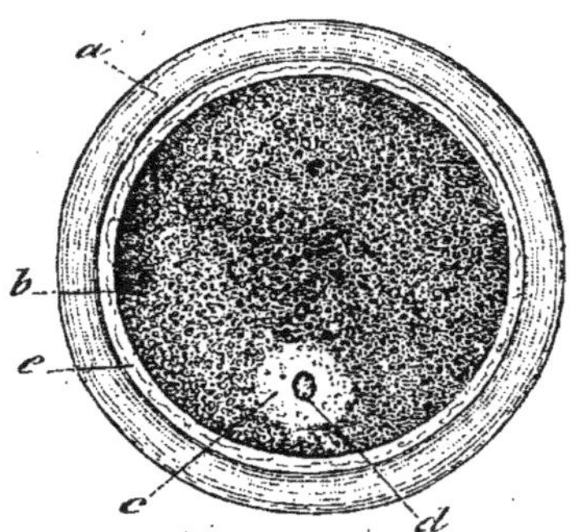

On remarquera dans cette figure qu'il reste un intervalle entre le vitellus et sa membrane, c'est un des premiers phénomènes de vitalité de l'ovule qu'on désigne sous le nom de retrait du vitellus.

Déhiscence ovarienne. — Par suite de l'augmentation du liquide de l'ovisac il se fait une rupture et l'ovule avec un certain nombre de cellules tombe dans la trompe.

Migration de l'ovule. — L'ovule chemine du pavillon de la trompe vers son orifice utérin et est expulsé au dehors s'il n'est pas fécondé. Pendant cette migration il subit des modifications successives qui se produisent même en dehors de la fécondation. Ce sont :

1° La *rétraction du vitellus et formation d'un espace périvitellin* (fig. 313) ;

2° L'*issue de globules polaires*;

Fig. 314 (Cadiat).

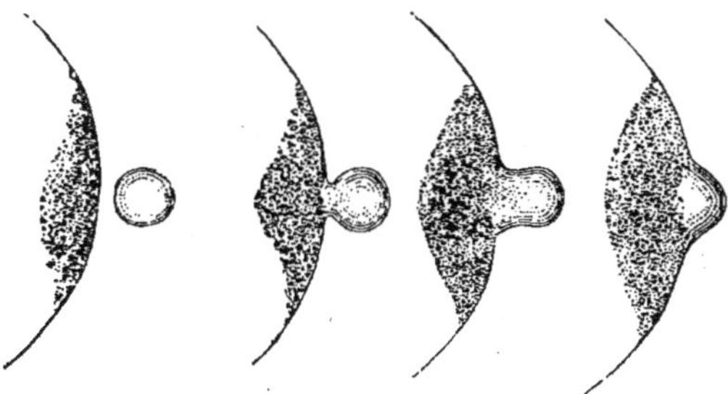

Formation des globules polaires. Ce sont des gouttes sarcodiques qui sortent de l'ovule et dont l'apparition est précédée de phénomènes de karyokinèse.

3° La *segmentation*.

Fig. 315 (Cadiat).

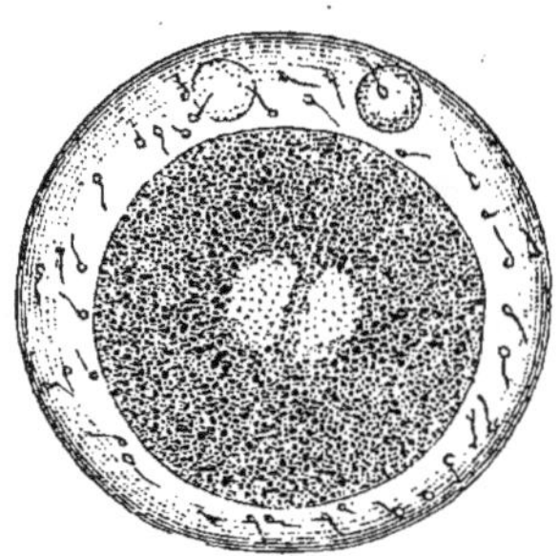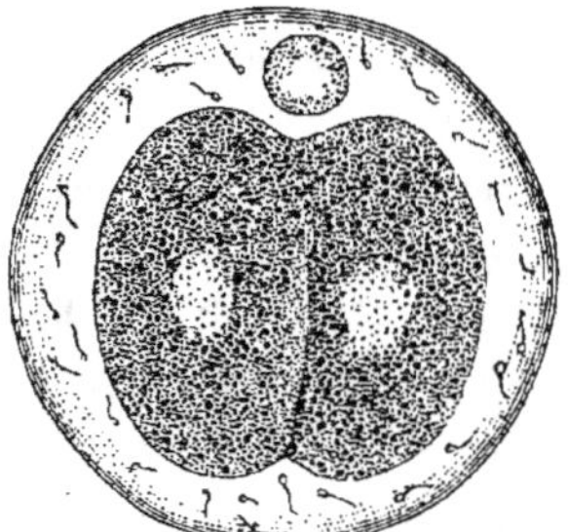

Segmentation de l'ovule après la formation des globules polaires et la rétraction du vitellus. Les spermatozoïdes existent encore.

Sur l'ovule, principalement sur les espèces inférieures, s'observent les phénomènes de karyokinèse qui préparent la segmentation; on voit dans le voisinage de la vésicule germinative se produire des figures étoilées, des fuseaux qui vont diriger la fragmentation de l'ovule. Fol, un des premiers, en a décrit le mode; nous en donnons les phases successives dans l'œuf d'une truite.

Fig. 316 (Henneguy).

Phases successives de la division d'une cellule du germe de la truite.

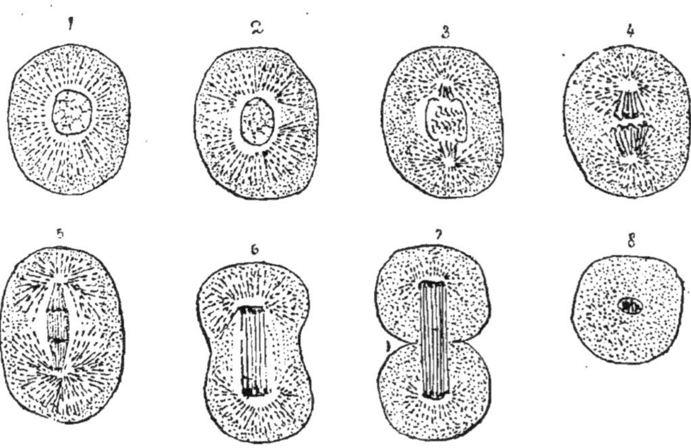

1, apparition de l'aster;

2, dédoublement de l'aster, allongement du noyau;

3, disparition de la membrane du noyau aux pôles et commencement de la fusion du noyau avec le corps cellulaire;

4, le noyau est disparu, l'aster primitif est dédoublé, il en forme deux; on l'appelle amphiaster;

5, les asters s'écartent vers les pôles de la cellule, ils sont réunis par des bâtonnets ou filaments connectifs;

6, 7, étranglement du corps de la cellule;

8, cellule fille résultant de la segmentation.

Nous arrêtons ici notre description de l'ovule. Le pronucléus femelle, le pronucléus mâle, le noyau vitellin qui se forment dans l'ovule fécondé, en remplacement de la vésicule germinative, appartiennent à l'étude spéciale de l'embryologie.

Cicatrices ovariennes. Oariules. Corps jaunes. — Après la rupture de l'ovisac, la cicatrisation s'opère de la manière suivante; la paroi conjonctive s'épaissit par addition de substance amorphe, elle forme des plis sur elle-même, le caillot sanguin disparaît, il se développe un élément qui vient de la paroi et qu'on appelle cellules de l'ovisac ou de l'oariule.

Fig. 317 (CADIAT).

Cellules de l'ovisac ou de l'oariule.

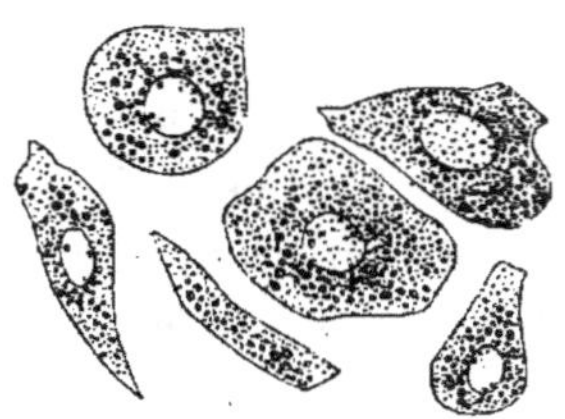

Grandes, larges, aplaties, de forme irrégulière, elles sont remarquables par le pigment jaune qu'elles contiennent.

Ces cellules sont encore désignées sous le nom d'interstitielles.

La coloration de l'oariule est jaune, jaune brun, ou rose. Dans un temps qui varie de trente jours à sept mois les corps jaunes sont remplacés par une cicatrice ordinaire de tissu fibreux.

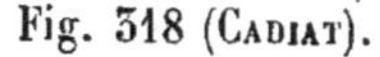

Fig. 318 (CADIAT).

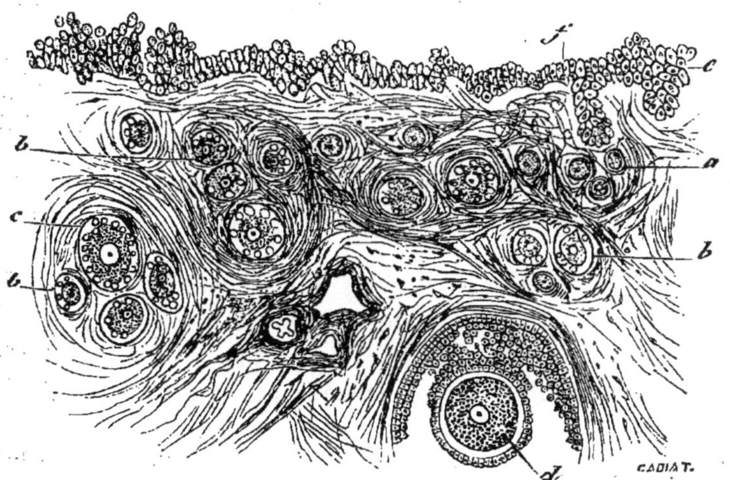

Ovaire de chatte montrant l'épithélium du péritoine très épaissi ou épithélium germinatif et des ovisacs (a, b, c, d) à divers degrés de développement. f et e sont des cordons épithéliaux dont la fragmentation forme des ovisacs.

§ 96.

TROMPES UTÉRINES OU DE FALLOPE

Trompes utérines ou de Fallope. — Les trompes sont formées d'une muqueuse doublée d'une tunique musculaire lisse.

La *muqueuse* présente la particularité d'être mince et d'avoir des prolongements lamelleux qui font saillie dans toute sa grande longueur. La muqueuse possède le tissu conjonctif des muqueuses, transparent, renfermant beaucoup de noyaux; l'épithélium qui la tapisse est cylindrique à cils vibratiles.

Il n'existe pas de glandes dans toute la longueur de la trompe.

La couche de fibres musculaires est formée de faisceaux très irrégulièrement entre-croisés.

Sur une coupe perpendiculaire au grand axe de la trompe et portant dans sa *partie moyenne* sur une femme adulte, on se rend compte des diverses dispositions que nous avons signalées.

Les lamelles qui prolongent la surface de la muqueuse mesurent à peine le dixième de son épaisseur, elles offrent une hauteur disproportionnée avec le peu d'abondance de tissu chorial qui les forme.

La muqueuse adhère intimement à la fibre musculaire comme cela s'observe dans l'utérus et il existe en dehors de la couche du tissu musculaire une enveloppe très mince de tissu péritonéal.

Lorsque la trompe s'est rétrécie, pour entrer dans la matrice, sa muqueuse est réduite à sa plus simple expression; on ne trouve plus de traces de franges, l'enveloppe musculaire est augmentée de volume et confondue avec les muscles appartenant en propre à l'utérus.

Les figures jointes à cet article ont pour but de faire connaître exactement les rapports des divers tissus constituant les trompes dont l'étude anatomo-pathologique a pris tant d'importance depuis quelques années.

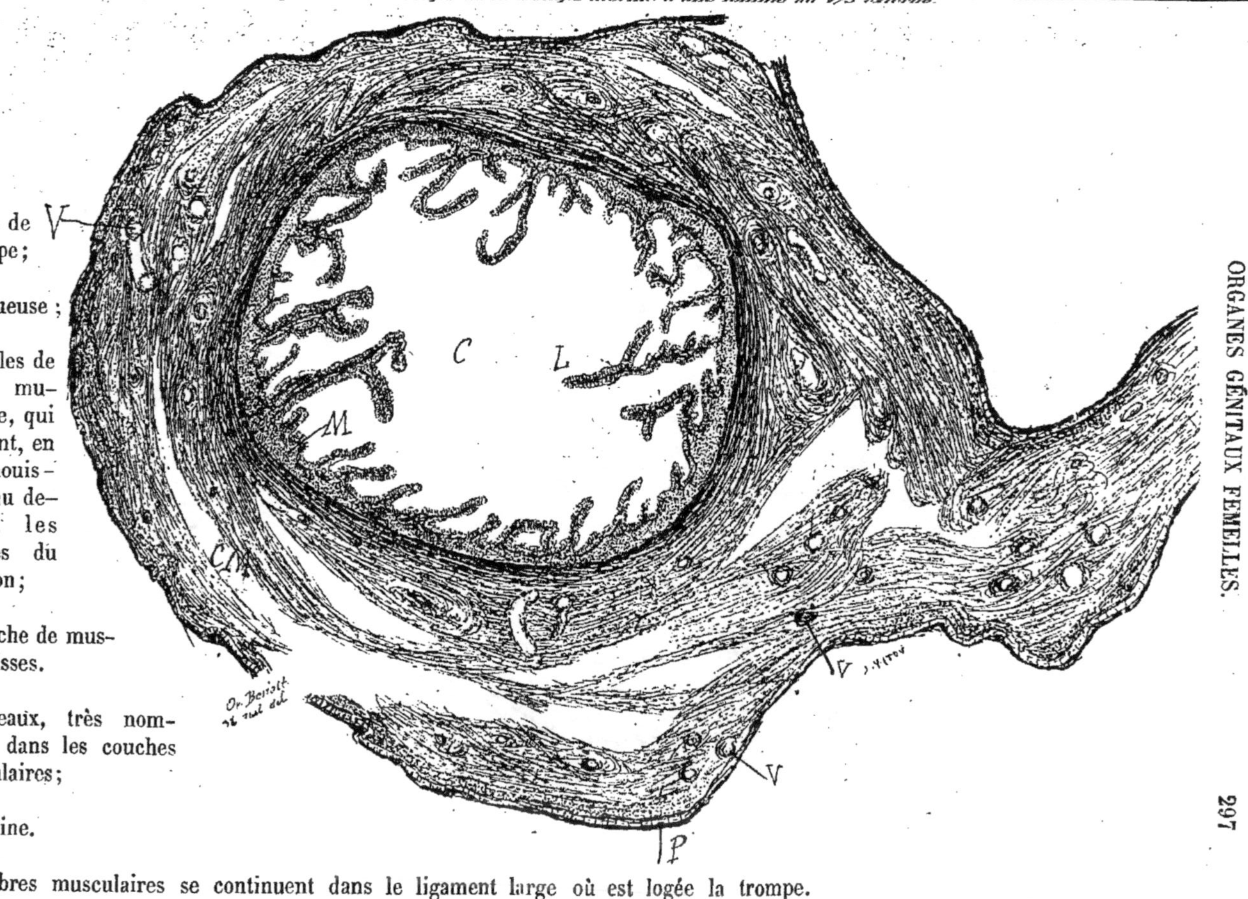

C, cavité de la trompe ;

M, muqueuse ;

L, lamelles de cette muqueuse, qui forment, en s'épanouissant au dehors, les franges du pavillon ;

CM, couche de muscles lisses.

V, vaisseaux, très nombreux dans les couches musculaires ;

P, péritoine.

Les fibres musculaires se continuent dans le ligament large où est logée la trompe.

Fig. 320.

Embouchure utérine de la trompe.

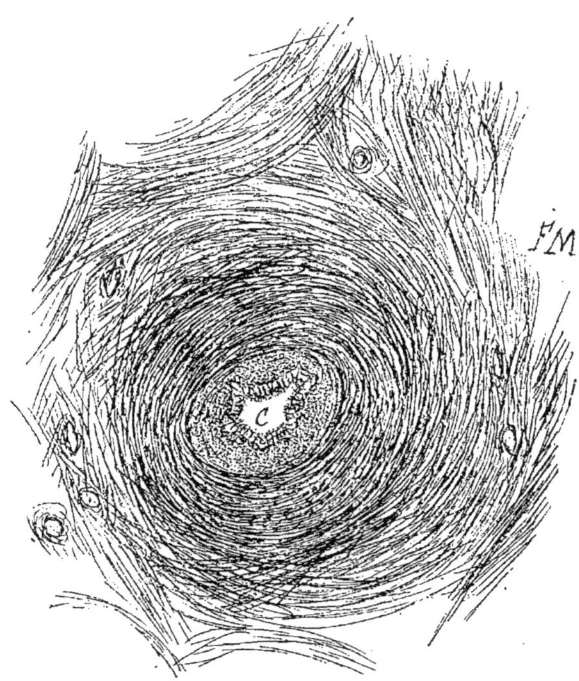

C, lumière de la trompe;

FM, tissu musculaire lisse de l'utérus.

La disposition circulaire des fibres est très évidente, la couche qui enveloppe cette partie rétrécie est beaucoup plus importante à proportion que celle des autres parties de la trompe.

§ 97.

UTÉRUS

L'utérus, qui fait suite aux trompes utérines, est un organe musculeux creusé d'une cavité.

Au point de vue histologique, nous avons à considérer l'enveloppe musculeuse, la membrane muqueuse qui revêt la cavité, et accessoirement le péritoine qui tapisse une partie de l'extérieur de l'organe; de plus, comme l'utérus fait saillie dans la cavité vaginale où il forme le museau de tanche, nous aurons à étudier le revêtement de cette saillie qui est une dépendance du vagin.

Du muscle utérin.

Ce muscle est composé de fibres musculaires lisses qui se groupent pour former des faisceaux comme dans les autres organes ; entre les faisceaux se trouve une très faible quantité de tissu conjonctif dense, au milieu duquel cheminent les vaisseaux.

Ce tissu conjonctif se continue avec une couche plus molle qui enveloppe l'utérus à sa périphérie, c'est-à-dire avec le tissu cellulaire sous-péritonéal, intérutéro-vésical, et la couche cellulaire et musculeuse des ligaments larges.

Le tissu musculaire utérin est remarquable par sa résistance, par l'irrégularité de la direction de ses faisceaux de fibres musculaires ; il est très vasculaire.

Les vaisseaux artériels ont la particularité de présenter des fibres musculaires longitudinales dans leur paroi. Les veines n'ont pas de membrane moyenne, elles ne possèdent qu'une tunique interne qui est soudée au tissu musculaire utérin ; de là vient qu'elles restent béantes à la coupe et qu'on les désigne sous le nom de *sinus*.

L'épaisseur de l'enveloppe musculaire varie suivant les âges ; mince chez l'enfant, elle devient épaisse chez l'adulte, au point de mesurer un et deux centimètres d'épaisseur.

Ce tissu subit des modifications très grandes lors de la gestation : les fibres musculaires lisses augmentent alors considérablement de volume et décuplent leurs dimensions, comme on peut s'en rendre compte par la figure comparative 102 :

Les nerfs du tissu musculaire utérin, étudiés par Frankenhauser, sont des fibres de Remak et sont trop mal connus pour que nous en donnions un dessin.

Muqueuse utérine.

La muqueuse utérine a des caractères différents dans la cavité du col et dans celle du corps ; les glandes du corps ne ressemblent pas à celles du col de l'utérus ; l'épithélium arrive, dans certaines conditions, à présenter aussi des différences. La muqueuse utérine offre cependant des caractères communs dans les deux cavités ; elle est formée d'un chorion très mou, dépourvu de fibres élastiques et de fibres conjonctives, composé d'une substance amorphe, renfermant beaucoup de noyaux. Sa face profonde adhère intimement au tissu musculaire sans qu'il y ait interposition d'une couche de tissu conjonctif lâche, comme on le voit pour beaucoup de conduits muqueux enveloppés de fibres musculaires.

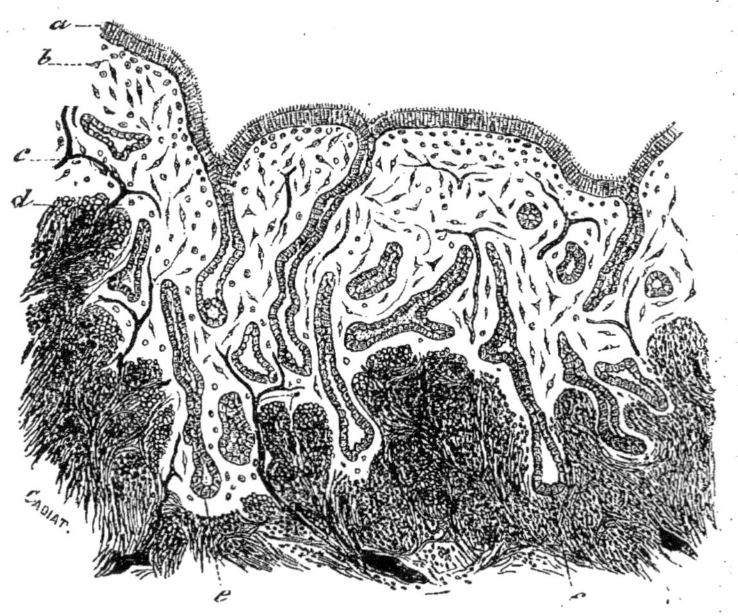

Fig. 521 (CADIAT).

Muqueuse du corps de la matrice.

a, épithélium cylindrique cilié ;
b, muqueuse avec des éléments cellulaires ;
c, vaisseaux ;
d, muscles ;
e, glandes.

La *muqueuse du corps de l'utérus*, à l'état de vacuité de l'organe, est tapissée par un épithélium cylindrique à cils vibratiles, dont les cellules sont petites et forment un revêtement de peu d'épaisseur, bien différent par exemple des grandes cellules de revêtement de la trachée ou de la muqueuse nasale.

Les glandes sont des glandes en tube présentant quelques subdivisions, quelques culs-de-sac qui les font ressembler aux glandes en grappe ; la partie profonde de ces tubes s'enfonce avec le chorion de la muqueuse dans les anfractuosités que présente la couche musculaire.

L'épithélium de ces glandes est polyédrique ou plutôt cubique, très transparent, en raison de sa propriété de sécréter du mucus.

La muqueuse utérine, dont l'épaisseur ne dépasse pas, à l'état normal, 1 à 2 millimètres, peut acquérir, pendant la grossesse, une épaisseur beaucoup plus grande.

Il se développe dans le chorion des cellules appelées interstitielles qui grossissent, se chargent de matière colorante et ressemblent aux éléments spéciaux que nous avons décrits dans les corps jaunes ou oariules.

L'épithélium se modifie à la fois en perdant ses cils vibratiles et en changeant de forme suivant les progrès du développement des caduques.

Les cellules, devenues pavimenteuses, augmentent beaucoup de volume et peuvent atteindre un dixième de millimètre.

La muqueuse du col est toujours revêtue par de l'épithélium à cils vibratiles, même pendant la grossesse. La couche épithéliale, ainsi formée, est plus épaisse que dans le corps de l'utérus ; elle augmente d'épaisseur vers l'orifice extérieur du col.

Les glandes sont manifestement des glandes en grappe, et l'épithélium qui tapisse les conduits et les culs-de-sac, est nettement allongé et de forme cylindrique ; il est aussi très transparent. De même que dans le corps de l'utérus, les glandes s'enfoncent jusque vers les

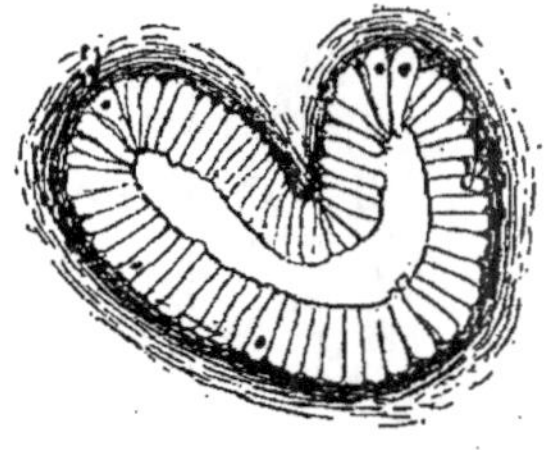

Fig. 322.

Une glande du col de l'utérus montrant la transparence de son épithélium.

faisceaux musculaires les plus superficiels ; quand on s'approche de l'orifice vaginal du col, les fibres conjonctives se montrent dans l'épaisseur du chorion.

Fig. 525 (Cadiat).

Muqueuse du col utérin.

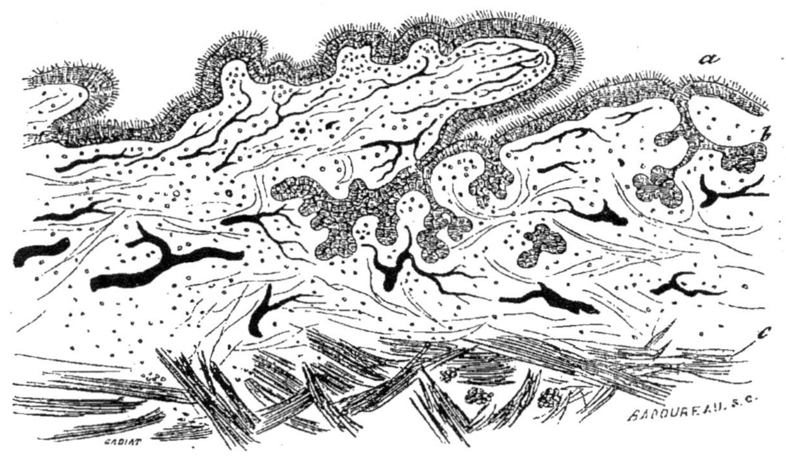

a, épithélium cylindrique cilié ; | *b*, glandes ; | *c*, muscles.

Au niveau de l'orifice vaginal de la cavité du col utérin, la nature de la muqueuse change brusquement.

Elle prend nettement les caractères des muqueuses d'origine dermo-papillaires.

L'épithélium devient pavimenteux, stratifié.

Le derme de la muqueuse présente des papilles.

Il est très riche en fibres conjonctives qui lui donnent de la solidité.

Il adhère intimement à la couche musculaire sous-jacente.

Cette muqueuse, qui recouvre la face extérieure du col de l'utérus, est absolument dépourvue de glandes ; on la voit se continuer au niveau des culs-de-sac vaginaux avec la muqueuse vaginale proprement dite.

Fig. 324.

Coupe portant à la fois sur les faces vaginale et utérine du col.

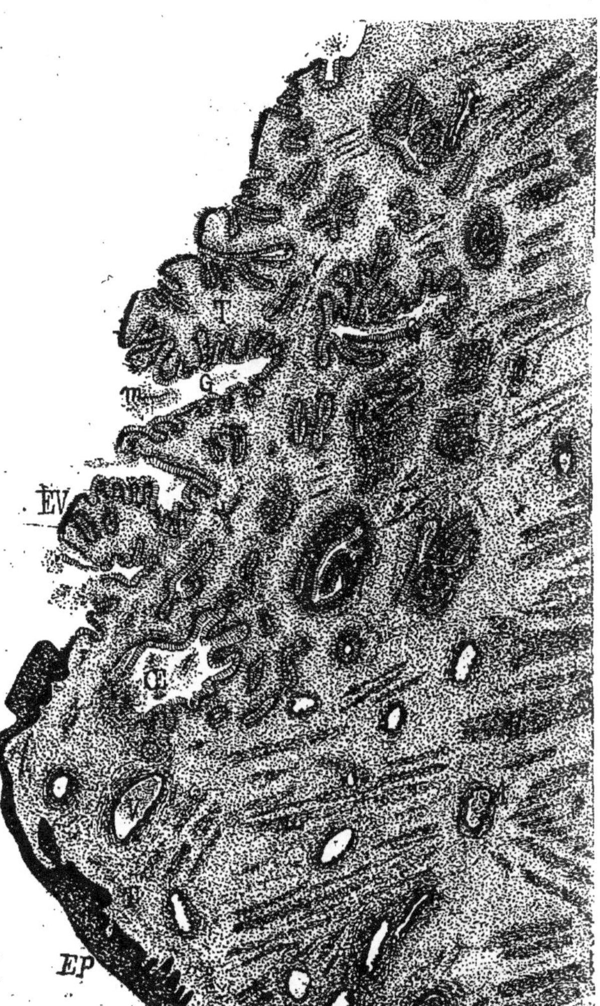

EP, épithélium pavimenteux stratifié de la muqueuse du museau de tanche; la muqueuse présente des papilles, les glandes n'existent pas, on voit de grands vaisseaux : V, veines, et A, artères;

EV, épithélium cylindrique à cils vibratiles, de la cavité du col, il est trouble et opaque;

m, embouchures des glandes G. Celles-ci sont tapissées de cellules cylindriques longues et transparentes;

Œ, une glande très dilatée formant un œuf de Naboth;

H, une glande très enflammée, de nombreuses cellules rondes du tissu conjonctif l'entourent;

ML, les muscles lisses;

T, tissu du chorion de la muqueuse se continuant sans ligne de démarcation avec celui qui sépare les muscles.

§ 98.

VAGIN

Le vagin se compose d'une couche musculaire et d'un conduit membraneux.

Fig. 325.

Coupe de la cloison vésico-vaginale.

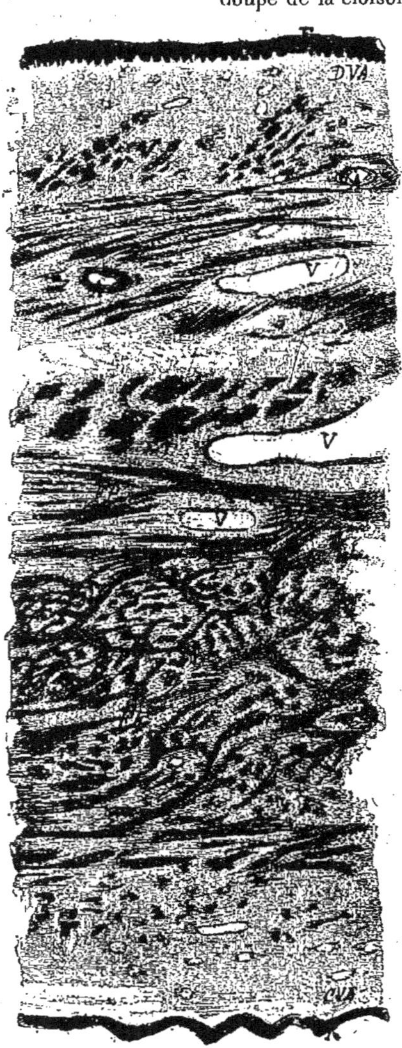

DVA, derme de la muqueuse vaginale couvert de papilles; E, son épithélium;

A, les artères;

V, les vaisseaux veineux, très abondants;

FP, faisceaux musculaires lisses parallèles;

FE, faisceaux entre-croisés;

CVE, couche muqueuse de la vessie; R, son épithélium, il n'y a pas de papilles.

On voit qu'il n'existe pas de séparation bien nette entre les couches musculaires du vagin et de la vessie.

La couche musculaire est composée de fibres musculaires lisses, formant des faisceaux irrégulièrement disposés. Cette couche musculaire est adhérente à la partie profonde de la muqueuse.

La muqueuse vaginale appartient au groupe des muqueuses dermo-papillaires.

Son chorion ressemble à celui du derme; il renferme beaucoup de fibres conjonctives et de fibres élastiques; il présente des papilles bien développées; l'épithélium est pavimenteux stratifié, disposé comme celui de la peau; la couche superficielle, qui correspond aux cellules cornées de la peau, est en desquamation constante; les cellules qui s'en détachent sont souvent granuleuses ou renferment des vacuoles à contenu colloïde à cause de leur macération constante dans les liquides utéro-vaginaux.

La muqueuse vaginale ne renferme pas de glandes.

Le prolongement muqueux, qui forme l'hymen, ne présente rien de spécial; souvent la couche cornée de l'épithélium y est plus apparente.

Fig. 326 (PEYER).

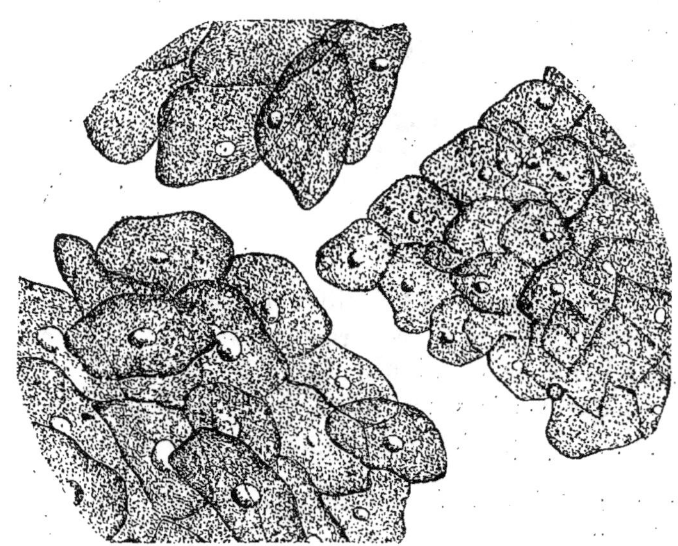

Épithélium du vagin obtenu en examinant les sécrétions vaginales de couleur blanchâtre.

§ 99.

GLANDE MAMMAIRE

La mamelle se développe aux dépens de la peau, dès le cinquième mois de la vie intra-utérine. On voit alors un bourgeon épithélial qui part de la couche profonde de l'épiderme : d'abord cylindrique et peu volumineux, il s'épaissit ensuite et donne des bourgeons latéraux plus ou moins nombreux. Ces bourgeons, pleins à leur origine, se creusent ensuite d'une cavité.

Fig. 327 (CADIAT).

Développement de la glande mammaire.

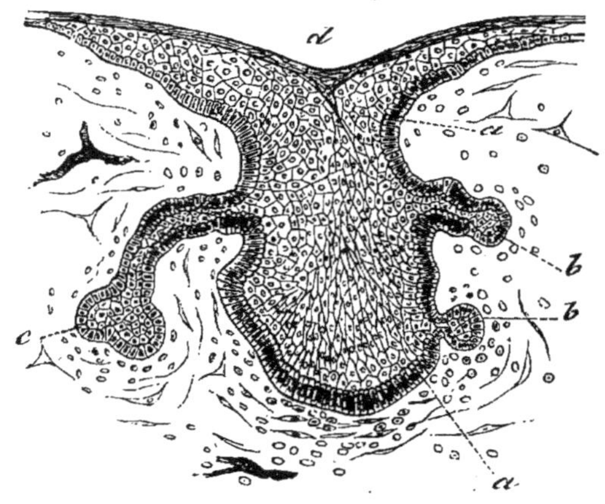

a, bourgeon épithélial principal qui s'enfonce dans le derme et dans lequel on constate la disposition épithéliale du revêtement cutané.

b b c, bourgeons épithéliaux secondaires en voie de développement.

d, couche cornée de l'épiderme.

La glande mammaire est très différente, suivant le sexe du sujet qui la porte ; elle reste à l'état rudimentaire chez l'homme ; elle s'accroîtra beaucoup chez la femme.

Nous étudierons la mamelle chez la femme au moment de la naissance, à l'époque de la puberté, pendant la grossesse.

Au moment de la naissance, on retrouve les bourgeons épithéliaux dont nous avons parlé ; ils sont rapprochés les uns des autres et ne présentent entre eux qu'une très petite quantité de tissu cellulaire interposé ; il existe déjà des acini, des conduits excréteurs,

des conduits collecteurs ou galactophores qui peuvent être diffé-
renciés et permettent de reconnaître que la mamelle est une
glande en grappe ; on peut même y voir du lait.

Chez l'homme, la mamelle peut aussi, à la naissance, atteindre
ces degrés de développement ; elle peut même y rester, mais plus
souvent elle s'atrophie.

A la puberté. — A la puberté, le sein de la jeune fille augmente
de volume par l'augmentation et la multiplication de toutes ces
parties constituantes.

La peau du mamelon et de son aréole se modifie également.

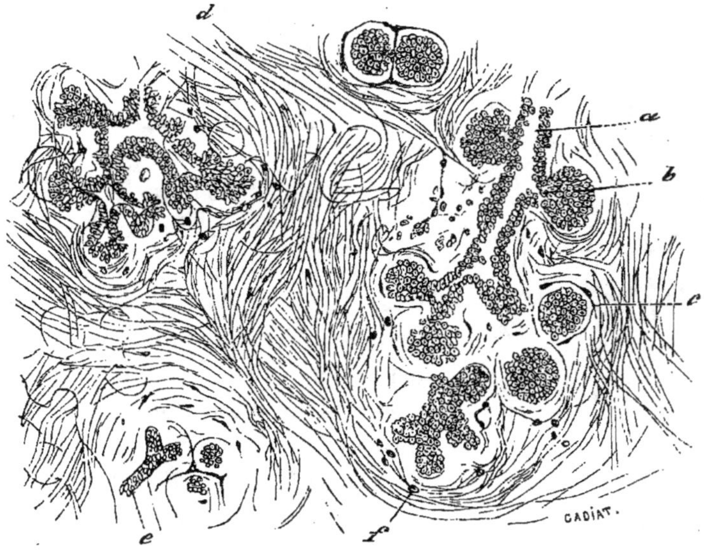

Fig. 328 (CADIAT).

Mamelle d'une jeune fille de vingt et un ans, nullipare.

a, traînées de petites cellules épithéliales dont l'arrangement est très irrégulier,
et cependant rappelle la disposition d'une glande en grappe.

b, acini de cette glande.

c, *f*, enveloppe conjonctive des acini épithéliaux.

d, le tissu conjonctif formant *les cloisons* qui séparent les glandes est très
abondant ; il est indiqué par des traits fins ; on y aperçoit quelques noyaux de cellules conjonctives.

A la coupe, on constate la présence de traînées épithéliales peu volumineuses, peu abondantes, qui reproduisent la configuration d'une glande en grappe ; mais les acini ne sont pas formés, les conduits sont mal limités, les épithéliums sont souvent difficiles à distinguer les uns des autres. Il n'existe pas toujours de membrane limitante.

Ce n'est guère qu'au niveau des conduits galactophores, dans l'épaisseur du mamelon, que le revêtement épithélial se constate avec netteté.

Les acini de la glande sont plongés dans un tissu résistant, analogue au tissu dermique, formé comme lui de fibres entre-croisées, mélangées de fibres élastiques, présentant de rares noyaux : ce tissu est extrêmement abondant et écarte tous les éléments glandulaires les uns des autres, de telle sorte que, sur une préparation, on n'en aperçoit souvent qu'un ou deux fragments. Entre les divers lobes de la mamelle s'insinuent des traînées de tissu adipeux.

Immédiatement en dehors de la membrane amorphe limitante de l'acinus (si elle existe), se trouve une zone claire C très mince, dans laquelle les éléments figurés sont rares ; puis, plus en dehors, existe une seconde couche ES où les éléments du tissu conjonctif accumulés forment une nouvelle enveloppe ; puis enfin, vient le tissu d'apparence uniforme TF qui sépare les lobules.

Fig. 329 (Labbé).

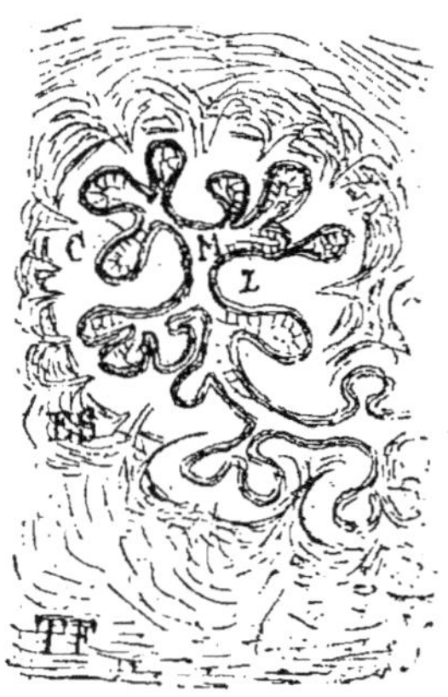

Figure montrant la disposition du tissu conjonctif péri-acineux.

Ce dernier présente quelques capillaires sanguins, mais de plus un grand nombre de cavités irrégulières qu'on attribue aux vaisseaux lymphatiques.

Le tissu conjonctif péri-acineux présente habituellement une disposition qu'il est très utile de connaître, à cause des applications pathologiques qu'on peut en tirer.

Le *mamelon* est formé par la réunion d'un certain nombre de conduits galactophores, les faisceaux de fibres musculaires y sont très nombreux et ils atteignent un très grand volume; ils s'entre-croisent dans les directions les plus différentes.

Il est enveloppé par un prolongement de la peau, dépourvue de poils et de glandes, excepté à son extrémité.

L'*aréole du mamelon* est caractérisée aussi par l'abondance des faisceaux et des fibres musculaires lisses; de plus elle possède des glandes sébacées très volumineuses, de la variété qui ne contient pas de poils, cette région n'a pas non plus de glandes sudoripares.

Fig. 330.

Coupe du mamelon montrant la forme et le revêtement épithélial des canaux galactophores G, l'abondance et le volume des faisceaux de fibres musculaires lisses M et enfin la peau D dépourvue de glandes et de poils, du moins sur ses parties latérales; car il paraît exister des glandes sébacées à l'extrémité du mamelon.

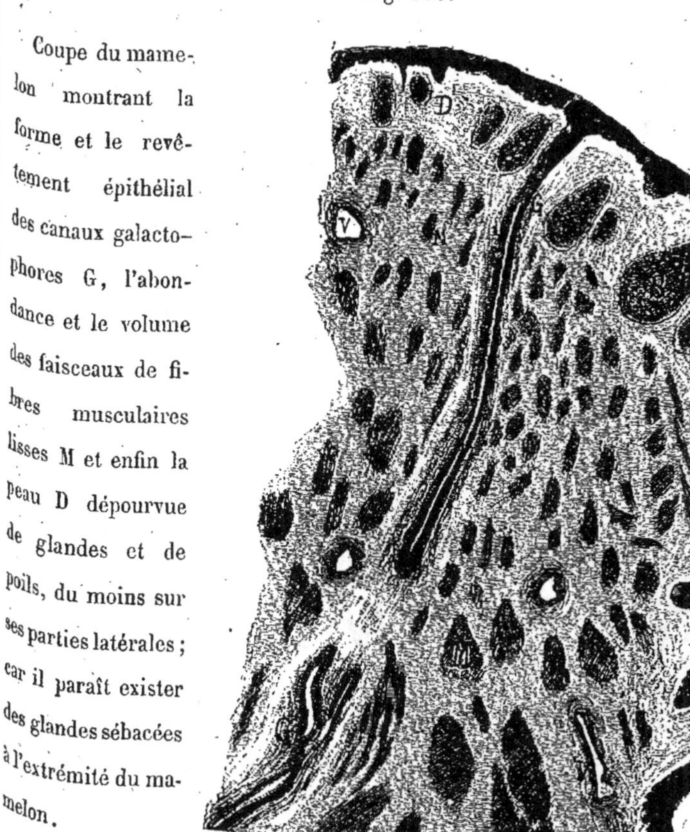

Grossesse. — En même temps que la grossesse suit son cours, la mamelle va se développer de façon à pouvoir donner du lait à la naissance de l'enfant.

Les parties glandulaires épithéliales subissent un développement très considérable; les traînées épithéliales dont nous avons parlé donnent naissance à des canaux bien développés, entourés d'un grand nombre d'acini glandulaires.

Le tissu dermique ne forme plus que des cloisons peu épaisses séparant les divers amas d'acini des lobes et lobules de la glande.

La partie sécrétante de la glande, ou acinus glandulaire, est composée d'une membrane amorphe et d'un épithélium appliqué sur elle.

L'épithélium, de forme cubique, est presque toujours sur un seul rang; les cellules, d'abord transparentes, deviennent granuleuses, leur corps cellulaire augmente de volume. On ne tarde pas à y distinguer des gouttes de graisse. Ces modifications s'observent très bien quand on fait intervenir l'action de l'acide osmique.

Les cavités des acini glandulaires se développent à mesure que s'approche le moment de l'allaitement; on voit alors, dans ces acini, des gouttelettes graisseuses, quelquefois des débris d'épithélium, quelquefois des globules blancs chargés de granulations.

Fig. 331 (Cadiat).

Sein d'une femme grosse.

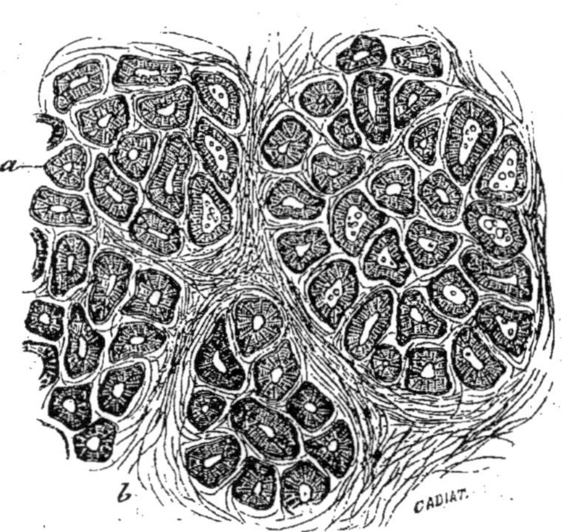

On voit que les acini (*a*) sont très nombreux et forment des lobules séparés par une très petite quantité de tissu conjonctif (*b*).

L'épithélium de ces conduits est régulièrement disposé, il n'est pas très granuleux, la cavité des acini est déjà grande et renferme quelques gouttelettes de graisse.

Fig. 332 (Cadiat).

Coupe montrant les acini glandulaires à l'époque de l'activité
de la lactation.

La cavité des acini con-
tient des gouttelettes de
graisse.

a, paroi amorphe ;

b, cellules sécrétantes.

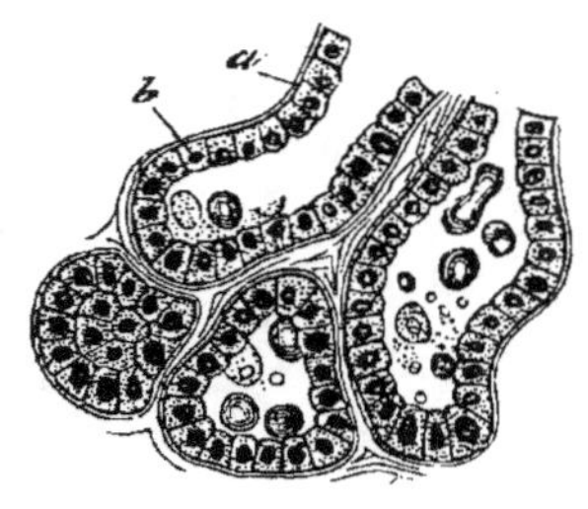

Fig. 333.

Épithélium de la glande mammaire pendant la lactation.

Les gouttes de matière grasse colorées par
l'acide osmique se voient au centre des cellules,
ce qui démontre bien le développement de la
graisse dans leur intérieur; ces cellules sont
polyédriques avec un noyau et mesurent 10 à
20 µ de diamètre.

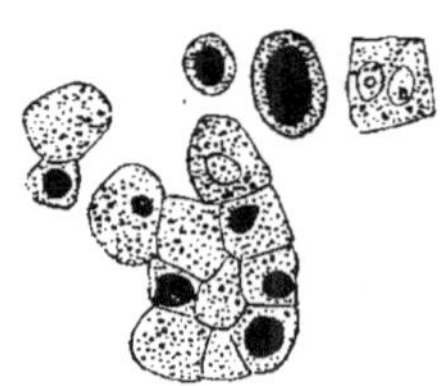

Lorsque la glande cesse d'être dans sa période de lactation, elle
subit une atrophie de sa partie épithéliale, et le tissu dermique,
revenu sur lui-même, forme d'épaisses cloisons qui séparent les
restes atrophiés de la partie sécrétante.

Le liquide sécrété par la mamelle présente des éléments figurés
qu'il est utile de connaître.

On donne au premier lait qui sort de la mamelle et qui offre une
coloration jaunâtre le nom de colostrum.

§ 100.

DU COLOSTRUM

Il diffère du lait par la présence de nombreux corps granuleux qui sont probablement des leucocytes granuleux GC. Avec ceux-ci des gouttelettes GG très fines de graisse composent tous ses éléments figurés.

Fig. 334.

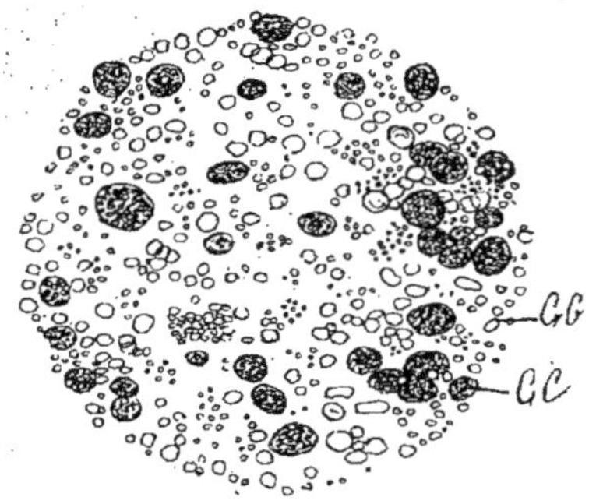

§ 101.

DU LAIT

Le lait montre au microscope des gouttelettes graisseuses de la plus grande variété de dimensions. Il ne contient que très rarement des cellules ou des leucocytes.

Fig. 335.

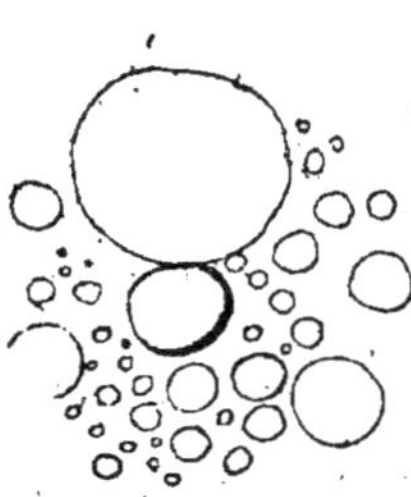

§ 102.

TISSU ÉRECTILE

Le tissu érectile ne se rencontre dans l'espèce humaine que dans les organes génitaux. Il forme chez l'homme les corps caverneux, le corps spongieux de l'urèthre avec le renflement du bulbe et du gland et chez la femme le bulbe du vagin, le gland et les racines du clitoris.

Le tissu érectile se compose de rameaux sanguins spéciaux par leur forme et la structure de leur paroi.

Fig. 356.

Tissu érectile chez l'enfant d'après Charles Legros.

a, artériole ;

b et *c*, rameaux du tissu érectile.

On voit que le calibre des vaisseaux érectiles est très inégal ; leur forme est très irrégulière ; d'une manière générale les dimensions qu'ils offrent sont bien supérieures à celle de la petite artère qui leur apporte le sang.

Cette préparation a été obtenue par une injection de gélatine colorée.

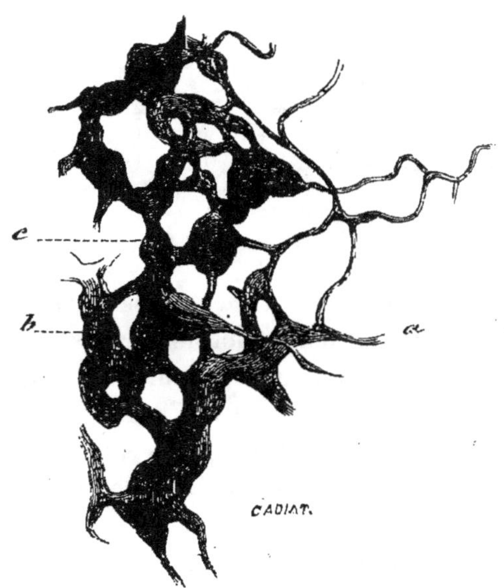

Les vaisseaux, dans le dessin précédent, semblent distincts et isolables les uns des autres ; en réalité ils adhèrent entre eux comme

nous allons le voir par l'étude des coupes, ils paraissent creusés dans un tissu homogène comme des sinus veineux. D'après le volume, on pourrait croire qu'ils ont la structure compliquée des gros vaisseaux ; mais on ne constate, comme couche distincte dans leur paroi, qu'une couche d'endothélium et une membrane amorphe qui se continue avec du tissu conjonctif dans lequel se trouve du tissu élastique et des muscles lisses ; mais, ni le tissu élastique, ni les faisceaux de fibres lisses, ni le tissu conjonctif, ne forment de couches distinctes. Les cavités du tissu érectile ont donc une analogie de structure avec les capillaires.

L'endothélium se voit au moyen du nitrate d'argent, sa configuration n'a rien de spécial.

Fig. 557.

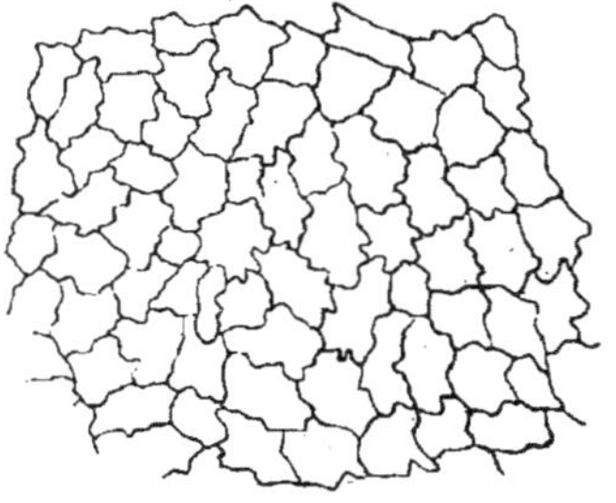

b, endothélium des conduits du tissu érectile mis en évidence par imprégnation de nitrate d'argent chez l'homme ; d'après Legros.

Rien à dire de la membrane amorphe. Sur des coupes, le tissu conjonctif se montre formé par des fibres, un assez grand nombre de noyaux, auxquels s'ajoute un réseau de fibres élastiques de grosse variété, onduleuses, anastomosées, très abondantes. On peut dire que les cloisons qui séparent les cavités du tissu érectile sont composées par moitié, de tissu conjonctif et de tissu élastique.

La paroi des cavités du tissu érectile présente une particularité due à l'existence de faisceaux de fibres musculaires lisses disposées d'une manière spéciale. On ne se rend bien compte de cette disposition que sur les coupes comme celle que reproduit la figure suivante.

Fig. 338 (Cadiat).

Coupe du tissu érectile chez l'homme.

a, travées con-
jonctives ;

b, vaisseaux ca-
pillaires du tissu
érectile ;

c, faisceaux de
fibres musculaires
lisses.

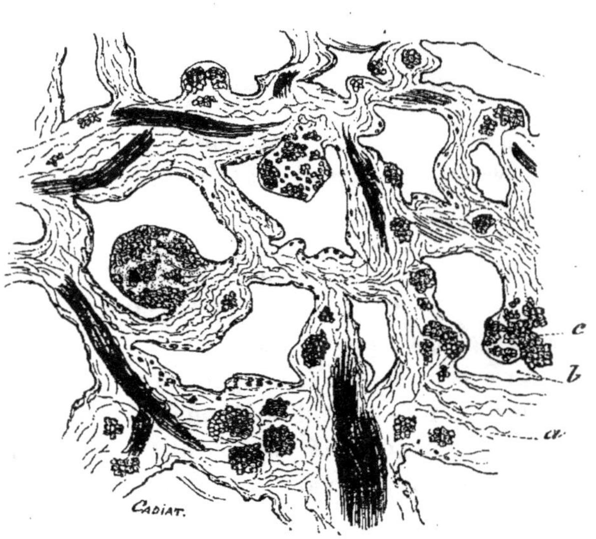

On voit que ces faisceaux musculaires de fibres lisses sont quelquefois volumineux, quelques-uns atteignent jusqu'à un dixième
de millimètre. Ils parcourent les cloisons dans des directions très
diverses, ainsi que le démontre leur section qui est tantôt parallèle,
tantôt oblique, tantôt perpendiculaire à leur direction. Quelques-uns
de ces faisceaux font saillie dans la cavité des vaisseaux, ils sont
alors placés immédiatement sous la couche amorphe et endothéliale.

Dans la figure 338 la lettre *c* désigne des faisceaux coupés perpendiculairement et qui font une légère saillie dans le vaisseau, cette
saillie peut être beaucoup plus prononcée, comme on le voit dans
la même figure.

Les fibres musculaires qui composent ces faisceaux sont très volumineuses.

Les artères et les veines n'ont rien de particulier dans ce

tissu, elles sont accompagnées d'une couche épaisse de tissu conjonctif.

Il existe une différence de structure entre le tissu érectile des corps caverneux et celui des corps spongieux de l'urèthre. Ce dernier a des cavités vasculaires beaucoup plus régulières, ce qui tient à la disposition des fibres musculaires qui, tout en étant très nombreuses, restent dans l'épaisseur des cloisons.

Les *corps caverneux* sont composés de tissu érectile parcouru par des vaisseaux artériels et enveloppé d'une couche fibreuse et élastique très épaisse.

Le *corps spongieux de l'urèthre* et son renflement bulbaire sont formés par une couche de tissu érectile interposé entre la face profonde de la muqueuse du canal de l'urèthre et une enveloppe fibreuse, expansion de l'enveloppe fibreuse des corps caverneux. La muqueuse uréthrale, dont le derme est renforcé par une couche élastique très importante, adhère intimement au tissu fibreux périphérique par l'intermédiaire de travées entre lesquelles se développent les vaisseaux érectiles. Elle ne peut donc être isolée de sa couche érectile. L'enveloppe fibreuse, unie intimement à celle des corps caverneux, adhère encore avec l'enveloppe celluleuse et dartoïque de la verge.

Au niveau du gland le tissu érectile est compris entre deux muqueuses, celle de l'urèthre et celle du gland réunies, par des travées très riches en fibres élastiques.

Le chorion de la muqueuse dermo-papillaire présente des papilles très abondantes et des corpuscules nerveux spéciaux déjà décrits.

On se rendra compte sur la coupe suivante des dispositions réciproques du tissu érectile, du tissu fibreux, du canal de l'urèthre, de la couche celluleuse et dartoïque commune et de la peau dont l'ensemble constitue la verge.

Les corps caverneux de la femme ont la même structure que ceux de l'homme; le bulbe du vagin limité par la muqueuse vaginale ne présente rien de spécial.

Fig. 339 (d'après Nicolas).

Coupe de la verge au niveau de la racine des bourses. Figure très
schématique.

MU, canal uré-
thral avec son re-
vêtement épithé-
lial, sa muqueuse
dans laquelle se
voient des folli-
cules glandulai-
res. Le chorion de
cette muqueuse se
continue avec le
tissu érectile en-
vironnant.

TE, tissu érec-
tile du corps spon-
gieux ;

A, corps caver-
neux. Au milieu
d'eux est une ar-
tère entourée d'un
peu de tissu con-
jonctif ;

EFC, enveloppe
fibreuse des corps
caverneux. Elle

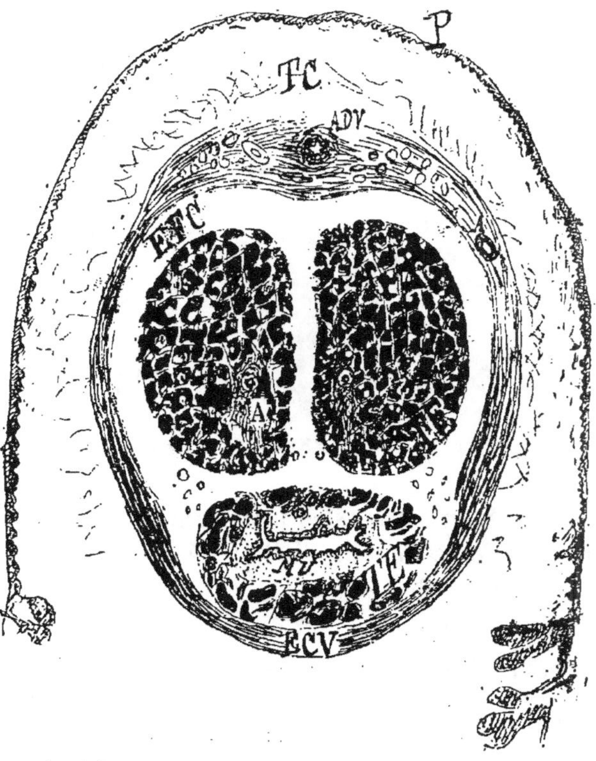

est très épaisse, ainsi que la cloison qui sépare les deux corps caverneux juxtaposés.

Cette enveloppe des corps caverneux descend sur les parties latérales des corps
spongieux de l'urèthre, mais elle ne lui forme pas une enveloppe complète, à la
partie inférieure elle s'amincit et se confond avec l'enveloppe commune de la
verge ECV formée de tissu conjonctif, de faisceaux musculaires et de tissu élastique ; cette enveloppe commune est parcourue par de très nombreux vaisseaux
et de très nombreux nerfs ; en dehors d'elle se voit le tissu conjonctif sous-cutané,
puis la peau P ; celle-ci, dépourvue de glandes dans la région de la verge, présente des glandes sébacées, des poils et des glandes sudoripares au niveau de
son union avec le scrotum.

ial: mais cette disposition marque un grand pas vers la simplification
des tableaux.

APPAREIL URINAIRE

§ 105.

CAPSULES SURRÉNALES

Les capsules surrénales paraissent, à l'œil nu, formées de deux
substances de coloration différente :

L'une, corticale;

L'autre, médullaire.

Les capsules surrénales sont limitées par une enveloppe fibreuse;
elles sont composées par des cylindres pleins de cellules épithéliales; ceux-ci, parallèles entre eux dans la substance corticale, se
ramifient, s'entre-croisent, se courbent dans la substance médullaire. Ce sont les follicules clos qui servent à déterminer la classification de la glande.

Les cellules qui les composent sont polyédriques, avec noyau,
corps cellulaires, enveloppe distincte; elles se chargent de granulations dans la partie corticale.

Les cylindres épithéliaux sont séparés par du tissu conjonctif et
vasculaire.

Il existe des réseaux nerveux avec des cellules nerveuses ganglionnaires dans l'épaisseur de cet organe.

Fig. 340 (Cadiat).

Capsule surrénale d'un supplicié.

a, enveloppe fibreuse ;

b, cylindres pleins épithéliaux de l'é-
corce ;

c, substance médullaire où les cylindres épithéliaux sont contournés ; quelques-uns sont sectionnés perpendiculairement à leur direction ;

d, tissu conjonctif et vasculaire.

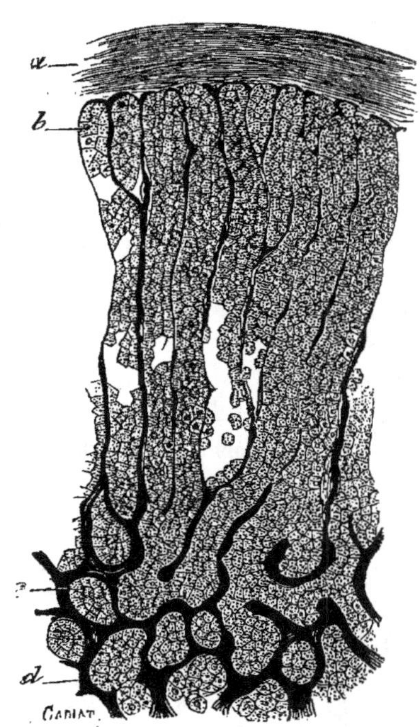

§ 104.

DU REIN

Avant d'étudier la structure du rein, rappelons les diverses parties que l'on peut étudier à l'œil nu dans sa substance.

Sur une section parallèle au bord libre et atteignant le hile, on
voit que le rein est creusé par le bassinet et par les calices ; la

substance rénale elle-même se présente sous deux aspects, l'un fibroïde et rougeâtre ; l'autre, compact et blanchâtre.

La substance fibroïde ou centrale est entourée de toutes parts par la substance blanchâtre ou corticale.

La substance fibroïde a une forme triangulaire ; sa pointe est tournée vers le calice, la base vers la périphérie : c'est la pyramide de Malpighi.

Entre les pyramides se voit une couche de tissu cortical, auquel on a donné le nom de colonnes de Bertin.

Les colonnes de Bertin descendent jusqu'au bassinet.

De la base des pyramides de Malpighi partent des prolongements en forme de languette qui s'enfoncent dans la substance corticale, arrivent presque à la périphérie et que l'on appelle pyramides de Ferrein.

Fig. 341 (Cadiat).

Topographie de la surface de section du rein coupé suivant
son bord libre.

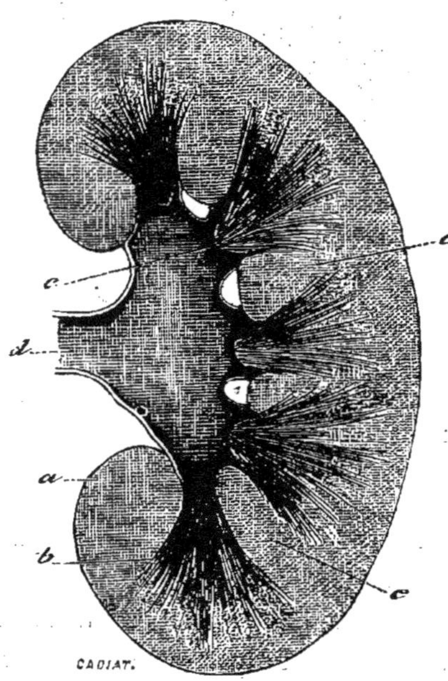

e, substance corticale, tubes contournés ;

b, substance des pyramides, tubes droits ; les languettes qui les prolongent sont les pyramides de Ferrein ;

c, papilles ou sommets des pyramides.

Fig. 542.

Schéma de la distribution des deux substances du rein, d'après Rindfleisch.

aaa, surface extérieure du rein.

e, sommet de la papille de laquelle partent des tubes droits formant la masse compacte de la pyramide de Malpighi et se terminant en haut par des digitations enfoncées dans la couche corticale, et appelées pyramides de Ferrein.

Les pyramides de Malpighi et de Ferrein sont indiquées par des traits rectilignes, elles laissent voir des pinceaux de vaisseaux.

La couche corticale est indiquée par des traits obliques et par la présence de grappes de glomérules injectés.

b et *c* indiquent des gros vaisseaux placés à la base des papilles.

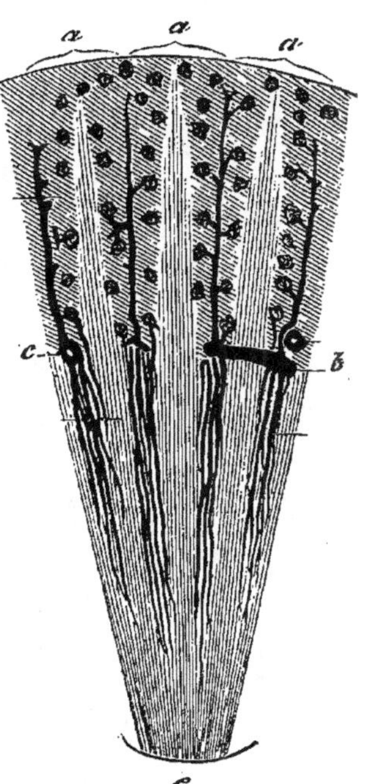

Structure du rein. — Le rein est composé de tubes, de tissu conjonctif et de vaisseaux, et les tubes urinifères entrent en connexion avec les vaisseaux au moyen d'un petit organe particulier qu'on appelle le glomérule de Malpighi.

Le tube rénal est très long, son trajet est sinueux et compliqué; quand on l'examine sur des coupes, on n'en voit jamais que des fragments; quand on l'examine sur des dissections, les résultats ne sont pas meilleurs. On est obligé de coordonner des données éparses pour arriver à obtenir un dessin schématique de la disposition de ces tubes.

La distribution des vaisseaux dans le rein est beaucoup plus facile à voir, à cause des injections.

Fig. 345 (Schweigger-Seidel).

Schéma des canalicules urinifères.

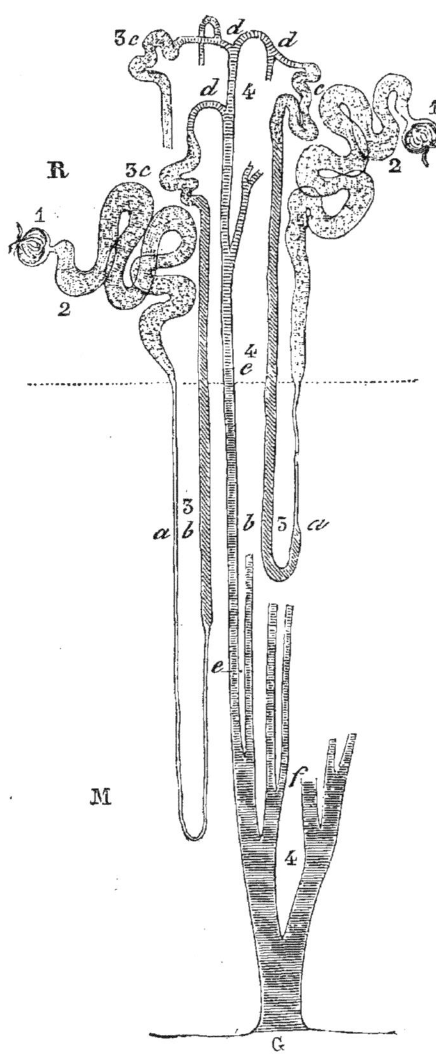

R, substance corticale ;

M, substance médullaire.

En suivant le tube urinifère, on trouve successivement :

1, capsule de Bowmann et glomérule de Malpighi ;

2, canaux contournés (tubuli contorti) ;

3, *canaux en anse* (tubes de Henle) :

a, branche descendante ou petite branche ;

b, branche montante ou grosse branche ;

c, pièce intermédiaire ;

4, *conduits excréteurs* (tubes droits et tubes de Bellini) :

d, canaux d'union ;

e, tubes collecteurs de premier ordre ;

f, tubes collecteurs de deuxième ordre ;

g, orifice sur la papille du rein.

La couche corticale du rein est composée des tubes contournés et des glomérules de Malpighi et de quelques tubes droits formant les pyramides de Ferrein.

Les pyramides de Malpighi sont formées par les différentes variétés de tubes droits et par les anses de Henle.

Les pyramides de Ferrein ne contiennent que des tubes droits.

Des cloisons minces de tissu conjonctif séparent les tubes, logent les vaisseaux et constituent la charpente résistante du rein.

Fig. 544.

Fragment d'une coupe parallèle aux tubes droits, allant du sommet de la papille du rein vers l'écorce — dans une région qui correspond à peu près à la lettre c de la figure précédente (voyez la page précédente).

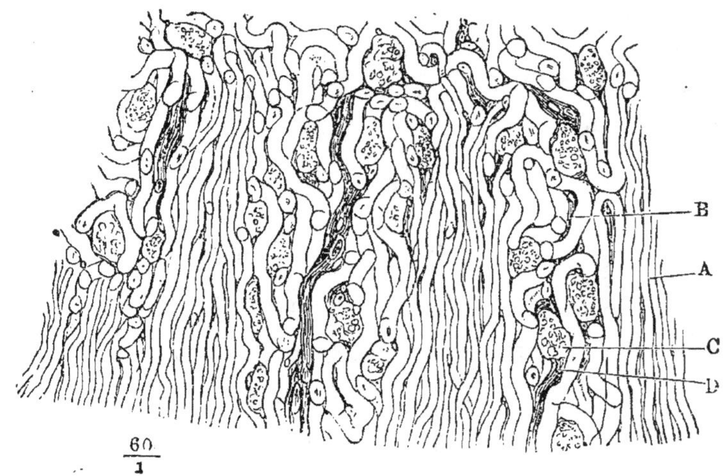

Cette figure montre la disposition des tubes droits qui composent les pyramides ou prolongements de Ferrein A, leur nombre diminue à mesure qu'ils s'élèvent et la terminaison en pointe de ces groupes de tubes droits est évidente.

B, tubes contournés qui sont intermédiaires aux pyramides de Ferrein et qui présentent de place en place des glomérules C et des vaisseaux sanguins D.

§ 105.

TUBES DU REIN

Ils sont composés d'une membrane amorphe revêtue d'une seule couche d'épithélium.

Tubes collecteurs

Les tubes de Bellini sont les plus grands de tous; leur orifice est visible à l'œil nu sur la papille.

Leur épithélium est caractéristique par sa forme, sa transparence et sa régularité. Cubique, un peu allongé, il possède une paroi, un noyau et un corps cellulaire distincts; la substance intra-cellulaire est transparente.

La lumière de ces canaux a la forme circulaire, et se différencie des autres tubes par la régularité de son revêtement.

Les autres *collecteurs* sont des tubes droits de plus petit volume qui présentent la même structure et viennent s'aboucher dans les tubes de Bellini.

Fig. 545.

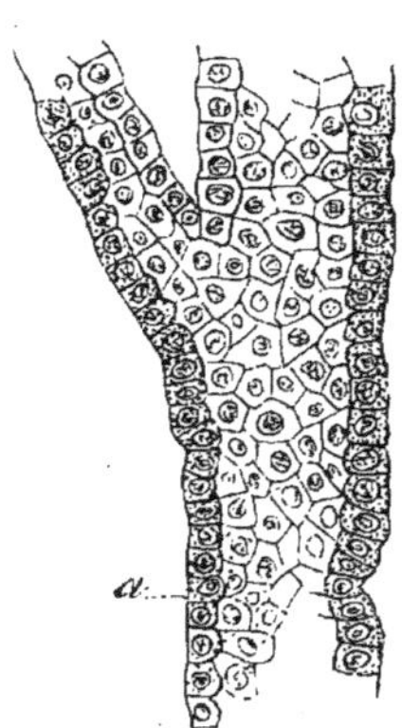

Coupe parallèle de tubes collecteurs *a*, de petit calibre (de deuxième ordre), montrant la disposition de leur épithélium et leur abouchement à angle aigu l'un dans l'autre.

Nous n'avons rien à dire de la structure des tubes de la *pièce intermédiaire.*

Fig. 346 (Cadiat).

Coupe perpendiculaire du sommet d'une papille chez l'homme.

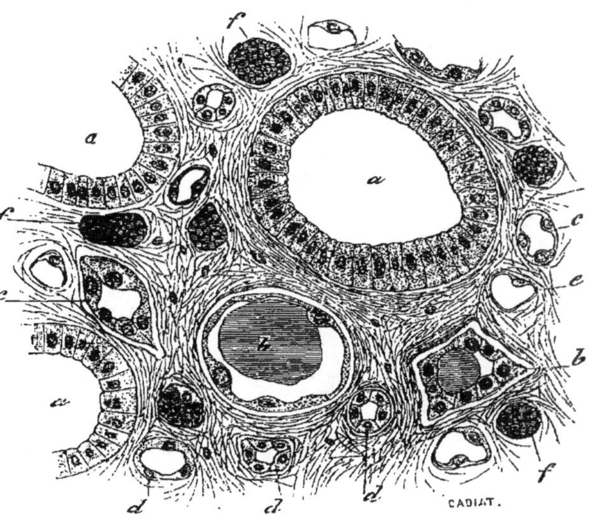

a, tube de Bellini ou tube excréteur, avec des cellules épithéliales très claires et un peu allongées, presque cylindriques. Ce tube est celui qui s'ouvre au sommet de la papille, et que quelques auteurs désignent encore sous le nom de tube collecteur de second ordre.

En *b*, *c* et *d* sont figurés des tubes de différents calibres qui peuvent appartenir soit aux tubes droits (ou collecteurs de premier ordre), soit à la branche ascendante de Henle.

e, branche descendante de Henle, caractérisée par son épithélium presque lamelleux comme celui d'un vaisseau sanguin.

f, vaisseaux sanguins encore remplis de globules.

Les différents tubes urinifères sont situés dans du tissu conjonctif indiqué par des traits fins entre-croisés.

Le seul moyen de distinguer la branche montante de l'anse de Henle des tubes droits collecteurs, c'est l'épithélium, qui est sombre et granuleux dans la branche de Henle, tandis qu'il est clair dans les tubes droits.

On voit dans les tubes indiqués par la lettre *b* des cylindres hyalins qui ne représentent pas tout à fait l'état normal.

Anses de Henle.

L'anse de Henle se fait remarquer par la différence de volume de ses tubes et les modifications de l'épithélium.

La branche descendante, ou petite branche, est d'un calibre tellement petit qu'il est souvent difficile de la distinguer des capillaires sanguins; l'épithélium qui tapisse sa gaine amorphe est tout à fait aplati et ressemble presque à un endothélium; seulement il est moins large, un peu plus épais, et on peut apercevoir les limites des parois cellulaires.

Fig. 347.

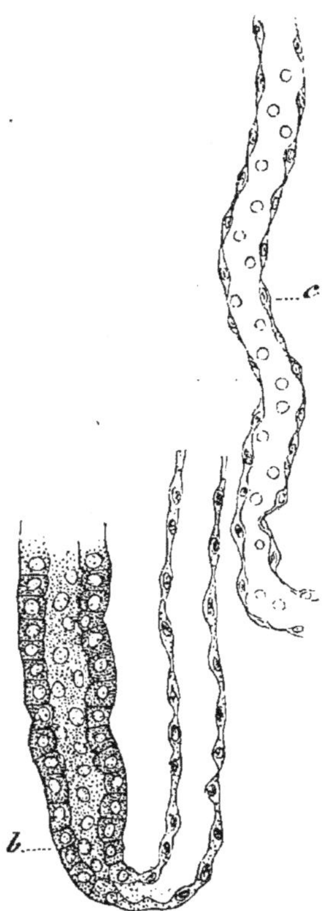

b, *anse de Henle*, montrant la différence de calibre des tubes, la différence de nature de l'épithélium qui est dans l'anse descendante semblable à l'épithélium d'un vaisseau sanguin;

c, autre partie de la branche montante où les caractères d'aplatissement de l'épithélium sont encore bien plus marqués.

La branche montante, ou grosse branche, est d'un calibre beaucoup plus gros que la branche descendante, mais plus petit que celui des tubes de Bellini.

L'épithélium qui la tapisse est cubique, net; le corps cellulaire est déjà chargé de granulations, ce qui le distingue des tubes droits collecteurs.

Canaux contournés.

(*Tubuli contorti*).

Ceux-ci ont un calibre presque égal à celui des tubes collecteurs de deuxième ordre.

Leur épithélium est devenu volumineux, il remplit presque leur calibre et ne ménage qu'une petite lumière au centre. Cet épithélium semble boursouflé. Son corps cellulaire est chargé de granulations qui lui donnent un aspect trouble et masquent le noyau; en quelques points on voit en outre les cellules prendre un aspect strié par suite de l'arrangement en séries linéaires des granulations. Cet épithélium délimite très mal la cavité centrale du tube et donne sur la coupe des figures dentelées et irrégulières.

Fig. 348 (CADIAT).

Coupe dans la région des tubes contournés du rein chez un supplicié.

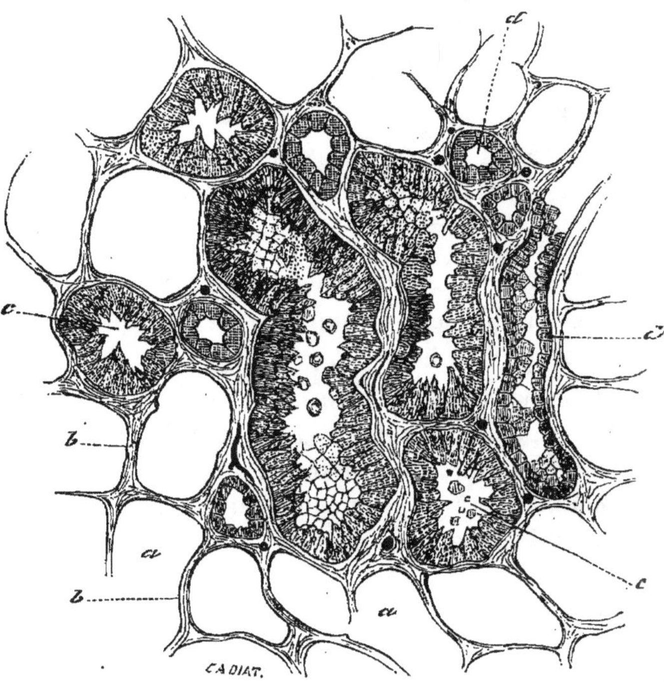

a a désigne des tubes vidés de leur épithélium dont la paroi conjonctive *b* seule est demeurée;

Les épithéliums des tubes contournés *c* sont irréguliers de forme ; le noyau est invisible ; les cellules ont l'aspect strié décrit par Haidenhain ;

d, tubes collecteurs pénétrant jusque dans la couche corticale, reconnaissables à leur épithélium plus régulier, plus transparent, dépourvu de stries.

Glomérules de Malpighi.

Au niveau du glomérule de Malpighi le tube contourné s'élargit et prend une forme très compliquée; pour bien la comprendre il faut se reporter au développement de cette partie.

L'extrémité du tube rénal était d'abord fermée en cul-de-sac, elle a rencontré une anse vasculaire dont le développement se faisait en sens inverse du sien; l'anse vasculaire a refoulé la partie terminale du tube, l'a déprimée sous forme de cupule, puis l'a enfoncée dans le tube lui-même; ainsi se sont trouvées formées les diverses parties que nous allons rencontrer sur le glomérule.

Fig. 349 (CADIAT).

Glomérule en voie de développement chez un embryon.

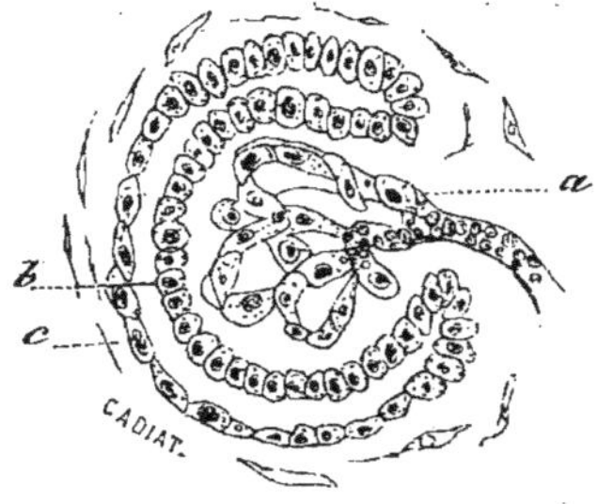

c, paroi du tube dilaté ;

b, paroi refoulée ;

a, vaisseaux du glomérule qui repoussent le tube.

Nous trouvons dans le glomérule de Malpighi :

1° La capsule de Bowmann, formée par l'épaississement de la capsule amorphe des tubes;

2° En dedans de cette membrane, un revêtement épithélial de cellules aplaties, semblables aux endothéliums continus avec les épithéliums cubiques et troubles du tube contourné. Ces deux parties, membranes et revêtement épithélial, représentent le tube contourné qui s'est dilaté en ampoule pour loger le peloton vasculaire du glomérule;

3° Une cavité;

4° Le peloton vasculaire du glomérule, faisant saillie dans la cavité de la capsule de Bowmann;

5° Une membrane amorphe revêtant le peloton vasculaire et se continuant avec la capsule Bowman ;

6° Un épithélium aplati appliqué sur la membrane.

Fig. 350 (CADIAT).

Corpuscule de Malpighi d'un rein d'homme, injecté par les artères avec de la gélatine colorée.

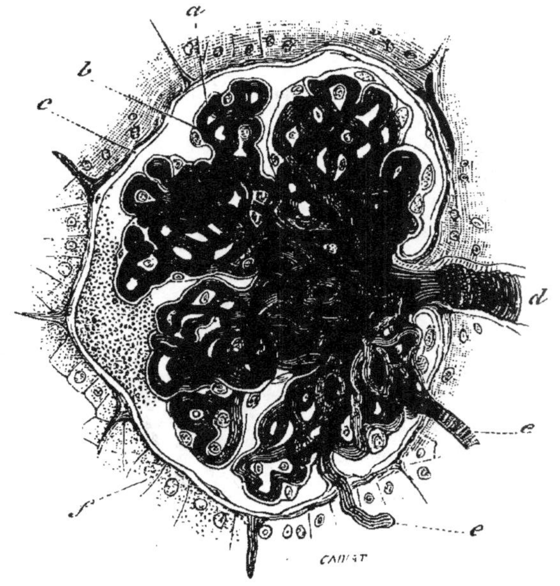

c, capsule de Bowmann qui se compose d'une membrane extérieure, amorphe, à la surface interne de laquelle sont appliquées des cellules aplaties.

Cette capsule est formée par la dilatation de l'extrémité d'un tube contourné.

Le glomérule est constitué par un lacis de vaisseaux, *a*, formé par la ramification d'une artère, *d*, qui pénètre dans l'intérieur de la capsule de Bowmann, par une sorte de hile, et s'est coiffée d'un prolongement de cette capsule ; ce prolongement *b* est constitué, comme la capsule *c*, par une membrane amorphe tapissée de cellules plates, dont on ne voit ici que les noyaux.

e e, vaisseaux efférents partant du glomérule.

Le corpuscule de Malpighi est placé au milieu des tubes contournés dont on aperçoit l'épithélium en *f*.

Les vaisseaux contenus dans l'enceinte de la capsule de Bowmann sont des capillaires ramifiés, repliés ou enroulés sur eux-mêmes, quelquefois disposés en petits lobules distincts.

La capsule de Bowmann présente plusieurs trous par lesquels on voit entrer la petite artère qui fournit les capillaires et sortir des petites veines qui en recueillent le sang.

On reconnaît dans ce peloton vasculaire recouvert d'une enveloppe épithéliale l'anse vasculaire de la période de développement et l'épithélium du tube qu'elle a refoulé.

Les cellules aplaties, semblables à un endothélium, qui forment une enveloppe au glomérule, sont difficiles à mettre en lumière ; il faut employer la nitration pour les observer nettement

Fig. 351 (Cadiat).

Nitratation d'un glomérule du rein.

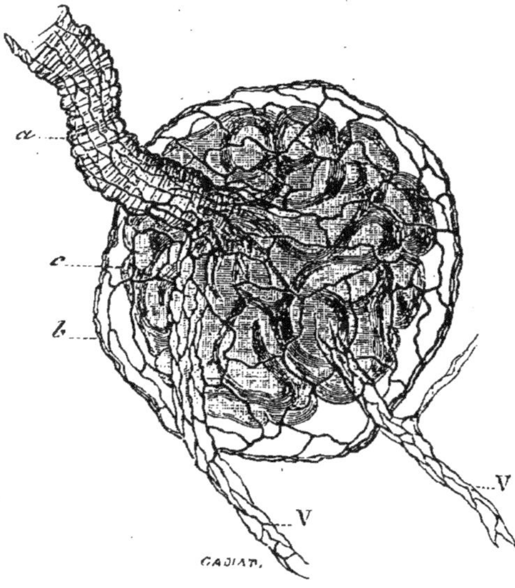

b, épithélium de la capsule de Bowmann ;

c, vaisseaux formant le peloton glomérulaire ;

a, artères afférentes ;

v, veines afférentes dont les endothéliums sont visibles.

Circulation du rein.

L'artère rénale, arrivée par le hile, se subdivise en branches qui montent au milieu des tubes droits de la pyramide, puis se résolvent au niveau de la base en arcades formant la voûte artérielle du rein.

De cette voûte partent des branches ascendantes qui vont à la périphérie, et des branches descendantes qui vont dans les pyramides.

Les branches des pyramides sont parallèles aux tubes droits, auxquels elles fournissent les capillaires qui les entourent ; les branches ascendantes montent, la plupart, entre les pyramides de Ferrein, elles se distribuent dans la substance corticale, où elles donnent naissance à des grappes de glomérules. sur la circulation desquels nous ne reviendrons pas.

Fig. 352 (Cadiat).

Injection des vaisseaux artériels et veineux du rein.

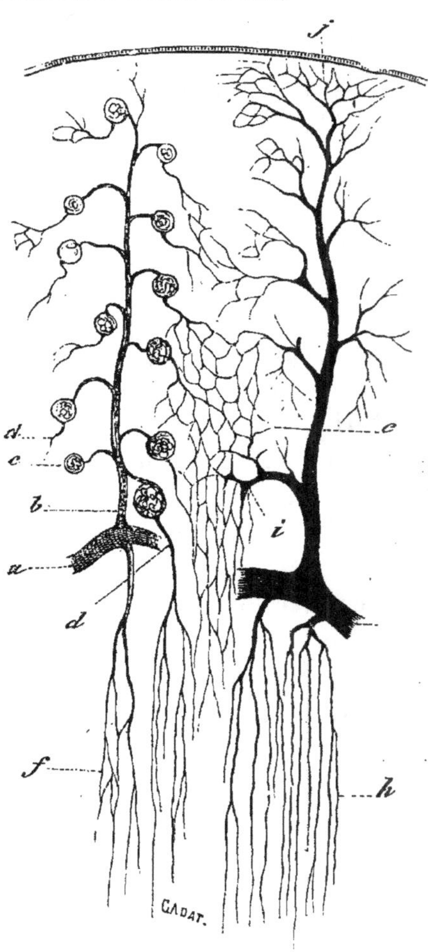

a, branche de la voûte, ou arcade artérielle du rein, qui se trouve à la limite des pyramides et de la substance corticale ;

b, branche interlobulaire qui monte dans les pyramides de Ferrein ;

c, glomérule ;

d, vaisseau efférent du glomérule allant aux tubes droits ;

e, réseau capillaire de la substance corticale. Ce réseau constitue un petit système porte intermédiaire aux glomérules et aux veines *g* et *h* ;

g, veine de la voûte ou arcade veineuse ;

h, veines de la substance médullaire ;

f, artérioles de la substance médullaire ;

j, origines des étoiles de Verheyen.

Du glomérule sort une petite veine qui se résout en capillaires entourant les tubes contournés; ces capillaires eux-mêmes se réunissent pour former un nouveau tronc veineux qui va se jeter dans la veine rénale. Il existe donc dans le rein un petit système porte qui entoure les tubes de la région corticale.

On donne le nom de système porte à un réseau capillaire situé entre deux veines.

A la surface du rein se voient de petites étoiles vasculaires visibles à l'œil nu, appelées étoiles de Verheyen ; elles résultent de l'abouchement des capillaires les plus superficiels du système porte de la substance corticale du rein et elles reçoivent aussi le sang des capillaires de la couche conjonctive qui enveloppe le rein.

Les lymphatiques du rein sont difficilement visibles.

§ 106.

TISSU CONJONCTIF DU REIN

Il est différent suivant qu'il forme l'enveloppe des gros vaisseaux, les cloisons interlobulaires ou l'enveloppe celluleuse du rein ; à la périphérie des artères et des veines, c'est du tissu conjonctif lâche avec fibres, fibrilles, cellules conjonctives et cellules adipeuses.

Entre les tubes ce tissu conjonctif est dense, on n'y voit pas de fibrilles ; il semble amorphe, il présente un petit nombre de cellules.

La couche celluleuse enveloppante du rein est formée d'un treillage de fibres conjonctives volumineuses, ondulées, entre-croisées, ne renfermant qu'un petit nombre de cellules; le tissu conjonctif de cette enveloppe se rapproche beaucoup de la constitution du tissu fibreux.

VOIES URINAIRES

§ 107.

DE LA MUQUEUSE URÉTHRALE

La muqueuse de l'urèthre se continue avec la peau, dont elle dérive et avec laquelle elle présente quelque ressemblance de structure; c'est une muqueuse dermo-papillaire, elle se fait remarquer par la présence de papilles de tissu dermique mélangé de fibres élastiques.

La muqueuse uréthrale présente une trame élastique dont l'épaisseur et la disposition restent uniformes dans toute sa longueur; le tissu conjonctif y est très peu abondant; la couche amorphe sous-jacente à l'épithélium est relativement épaisse.

Les fibres élastiques sont toutes très fines, flexueuses, anastomosées entre elles, disposées en nappes. Leur direction est parallèle à celle de l'urèthre, cette richesse de fibres élastiques donne à cette muqueuse sa consistance et sa coloration jaunâtre.

Autour et en dehors de la muqueuse se trouvent disposés des faisceaux de fibres lisses, les uns longitudinaux, les autres circulaires.

Épithélium uréthral. — Sur le méat, dans une étendue de 2 à 5 centimètres, il est pavimenteux, à couche cornée très nette; il passe par-dessus les papilles, de telle sorte qu'elles n'empêchent pas la muqueuse d'être lisse.

L'épithélium change ensuite brusquement de caractère, il perd sa couche cornée et est limité par des cellules prismatiques comme il s'en trouve dans l'épaisseur de l'épiderme; il est en même temps mou, glissant et facile à dissocier; au même endroit le chorion, qui était épais, s'amincit, la trame élastique qui offrait la forme réticulée prend le caractère indiqué plus haut; à cet endroit les papilles deviennent plus grêles et moins nombreuses et finissent par disparaître. L'épaisseur de l'épithélium est de 80 à 100 μ; il est formé de plusieurs couches de cellules polyédriques, et d'une couche superficielle de cellules prismatiques.

Arrivée au niveau du sphincter vésical, la muqueuse change de caractère, l'épithélium redevient pavimenteux.

Les papilles, très nombreuses dans la première partie de la muqueuse uréthrale, deviennent très rares dans les deux dernières parties de l'urèthre; elles sont disposées en séries longitudinales. Toutes sont simples.

Dans chaque papille se trouve une anse du réseau capillaire. Leur nombre augmente avec l'âge.

Glandes. — Si l'on examine avec la loupe la surface de la muqueuse uréthrale, on voit des orifices qui sont de trois sortes.

Des sinus ou lacunes de Morgagni, des follicules glandulaires et des glandes en grappe.

Les *sinus* sont de simples dépressions ayant une profondeur de 1 à 2 millimètres, ils s'enfoncent obliquement dans l'épaisseur du chorion muqueux au-dessous des papilles et des follicules; leur paroi est constituée par la muqueuse de l'urèthre.

Les *follicules* glandulaires se rencontrent dans toute la longueur de l'urèthre.

Ils présentent deux variétés de forme.

Les uns sont de simples sacs cylindriques.

Les autres, de même longueur, ont leur fond renflé et sont bi ou trilobés.

Leur épithélium est semblable à celui de la muqueuse jusqu'à la moitié de leur profondeur. Dans leur fond, il est formé d'une ou deux rangées de petites cellules polyédriques.

Les *glandes en grappe* ou glandes de Littre ont de 1 à 2 millimètres et sont 5 ou 6 fois plus longues que les précédentes.

Tantôt elles présentent des culs-de-sac irréguliers ; tantôt des acini parfaits ; leur orifice, tourné vers le méat, est si grand qu'un fin stylet peut s'engager dedans.

Leur épithélium est pavimenteux, mêlé de cellules polyédriques.

Fig. 353 (CADIAT).

Muqueuse de l'urèthre de l'homme au niveau de la partie spongieuse.

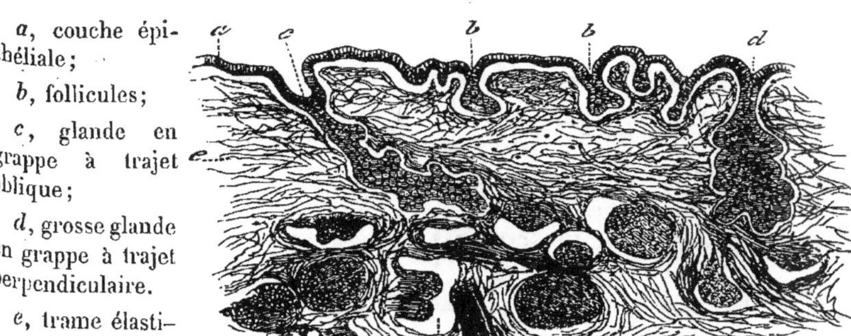

a, couche épithéliale ;

b, follicules ;

c, glande en grappe à trajet oblique ;

d, grosse glande en grappe à trajet perpendiculaire.

e, trame élastique moyenne ;

f, tissu érectile ;

g, faisceau arrondi de muscles lisses situé dans les parois du tissu érectile.

On voit sur cette figure que la muqueuse de l'urèthre adhère intimement au tissu érectile sous-jacent.

Immédiatement en dehors et autour de la muqueuse uréthrale se trouve une couche musculaire à fibres lisses composée de faisceaux, les uns longitudinaux, les autres circulaires.

Les faisceaux longitudinaux sont appliqués directement contre la muqueuse.

Dans la région prostatique, les faisceaux longitudinaux sont adhérents à la muqueuse et se distinguent de ceux de la prostate, qui sont circulaires, de sorte que les glandes prostatiques semblent écarter les deux couches musculaires.

Dans la région membraneuse, les couches musculaires sont très épaisses.

Dans la portion bulbaire et caverneuse de l'urèthre, elles se raréfient beaucoup; les fibres lisses que l'on rencontre appartiennent aux fibres du tissu érectile qui entoure la portion bulbeuse de l'urèthre et se confond avec elle, comme cela se voit figure ci-dessus.

§ 108.

DE LA VESSIE

On peut étudier dans les parois de la vessie trois tuniques :

1° Le péritoine, qui est remplacé en quelques endroits par une couche de tissu cellulaire ;

2° La couche musculaire;

3° La muqueuse.

Le *péritoine* n'offre aucune particularité de structure; il adhère à la tunique musculaire sur la face postérieure; partout ailleurs il en est séparé par une couche de tissu conjonctif lâche où l'on trouve quelquefois de la graisse.

Tunique musculeuse. — Elle est formée de faisceaux de fibres lisses, dont la réunion constitue plusieurs enveloppes musculaires à directions différentes.

La couche externe épaisse paraît surtout formée de faisceaux longitudinaux; la couche moyenne est plutôt circulaire et la couche interne est plexiforme.

Des faisceaux de fibres longitudinales, les uns se prolongent dans l'ouraque; d'autres dans les ligaments vésicaux; d'autres dans l'urèthre et la prostate ; chez la femme, elles se mêlent aux fibres musculaires de la paroi vaginale.

Fig. 354

Coupe de la paroi vésico-vaginale d'une femme adulte, montrant la différence
de revêtement épithélial de la vessie R qui est lisse, et du revêtement épithélial du vagin E qui est dentelé par les papilles.

DVA, muqueuse du vagin;

CVE, muqueuse de la vessie se
continuant sans ligne de démarcation avec les couches musculaires
sous-jacentes;

FP, couches de fibres parallèles;

FE, couches de fibres plexiformes,
la distinction de ce qui appartient
au vagin et à la vessie est difficile;
il existe de très nombreux vaisseaux
sanguins;

A, artères;

V, veines.

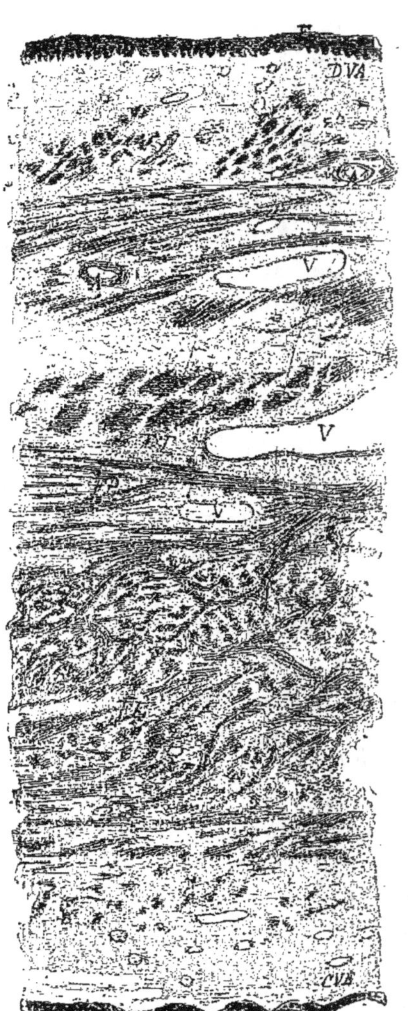

Les fibres circulaires forment le sphincter interne de la vessie;
les faisceaux de la couche plexiforme forment des saillies au

niveau du trigone (bandelette réunissant les deux orifices des urètères).

Muqueuse. — La muqueuse de la vessie diffère suivant qu'on l'étudie sur le corps de la vessie ou au niveau du trigone.

Trigone. — La muqueuse montre la transition entre celle de l'urèthre et la muqueuse vésicale proprement dite.

Le chorion présente des papilles petites, fines et effilées; il renferme un assez grand nombre de fibres élastiques; il est formé de fibres et de cellules rondes et fusiformes.

Il se continue avec les cloisons qui séparent les faisceaux du tissu musculaire, établissant ainsi une adhérence intime entre la couche musculaire et la couche muqueuse.

Il n'existe pas de glandes dans l'épaisseur du trigone; cette muqueuse est très vasculaire; elle est dépourvue de vaisseaux lymphatiques.

L'épithélium qui forme le revêtement du trigone est pavimenteux, stratifié comme celui de la peau et de l'urèthre; il se fait remarquer par la petitesse de ses éléments et la régularité de leur forme, qui tranche avec l'irrégularité de forme que nous allons trouver dans le reste de la vessie. On a signalé dans cet épithélium la présence d'un assez grand nombre de vacuoles : la couche de Malpighi est seule développée; la couche cornée n'existe pas, elle est remplacée par un seul rang de cellules lamelleuses.

Corps de la vessie. — Le chorion de la muqueuse adhère au tissu musculaire comme au niveau du trigone; il ne présente pas de papilles, il est presque dépourvu de fibres élastiques.

L'épithélium qui le revêt est polyédrique, stratifié sur plusieurs couches; il est remarquable par l'irrégularité de ses cellules profondes : les unes sont allongées en raquette, avec un prolongement caudal plus ou moins long, les autres sont creusées d'alvéoles ou en forme de nacelle; d'autres ont la forme habituelle aux cellules de la couche de Malpighi; la rangée la plus superficielle est composée de cellules lamelleuses excessivement minces, larges de 100 à 200 µ, offrant un contour régulièrement polygonal, adhérentes les unes aux autres, formant ainsi une sorte de membrane limitante. Cette membrane se détache avec rapidité après la mort par suite de la décomposition cadavérique, et demande, pour être bien étudiée, des pièces fraîches et l'imprégnation de nitrate d'argent.

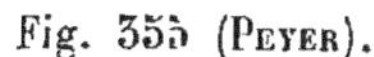

Fig. 355 (Peyer).

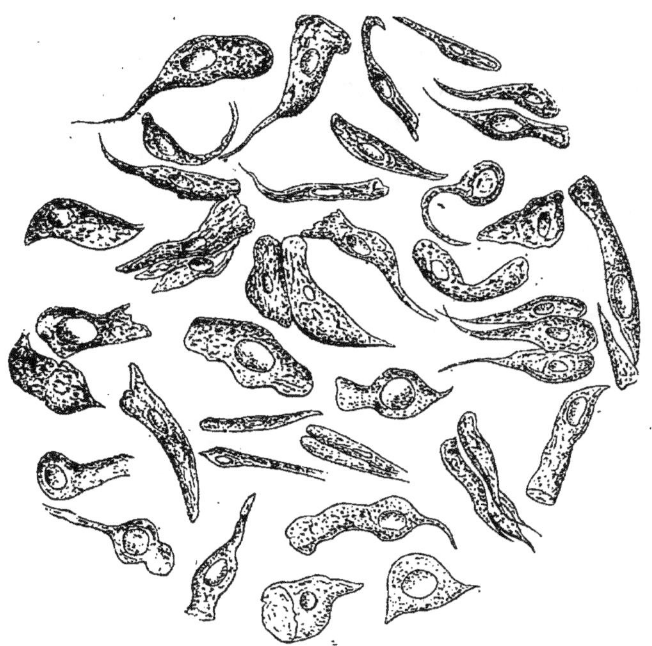

Cellules polymorphes de la paroi vésicale trouvées dans l'urine.

Les nerfs de la vessie ne sont étudiés que dans l'épaisseur de la couche musculaire, où ils forment des réseaux analogues aux plexus d'Auerbach, comme structure, mais moins réguliers comme forme.

§ 109.

URETÈRE

Les uretères possèdent trois couches : une muqueuse, une couche musculaire, une couche conjonctive.

Leur couche musculaire se continue avec la couche musculaire circulaire de la vessie. Elle est remarquable par la disposition irrégulière et plexiforme des faisceaux qui la composent.

La muqueuse est mince, dépourvue de glandes et de papilles; son chorion se continue avec celui de la muqueuse vésicale d'une part et avec le tissu interstitiel du rein, d'autre part.

L'épithélium est polyédrique, pavimenteux, stratifié sur trois ou quatre couches; il ressemble beaucoup par sa disposition à celui de la vessie, c'est-à-dire que les épithéliums profonds sont très irréguliers de forme et que l'épithélium superficiel est lamellaire.

APPAREIL RESPIRATOIRE

§ 110.

DE L'APPAREIL RESPIRATOIRE

L'appareil respiratoire est composé des fosses nasales, du larynx, de la trachée, des bronches et des poumons.

§ 111

FOSSES NASALES

Le squelette osseux des fosses nasales n'offre rien de particulier dans sa structure ; les cartilages qui le composent sont de la variété hyaline ; tout l'intérêt de l'étude histologique se concentre sur les membranes qui tapissent ces cavités. Nous y trouverons des différences de structure importantes à connaître.

§ 112.

NARINES

On constate d'abord que l'entrée des fosses nasales, désignée sous le nom de narines, est tapissée par un prolongement de la peau.

Sur la figure ci-jointe, qui représente la coupe de l'aile du nez d'un supplicié, on pourra se convaincre qu'il existe peu de différences de structure entre le revêtement extérieur du nez et le revêtement intérieur des narines.

Fig. 356.

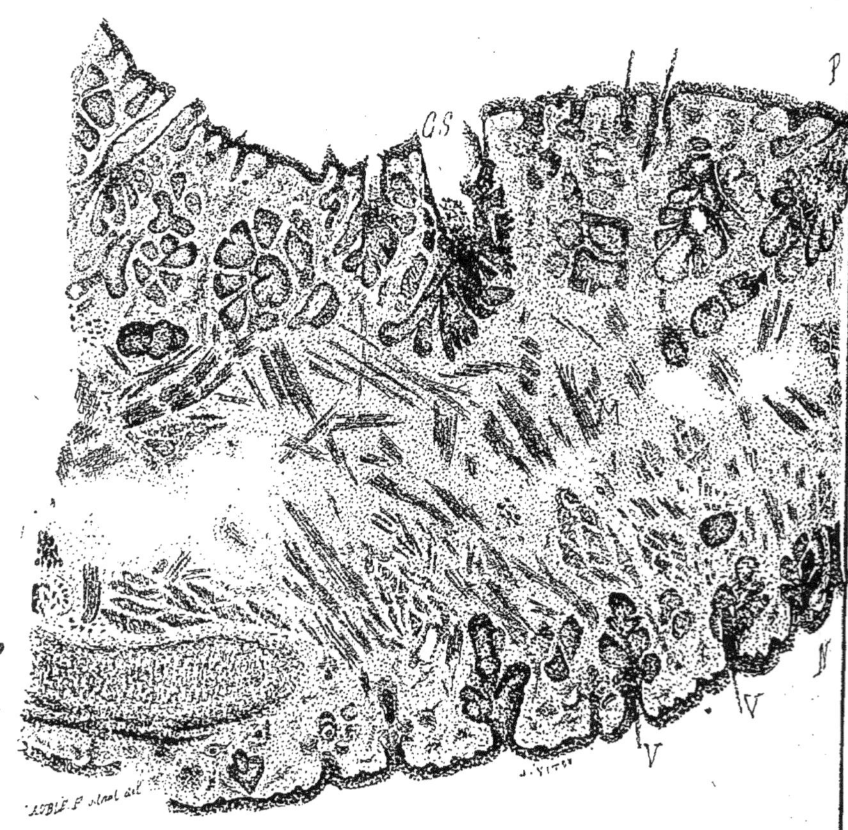

N, bord nasal de la coupe ;

C, cartilage de l'aile du nez au niveau duquel la peau commmence à perdre ses caractères. Les glandes sébacées disparaissent.

Les muscles striés (M) viennent s'insérer à la face profonde de la peau des narines de même qu'à celle de la peau du nez (P).

G S, une glande sébacée ;

V poils follets ; ceux qui poussent dans les narines s'appellent vibrisses.

Dans la cavité nasale les glandes sébacées sont plus petites, et les glandes sudoripares plus rares, les poils sont quelquefois plus grands.

La peau des narines adhère avec les tissus sous-jacents sans interposition de graisse. Au niveau du cartilage elle se continue sans ligne de démarcation avec le périchondre.

La transition entre la peau et la muqueuse se fait d'une manière brusque. Subitement les fibres lamineuses qui constituaient la partie profonde et résistante de la peau disparaissent, et la substance plus molle du corps papillaire s'épaissit; à elle seule elle forme tout le chorion de la muqueuse. Celui-ci présente encore quelques papilles courtes et étalées, mais elles cessent à peu de distance des narines.

§ 113.

RÉGION RESPIRATOIRE DE LA MUQUEUSE DES FOSSES NASALES

Muqueuse pituitaire

La muqueuse de cette région qui comprend toute la partie inférieure des fosses nasales est caractérisée par son revêtement d'épithélium à cils vibratiles, par ses glandes, ses vaisseaux et par son chorion.

La couche épithéliale est plus épaisse dans la partie antérieure que dans la partie postérieure des fosses nasales; plusieurs couches de cellules la composent. Les plus superficielles sont très allongées et présentent un plateau surmonté de cils vibratiles à leur extrémité libre, et un gros noyau à leur extrémité adhérente ou profonde. Le tissu épithélial à cils vibratiles est le même qui se rencontre dans les voies respiratoires; nous en avons décrit le type dans notre deuxième leçon.

Le chorion est formé par un tissu conjonctif particulier. Peu de fibres conjonctives volumineuses, mais un lacis de fines fibrilles; beaucoup de noyaux arrondis; beaucoup de substance amorphe, de nombreuses cavités vasculaires de diverses forme et nature. Voilà les différentes parties qui le constituent.

Il sé continue avec le périchondre ou le périoste sans interposition d'autre tissu.

Les glandes situées dans l'épaisseur de la muqueuse appartiennent aux glandes en grappe.

Elles forment dans l'épaisseur de la muqueuse des masses ovoïdes de direction parallèle à la surface, encapsulées par une même enveloppe conjonctive. Elles ont un long canal excréteur qui traverse obliquement le chorion et se ramifie pour aboutir à deux ou trois lobules. L'épithélium des conduits est cylindrique, transparent, régulièrement disposé.

Fig. 357.

Muqueuse des fosses nasales.

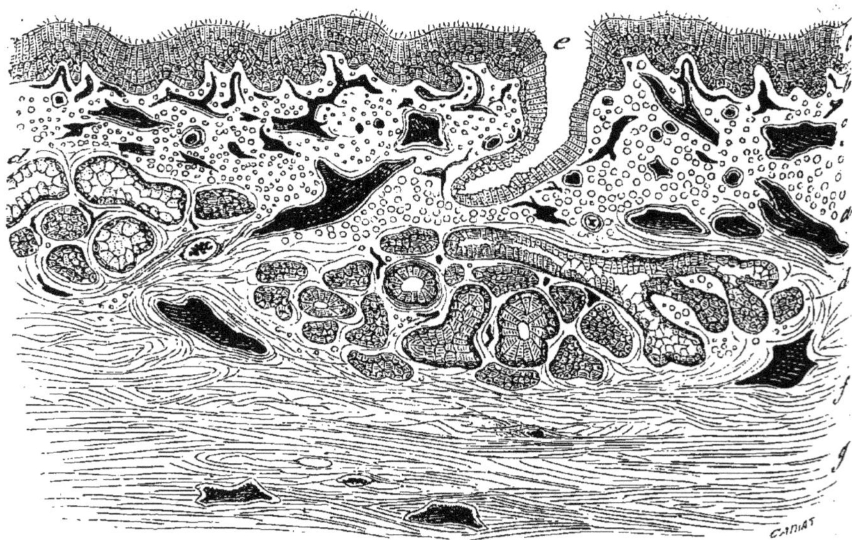

c, tissu épithélial à cils vibratiles formé de plusieurs couches de cèllules;

b, traits noirs désignant les vaisseaux sanguins, les uns très petits capillaires, les autres plus volumineux, veines et artères;

e, conduit glandulaire;

d, acini glandulaires de la glande en grappe;

a, chorion de la muqueuse tout rempli de noyaux à sa partie superficielle, présentant des fibres lamineuses à sa partie profonde, où elles enveloppent les glandes et se continuent avec le périoste g;

f, limite fictive entre la muqueuse et le périoste; le périoste est beaucoup moins vasculaire que la muqueuse.

Les acini qui composent les lobules sont construits sur le type des glandes salivaires, paroi conjonctive amorphe, épithéliums carrés plus ou moins transparents, cellules en croissant ou lunule de Gianuzzi. La ressemblance est parfaite pour les glandes de la face supérieure du voile du palais.

On trouve quelques fibres musculaires lisses disséminées autour des orifices glandulaires.

La muqueuse est très riche en vaisseaux dont les nombreuses ouvertures béantes se voient sur toutes les coupes. Ce sont des capillaires sanguins de gros calibre qui s'observent le plus souvent, mais il existe aussi quelques artères et surtout des veines.

Les vaisseaux lymphatiques ne se distinguent pas facilement.

En raison de leur vascularisation spéciale, certains points de la muqueuse nécessitent une description spéciale.

Dans la muqueuse qui revêt les *cornets inférieurs*, et particulièrement dans celle qui recouvre leur *extrémité postérieure*, on trouve des canaux sanguins fort remarquables. Leurs parois sont formées par une couche épaisse de fibres musculaires lisses.

Les fibres-cellules ont un volume beaucoup plus considérable que dans les autres vaisseaux. Elles forment une feutrage sans orientation bien définie, plus dense au voisinage du revêtement épithélial, moins dense à la surface externe, de telle sorte que les fibres musculaires extérieures vont se perdre dans le tissu conjonctif environnant. Sur les coupes passant au voisinage d'un de ces vaisseaux on trouve des fibres musculaires isolées, ce qui pourrait faire croire à la présence d'éléments musculaires indépendants et disséminés dans l'épaisseur de la muqueuse. L'intérieur de ces canaux est revêtu d'un endothélium, ils contiennent souvent du sang.

Il est évident que ces vaisseaux ne sont pas artériels. L'irrégularité de leur tunique musculaire ne laisse aucun doute à ce sujet. On ne peut davantage les rattacher au tissu érectile dont les faisceaux musculaires sont si caractéristiques.

Ce sont des veines à paroi musculaire épaisse. Elles donnent à cette muqueuse un aspect caverneux.

Fig. 358.

Coupe de la partie postérieure d'un cornet inférieur.

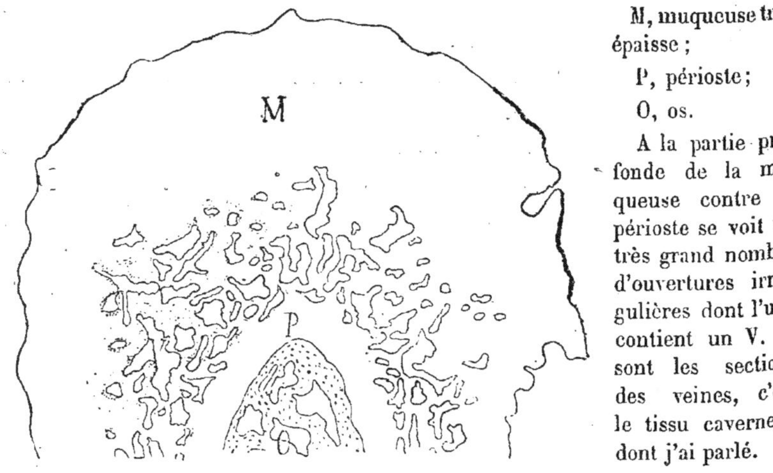

M, muqueuse très épaisse ;

P, périoste ;

O, os.

A la partie profonde de la muqueuse contre le périoste se voit un très grand nombre d'ouvertures irrégulières dont l'une contient un V. Ce sont les sections des veines, c'est le tissu caverneux dont j'ai parlé.

Muqueuse des sinus maxillaires, frontaux, ethmoïdaux, sphénoïdaux.

La muqueuse, en ces points, est extrêmement mince ; mais, encore, on peut lui distinguer un chorion, un revêtement épithélial, à cils vibratiles.

Le chorion est réduit à une couche extrêmement mince, mesurant 2 à 3 centièmes de millimètre. On trouve en quelques points des glandes en grappe avec un petit nombre d'acini. Elles sont tout à fait couchées sous le revêtement épithélial. Des vaisseaux abondants forment un double réseau ; mais il faut remarquer que c'est principalement le périoste qui est vasculaire.

Muqueuse de l'arrière-cavité des fosses nasales.

La muqueuse qui tapisse l'arrière-cavité des fosses nasales offre quelques différences de structure tant avec la muqueuse du pharynx qu'avec la pituitaire.

Cette muqueuse n'adhère aux parties dures que sur la base du corps du sphénoïde et à l'entrée de la trompe d'Eustache. Elle est libre en d'autres points et repose sur une couche de muscles, sa surface, au lieu d'être unie, est anfractueuse et formé des espèces de circonvolutions régulières.

Un épithélium, toujours cilié chez les enfants, parfois dépourvu de cils sur les adultes, la recouvre dans toute la portion qui offre cet aspect. L'épithélium pavimenteux du pharynx se montre sur les côtés.

Le chorion de la muqueuse présente dans son épaisseur deux ordres de glandes; ce sont des follicules clos et des glandes à mucus. Les glandes en grappe ont la même structure que dans la muqueuse des fosses nasales, elles sont un peu plus grosses; elles cessent au niveau du pavillon de la trompe d'Eustache comme les follicules clos.

Dans l'intervalle des follicules clos, le tissu du chorion se montre réticulé; parsemé de cellules rondes, il a la texture particulière à laquelle on donne le nom de tissu adénoïde.

§ 114.

RÉGION OLFACTIVE DE LA MUQUEUSE DES FOSSES NASALES

Organes de l'olfaction.

Dans cette région limitée à l'œil nu par sa coloration jaune brunâtre, la muqueuse présente une structure particulière, bien différente de celle de la muqueuse que nous venons de décrire et avec laquelle elle se continue cependant.

Les différences sont dues :

1° Au nombre considérable de faisceaux de fibres nerveuses qui se ramifient dans l'épaisseur du chorion;

2° A la faible vascularisation de ce chorion;

3° A la disposition et à la nature des glandes, qui ne forment plus de lobules et semblent composées de tubes;

4° A la couche épithéliale et aux terminaisons nerveuses qu'elle contient ;

5° A l'épaisseur de la couche amorphe ou basement membrane sur laquelle repose cet épithélium.

Les nerfs sont formés de faisceaux de fibrilles, sans myéline, au milieu desquelles on aperçoit quelques noyaux longitudinaux.

On voit des filaments partir des faisceaux nerveux du chorion, en traverser la membrane amorphe limitante et se perdre au milieu de l'épithélium.

L'épithélium dont il s'agit a une disposition et une forme qui ne se retrouvent pas dans les revêtements épithéliaux des autres parties de la muqueuse nasale, et sur lequel l'attention a été attirée depuis les travaux de Max Schultze.

Il ne possède pas de cils vibratiles à la région olfactive.

Il forme une couche d'une grande épaisseur. Elle est constituée par la juxtaposition d'un grand nombre de cellules allongées, entre lesquelles se trouvent disséminées vers la partie profonde beaucoup de cellules plus petites et même de noyaux. Ces cellules isolées, sont de deux sortes.

Négligeons les plus petits, désignés par la lettre *a*.

Les unes, *b*, présentent leur extrémité libre élargie, transparente, vésiculeuse et leur extrémité adhérente, effilée ; à l'union de la partie élargie à la partie effilée se trouve un gros noyau.

Les autres, *c*, ont leurs deux extrémités terminées par une pointe très mince ; un noyau existe à l'union des deux parties.

Fig. 359 (Cadiat).

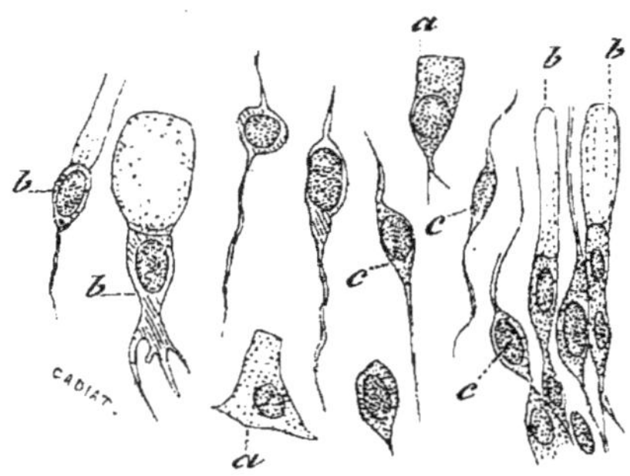

Dissociation des cellules épithéliales de la région olfactive.

Fig. 360 (Cadiat).

Muqueuse de la région olfactive des fosses nasales.

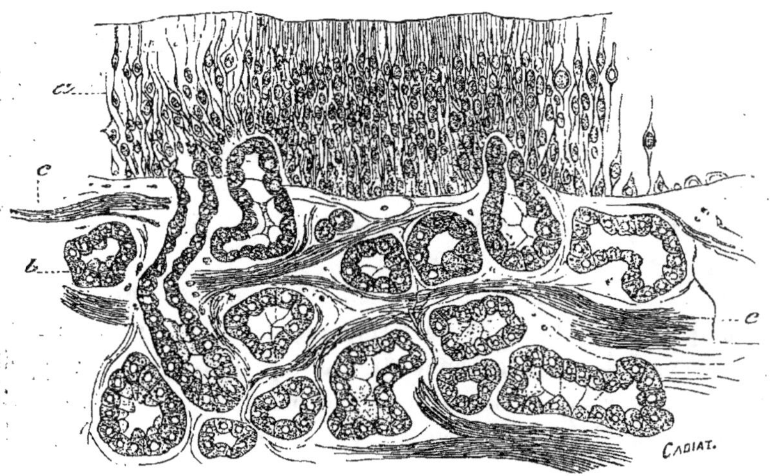

a, couche épithéliale composée de cellules très allongées ;
c, faisceaux de fibres nerveuses du nerf olfactif;
b, glandes.

Ces cellules minces, filiformes se continueraient, d'après M. Schultze, avec un filament un peu variqueux venu des nerfs olfactifs. Ce seraient des terminaisons nerveuses.

L'étude de leur dévelopement chez l'embryon confirme cette manière de voir.

§ 115.

DU LARYNX

Le larynx est composé d'un squelette cartilagineux, de muscles et d'une muqueuse.

Les cartilages de l'épiglotte et ceux de Santorini ont des fibres élastiques dans leur substance amorphe; les autres cartilages sont amorphes ou hyalins.

Les muscles n'ont rien de spécial au point de vue histologique.

La muqueuse est très importante à étudier. Elle est de nature dermo-papillaire.

Muqueuse. — L'épithélium qui recouvre cette membrane est cylindrique à cils vibratiles dans presque toute son étendue. Il devient pavimenteux stratifié sur le bord libre de la corde vocale inférieure et contribue ainsi à lui donner la résistance nécessaire à ses usages.

Il y aurait aussi quelques îlots d'épithélium pavimenteux stratifié sur la corde vocale supérieure.

Le chorion de la muqueuse présente des papilles très nettes au niveau de ce bord libre, et renferme un grand nombre de fibres élastiques et de plus une bandelette de tissu fibreux qu'on appelle le ligament thyro-aryténoïdien. Ce ligament, très épais à sa partie supérieure, s'amincit à sa partie inférieure, où il sépare les glandes du muscle sous-jacent.

Le chorion dans le reste de la muqueuse perd les fibres conjonctives, les fibres élastiques qui le faisaient ressembler au derme de la peau ; il devient analogue à celui des muqueuses vraies, il est formé d'un tissu réticulé chargé d'éléments ronds, qui rappelle le tissu adénoïde de Hiss que nous avons déjà vu dans l'arrière-cavité des fosses nasales.

Dans ce chorion se trouvent disséminés des follicules clos ; ceux-ci sont localisés à la portion de la membrane qui revêt le ventricule du larynx.

L'un d'eux est situé sur la face supérieure de la corde vocale inférieure, près de son bord libre.

Les glandes sont en grappe, elles ressemblent aux glandes sécrétant du mucus ; leur conduit traverse le chorion réticulé de la muqueuse.

Elles forment une masse très importante dans la corde vocale supérieure

Quelques-unes de ces glandes s'ouvrent dans la couche cornée même de la corde vocale supérieure.

Fig. 361 (COYNE).

Coupe verticale et exactement perpendiculaire à la direction des cordes vocales, de façon à montrer le profil de ces cordes vocales et de la cavité du ventricule, à leur partie moyenne.

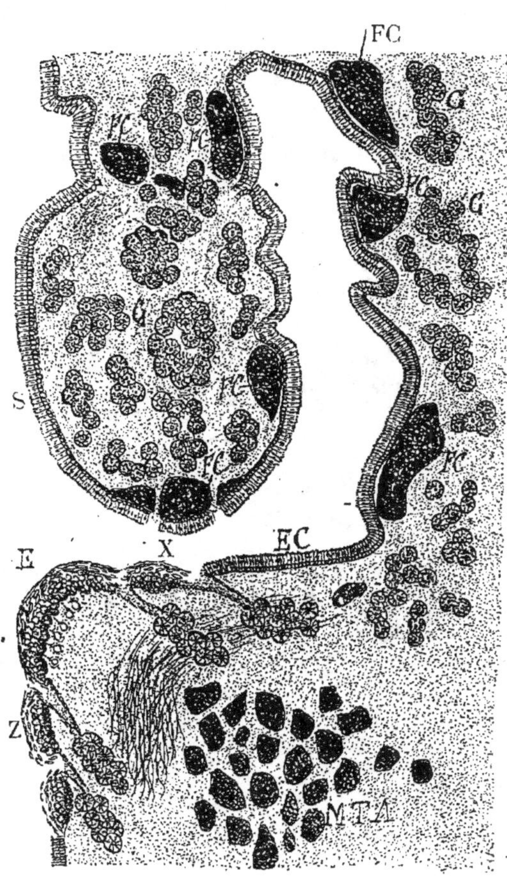

La corde vocale S supérieure donne à la section une figure arrondie; la corde vocale inférieure a la forme d'un triangle;

G, glandes en grappe du centre de la corde vocale supérieure;

FC, follicules clos contenus dans la couche superficielle de la muqueuse du ventricule;

E, corde vocale inférieure présentant des papilles et un revêtement d'épithélium corné sur son bord libre le ligament fibro-élastique de cette même corde vocale indiqué en traits noirs.

Tout le reste de la muqueuse est revêtu d'épithélium cylindrique vibratile.

MTA, muscle thyro-aryténoïdien.

X, groupe glandulaire de la face supérieure de la corde vocale inférieure;

Z, groupe glandulaire situé au-dessous de la région papillaire.

§ 116.

DE LA TRACHÉE

Elle offre à considérer une muqueuse, des anneaux cartilagineux une gaine fibreuse.

La muqueuse se range parmi les dermo-papillaires, à cause de son origine ; cependant elle diffère beaucoup de la peau, son épithélium n'étant point pavimenteux stratifié, son chorion étant très mou, mais l'abondance du tissu élastique et la disposition des glandes la rapprochent de la muqueuse pharyngienne ou buccale.

Le revêtement épithélial est formé de cellules cylindriques à cils vibratiles longues et volumineuses qui forment avec les nombreuses cellules de remplacement qui sont situées à leur partie profonde une couche très distincte, épaisse de 60 à 75 µ.

Fig. 362 (CADIAT).

Coupe de la muqueuse de la trachée de l'homme.

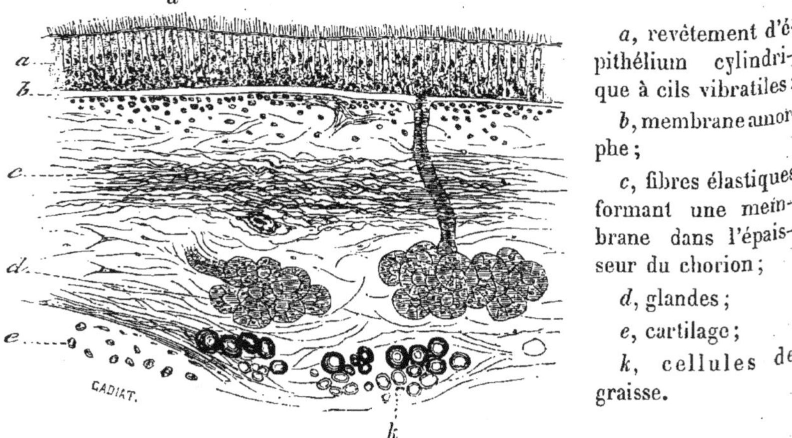

a, revêtement d'épithélium cylindrique à cils vibratiles ;

b, membrane amorphe ;

c, fibres élastiques formant une membrane dans l'épaisseur du chorion ;

d, glandes ;

e, cartilage ;

k, cellules de graisse.

Le derme de cette muqueuse ne présente pas de papilles, il est formé de fibres conjonctives, de cellules de tissu conjonctif peu abondantes englobées dans une grande quantité de substance amorphe qui forme une membrane limitante amorphe très évidente au-dessous de l'épithélium.

Il faut de plus signaler une couche excessivement nette de fibres élastiques qui se continuent avec celles qui formeront la charpente des alvéoles.

Dans l'épaisseur de cette muqueuse se voit également un grand nombre de faisceaux musculaires lisses.

Les glandes sont nombreuses, elles se disposent par petits îlots : ce sont des glandes en grappe, leur conduit traverse tout le derme de la muqueuse, leurs acini sont situés profondément en dehors des couches élastiques et musculaires.

Le cartilage de la trachée est de la variété hyaline, il est enveloppé de périchondre qui prend les caractères du tissu fibreux et qui se continue insensiblement d'un côté avec le cartilage et de l'autre avec la muqueuse.

La muqueuse ne peut pas glisser sur le cartilage.

Le tissu fibreux remplace le cartilage dans la partie postérieure de la trachée.

Les fibres musculaires et élastiques sont moins abondantes au niveau du demi-cercle cartilagineux qu'au niveau de la lame fibreuse postérieure, où elles forment des saillies visibles à l'œil nu.

§ 117.

BRONCHES

Les bronches dans leurs premières divisions offrent la même structure que la trachée. Nous ne décrirons donc pas les grosses bronches, mais à mesure que ces conduits aériens diminuent de calibre, leur paroi se modifie de plus en plus et leurs diverses parties constituantes disparaissent peu à peu. On pourra donc trouver sur les coupes des bronches plusieurs états différents de structure.

Nous ne pouvons suivre pas à pas toutes les transformations ; mais il existe des types principaux qui se rencontrent dans toutes les préparations pulmonaires ; ce sont eux que nous voulons faire connaître.

De la bronche extra-lobulaire.

Cette bronche est toujours séparée du tissu pulmonaire par une abondante couche de tissu conjonctif où se logent les vaisseaux et nerfs.

Elle présente des cartilages et des glandes modifiées qui la caractérisent.

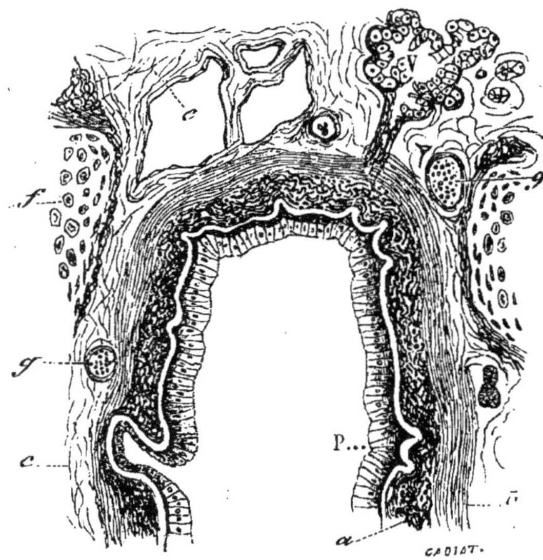

Fig. 563 (Cadiat).

Coupe d'une bronche extra-lobulaire de moyen calibre située dans l'épaisseur du poumon.

P, épithélium cylindrique à cils vibratiles ;

a, couche élastique de la muqueuse séparée de l'épithélium par une membrane amorphe ;

b, couche musculaire lisse ou muscle de Reissessen ;

V, glandes qui sont au milieu du tissu conjonctif ;

e, vaisseaux sanguins de ce tissu conjonctif : artères, veines et lymphatiques pulmonaires et bronchiques ;

f, cartilages ne formant plus que de petits amas.

g, troncs nerveux.

Les cartilages, très développés dans les grosses bronches, où ils forment des cerceaux ou des anneaux incomplets, s'écartent les uns des autres, diminuent d'épaisseur et de longueur, et dans les dernières ramifications bronchiques ne se retrouvent plus que sous forme de petits noyaux.

Les glandes sont rares, elles ne présentent qu'un petit nombre d'acini.

La muqueuse présente les mêmes caractères que dans la trachée : épithélium cylindrique à cils vibratiles, chorion amorphe, couche élastique, fibres musculaires lisses. Ces dernières forment une couche très épaisse qu'on désigne sous le nom de muscles de Reisessen.

Petites bronches. — Dans les petits rameaux bronchiques, dont le diamètre est de deux millimètres, on ne voit plus trace de glande ni de cartilage.

L'épithélium diminue de hauteur, il finit par perdre ses cils vibratiles et il se présente alors sous forme d'épithélium cubique disposé sur un seul rang.

Le chorion de la muqueuse s'amincit aussi progressivement, la couche du tissu conjonctif, la couche de fibres musculaires lisses et la couche élastique persistent encore.

Une dernière variété des bronches est la bronche *intra-lobulaire*, que nous décrirons plus loin avec le lobule.

Fig. 364 (CADIAT).

Coupe oblique montrant les modifications que subit une petite bronche vers sa terminaison.

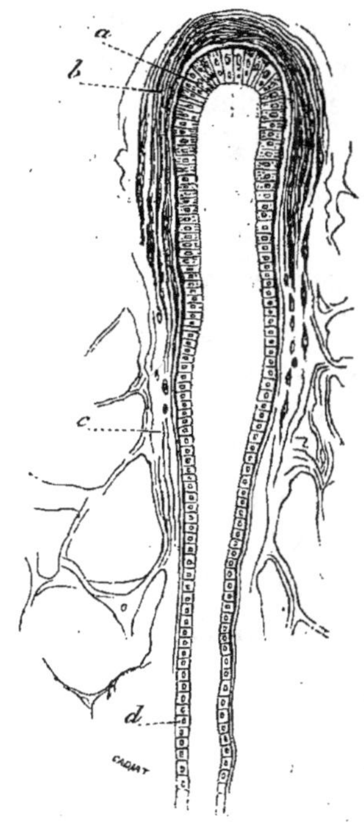

a, l'épithélium est encore cylindrique, mais il a perdu ses cils vibratiles. Il existe une couche musculaire *b* et une couche musculaire et élastique (petite bronche).

En *c* l'épithélium est aplati, rapetissé, il devient cubique ; le tissu conjonctif forme encore une paroi muqueuse distincte ; mais les fibres musculaires lisses ont cessé (bronche intra-lobulaire).

d, le tissu conjonctif lui-même n'est plus visible, la paroi bronchique se continue avec celle des alvéoles pulmonaires (bronche intra-lobulaire ou acineuse).

§ 118.

LOBULE PULMONAIRE

Du tissu conjonctif pulmonaire.

Le tissu conjonctif qui double les bronches GB (fig. 365) est formé de fibres, de substance amorphe, de cellules; il présente beaucoup moins de fibres élastiques que le chorion de la muqueuse; il est dense, il ne présente qu'un très petit nombre de vésicules adipeuses.

Il renferme des organes très importants; ce sont l'artère et la veine pulmonaires, dont le calibre est au moins égal et quelquefois supérieur à celui des bronches, puis une petite artère et de petites veines appartenant aux bronches, artères et veines bronchiques, puis des vaisseaux lymphatiques et des capillaires en assez grand nombre. Quelquefois, mais rarement, des troncs nerveux y sont visibles sur les coupes.

Ce tissu conjonctif donne naissance à des cloisons peu épaisses qui se réunissent entre elles pour former des loges dans lesquelles se placent les *lobules pulmonaires*.

Le tissu conjonctif sous-pleural se continue sans démarcation avec celui des cloisons inter-lobulaires et des enveloppes péri-bronchiques.

On sait que tout ce tissu peut être insufflé artificiellement et que les lobules pulmonaires peuvent être ainsi séparés les uns des autres.

Ces cloisons ne contiennent que des rameaux veineux et lymphatiques, origine des veines pulmonaires et des veines bronchiques.

Le *lobule pulmonaire* est limité par l'enveloppe conjonctive dont nous venons de parler. Dans l'intérieur se trouvent des ramifications bronchiques et artérielles, des alvéoles pulmonaires et leur réseau capillaire.

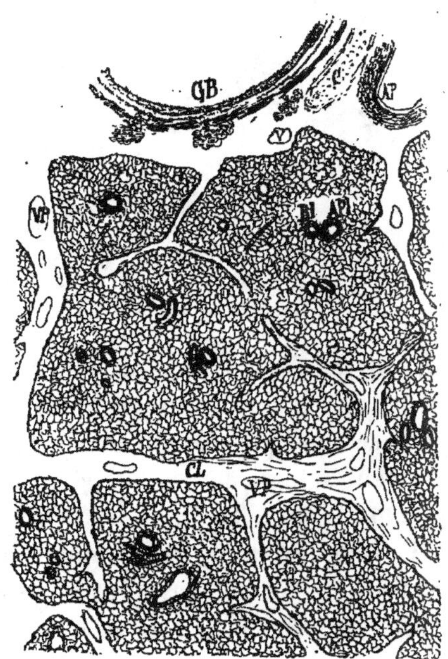

Fig. 365.

Coupe de poumon vue à la loupe pour montrer les lobules.

Le tissu pulmonaire proprement dit n'est représenté que par un réseau indistinct.

GB, bronche extra-lobulaire ;

C, cartilage ;

AP, artère pulmonaire ;

CL, cloisons conjonctives limitant les lobules et se rattachant au tissu conjonctif péri-bronchique.

VP, veines pulmonaires ;

API, artère pulmonaire intra-lobulaire ;

BI, bronche intra-lobulaire.

Bronche intra-lobulaire.

A son entrée dans le lobule, la bronche peut encore avoir les caractères que nous avons décrits pour les petites bronches ; le plus souvent elle a perdu tous ses cartilages, sa couche musculaire et ses glandes, il ne lui reste plus qu'une muqueuse très fine, des fibres élastiques et une très mince couche de tissu conjonctif.

Tant que la bronche est un peu volumineuse, elle est doublée par une couche spéciale de tissu conjonctif qui la sépare des alvéoles pulmonaires, et l'épithélium qui la tapisse a une forme cubique, intermédiaire entre l'épithélium des alvéoles et celui des petites bronches (voyez les figures 364 et 366).

Fig. 366 (Cadiat).

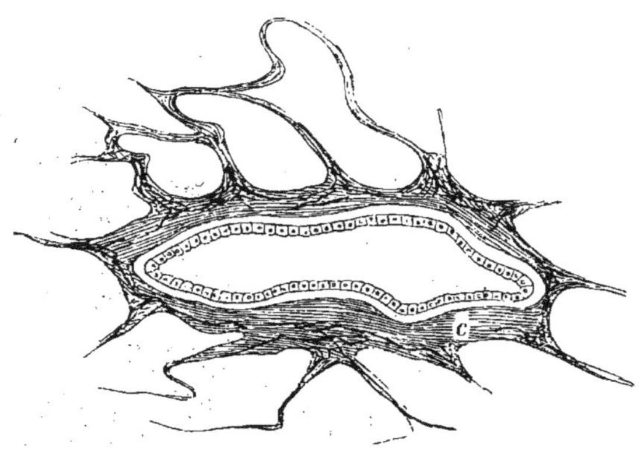

Bronche intra-lobulaire, section perpendiculaire.

Dans le tissu conjonctif *c*, les traits noirs figurent les fibres élastiques.

La veine s'est séparée d'elle, elle n'entre pas dans le lobule et reste dans les cloisons inter-lobulaires. L'artère qui possède encore toutes ses tuniques chemine à côté de la bronche entourée aussi d'un peu de tissu conjonctif; elle ne lui est plus accolée.

Quand la bronche se ramifie, elle perd son tissu conjonctif, son épithélium devient aplati comme celui des alvéoles; sa muqueuse disparaît, sa forme n'est plus régulière. Les alvéoles se continuent directement avec sa paroi, ou bien viennent s'ouvrir dans sa cavité. L'artère a disparu.

Fig. 367 (Cadiat).

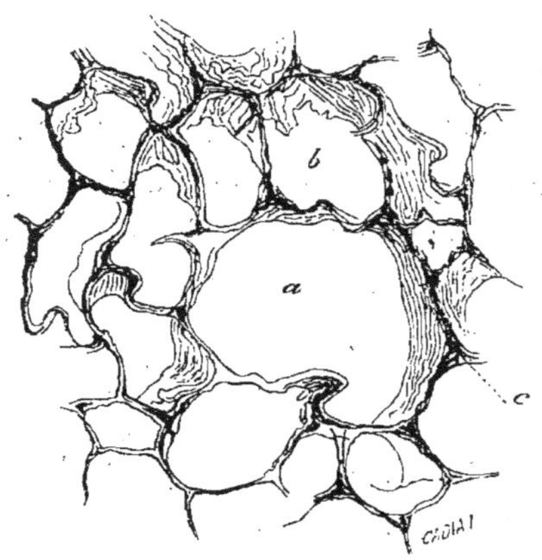

a, bronche intra-lobulaire;

b, alvéoles pulmonaires.

Le volume seulement les différencie, car la forme de l'une ou de l'autre est aussi irrégulière.

c, paroi bronchique; elle n'est pas plus épaisse que celle des alvéoles.

Le tissu pulmonaire se continue directement avec la bronche sans interposition de tissu conjonctif.

La bronche intra-lobulaire se présente donc sous deux états : celui de bronche intra-lobulaire proprement dit ou à parois distinctes ; c'est celle qu'on appelle aussi bronche capillaire ; celui de bronches à parois peu distinctes continuées avec les alvéoles ou acini pulmonaires présentant des formes irrégulières communiquant avec les acini ; c'est la bronche acineuse, l'infundibulum de Rossignol, etc.

§ 119.

ALVÉOLE PULMONAIRE

Les alvéoles pulmonaires se composent d'une enveloppe élastique formée de fibrilles très fines entre-croisées les unes avec les autres, d'une couche excessivement mince de substance conjonctive, d'un réseau capillaire appliqué sur le réseau élastique, et enfin d'un épithélium.

Le réseau élastique peut être isolé par suite de sa résistance à la macération dans les liquides qui détruisent les autres tissus.

Les figures suivantes feront juger de son importance.

Fig. 368 (Lalou).

Fig. 369 (Lalou).

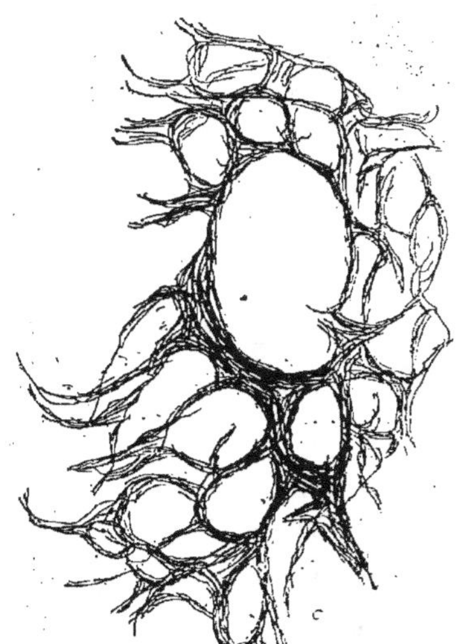

Réseau élastique des alvéoles du poumon d'un enfant.

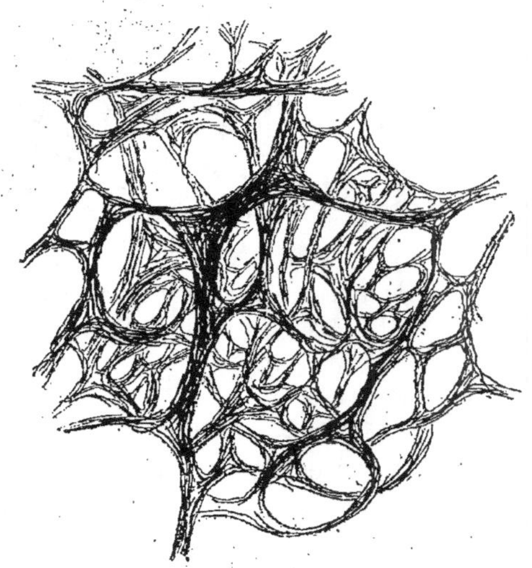

Réseau élastique des alvéoles du poumon d'un bœuf.

Le *réseau capillaire* ne peut être étudié qu'après une injection de substances colorantes et solidifiables qui le rendent apparent. Quelquefois les globules du sang ayant séjourné dans les capillaires permettent de les voir sans artifice de préparation. On constate alors que les capillaires qui le forment sont très petits. Quelques-uns ont à peine le diamètre des globules du sang ; les mailles du réseau sont très serrées. La surface couverte par les capillaires est certainement plus grande que celle qui en est dépourvue.

Fig. 370 (CADIAT).

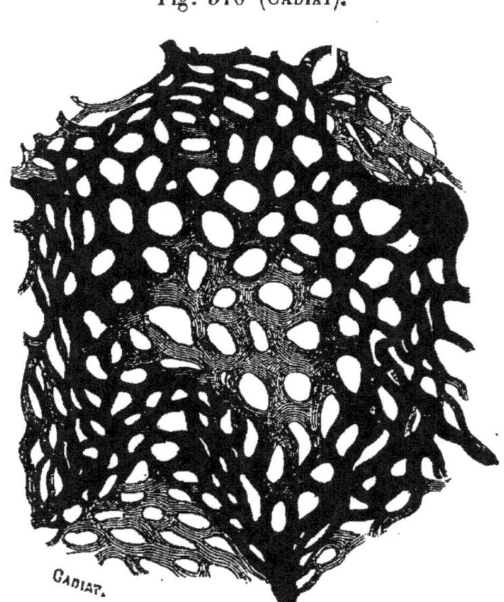

Dessin du réseau capillaire d'un alvéole d'un poumon humain après injection, dans l'artère, de gélatine colorée.

Ces capillaires, étudiés à l'aide d'une injection de nitrate d'argent, se présentent avec la structure habituelle à ces vaisseaux.

L'épithélium de l'alvéole pulmonaire est lamelleux comme celui d'une séreuse. Il possède de gros noyaux. Il faut, pour bien l'étudier, l'aide du nitrate d'argent.

Dans les préparations ordinaires, on ne voit le plus souvent dans

la paroi alvéolaire que les fibres élastiques et les noyaux des endothéliums capillaires et de l'épithélium pulmonaire.

Fig. 371 (CADIAT).

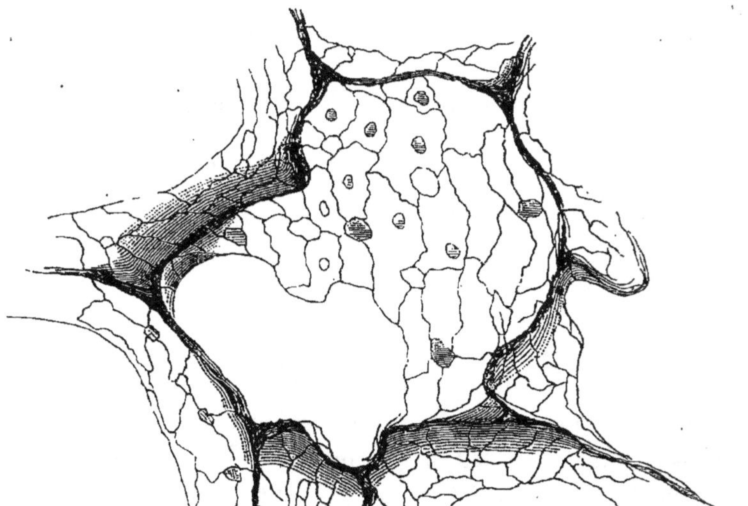

Dessin d'un alvéole pulmonaire et de son épithélium traité par le nitrate d'argent.

L'épithélium pulmonaire tapisse à la fois les parois de l'alvéole
revêtues de capillaires et celles qui en sont dépourvues.

Deux épithéliums superposés séparent donc le sang de l'air; il
est vrai que l'épaisseur de chacun ne dépasse guère un millième de
millimètre.

La forme des alvéoles a été l'objet de très longues discussions
pour savoir s'ils étaient sphériques comme des acini, ou cylindriques, ou pourvus d'un canal intermédiaire ou non.

Cette question ne peut être résolue que par des injections poussées
par la trachée, mais l'air qui reste toujours dans les poumons

s'oppose à la pénétration des masses coagulables jusque dans l'alvéole.

Sur des coupes, les alvéoles se présentent avec une configuration extrêmement irrégulière, leur forme générale est celle de polygones dont les côtés seraient formés de lignes sinueuses.

Les alvéoles se touchent et ne sont pas séparés les uns des autres.

Leur diamètre est très différent, comme leur forme; il s'accroît avec l'âge :

A 20 ans il est de 200 μ.
A 80 ans il est de 350 μ.
A la naissance il est de 100 μ.

Il résulte de cette disposition des alvéoles pulmonaires que la coupe du tissu pulmonaire dessine un réseau très irrégulier. Au milieu de ce réseau se voient des cavités plus grandes dans lesquelles on peut reconnaître la structure des bronches intra-lobulaires ou bronches capillaires; une petite artère les accompagne.

Lorsque les bronches intra-lobulaires sont acineuses, il semble que les alvéoles viennent s'ouvrir dans ces dernières ramifications bronchiques par de larges communications.

Il n'existe plus d'artère dans leur voisinage, celle-ci s'est transformée en réseau capillaire.

Lorsqu'on examine des coupes larges de poumon avec un faible grossissement, 80 diamètres par exemple, on voit avec la plus grande facilité le faisceau bronchio-vasculaire extra-lobulaire. Enveloppé de tissu conjonctif, il ressemble aux espaces portes du foie, et on y reconnaît les orifices caractéristiques des bronches, des vaisseaux pulmonaires et des vaisseaux bronchiques; on pourrait l'appeler *espace pulmonaire*.

figure montre, à un grossissement de 80 diamètres, l'apparence que donne une coupe de
[p]umon; on y voit l'aspect réticulé des alvéoles pulmonaires et de plus la disposition des
[par]ties constituant l'espace pulmonaire.

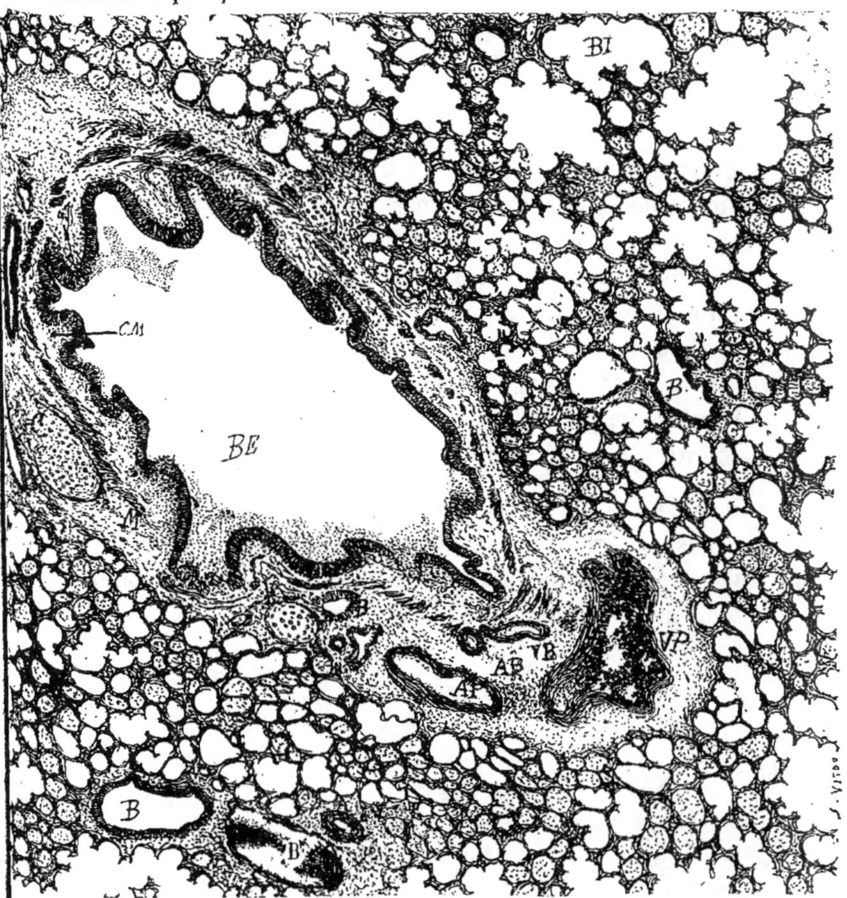

[esp]ace pulmonaire de grande dimension
[faci]le à étudier :
[u]ne bronche de moyen calibre revêtue
[d'épith]élium, contenant des mucosités représen-
[tées pa]r des granulations, possédant un chorion
[mu]queux CM, une couche musculaire et élastique
[M,] cartilages C (deux petits noyaux cartila-
[gineux] accessoires n'ont pas de lettres).
[Tou]t le tissu conjonctif péri-bronchique TC
[renfer]ment deux branches de l'artère pulmo-
[naire] A et AP.
[les v]eines pulmonaires V et VP; l'une des vei-
[nes pul]monaires contient du sang dans sa cavité.

Dans le même tissu se voit une petite artère
bronchique AB et une petite veine bronchique VB.

Au milieu du tissu réticulé formé par les
alvéoles de diverses grandeurs et de diverses
formes se voient, dans le bas de la figure, de
petites bronches de structure très simple B,
probablement des bronches intra-lobulaires, à
côté d'une petite artère A.

Dans la partie supérieure du dessin se voit
une bronche intra-lobulaire B à côté d'une
petite artère, plus haut une bronche acineuse BI, isolée, sans artère.

§ 120.

GLANDE THYROÏDE

La glande thyroïde est composée de tissu conjonctif de rameaux et de follicules clos.

Les follicules clos sont composés de la membrane amorphe et d'un revêtement épithélial intérieur. Cet épithélium, sur un seul rang quelquefois cubique, peut devenir lamelleux ; il est transparent, pourvu d'un noyau ; les follicules de la glande thyroïde construisent un liquide coagulable amorphe, colloïde.

On y trouve mêlées des cellules épithéliales altérées.

Le diamètre de ces follicules varie peu à l'état sain ;

Il peut atteindre 1/2 millimètre de diamètre.

Le tissu conjonctif forme une enveloppe à chacun des follicules ; il divise aussi la glande en différents lobules et lobes ; enfin il lui fournit une enveloppe. Des rameaux nombreux cheminent dans l'épaisseur du tissu conjonctif ; celui-ci n'a rien de particulier.

Fig. 373 (Cadiat).

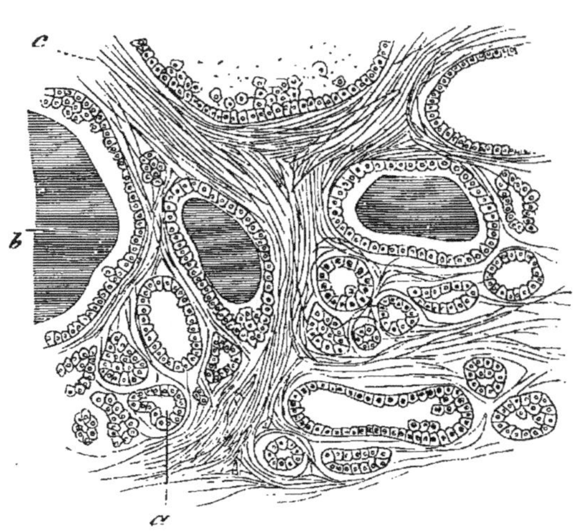

a, follicule clos tapissé d'épithélium ;

b, contenu solidifié d'un follicule ;

c, tissu conjonctif intersticiel.

§ 121.

THYMUS

Le thymus, organe transitoire, qui s'atrophie à partir de la naissance de l'enfant, est composé de lobules limités par du tissu conjonctif.

Fig. 374 (Cadiat).

a, tissu propre de la glande;

b, éléments spéciaux concentriques.

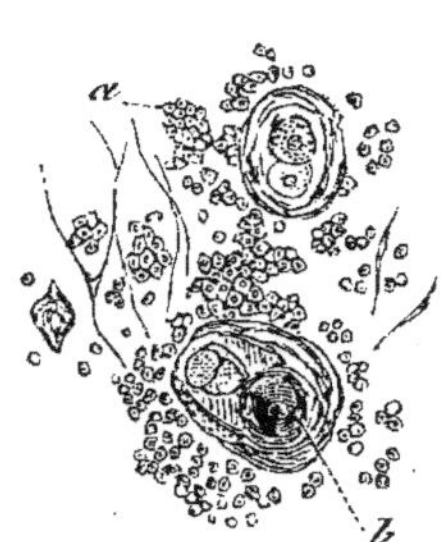

Chaque lobule est formé d'un assemblage de petites cellules sphériques ressemblant à celles des ganglions lymphatiques. Il possède comme élément caractéristique des amas épithéliaux, ou globes épithéliaux, peu volumineux, mais nombreux. Ceux-ci sont constitués par des cellules qui s'enroulent les unes autour des autres en donnant plusieurs enveloppes concentriques.

DOUZIÈME LEÇON

ŒIL

§ 122.
DÉVELOPPEMENT DE L'ŒIL

Deux bourgeons marchant en sens inverse contribuent à former
l'œil.

L'un d'eux vient du cerveau, il formera la rétine et la choroïde;
l'autre de l'épiderme, il formera le cristallin.

Fig. 375.

Coupe horizontale de la tête d'un embryon de poulet passant
au niveau des yeux.

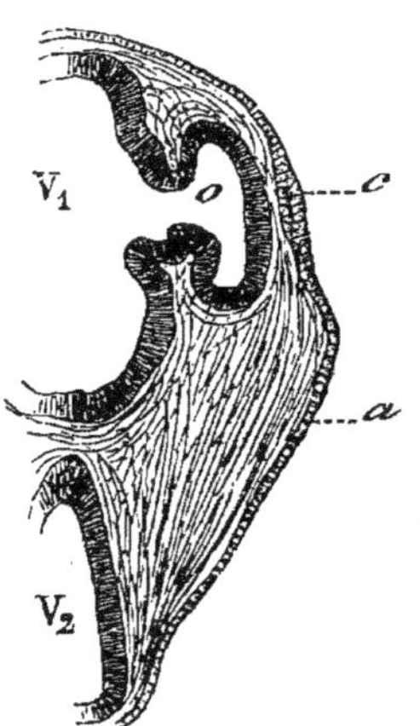

Comme cet état correspond aux premières
périodes du développement, il est difficile de
l'observer sur l'homme.

V_1, vésicule cérébrale antérieure qui doit
former le cerveau. Elle donne un bourgeon
creux optique (o). En face de lui est un
épaississement (c) de l'épiderme (a).

V_2, vésicule cérébrale moyenne.

Le bourgeon cérébral s'excave pour loger le corps vitré et le cristallin.

Fig. 376.

Même coupe que dans la figure précédente.

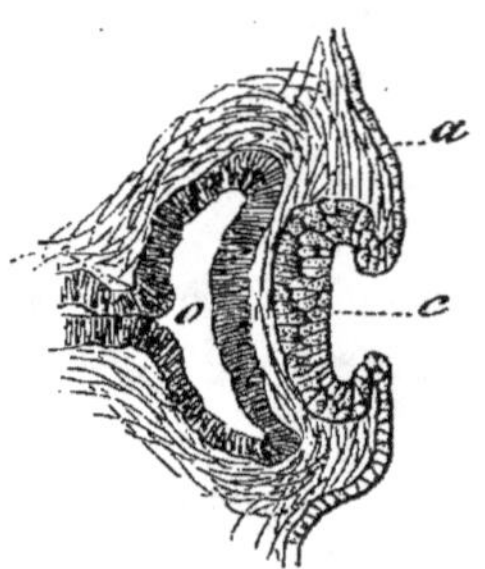

Le développement de l'embryon était plus avancé et montrait le refoulement de la vésicule cérébrale *o* par le cristallin *c* ; ce dernier est représenté par une excavation circulaire de l'épiderme *a*.

La partie épithéliale refoulée du bourgeon cérébral se modifiera et donnera les diverses couches de la rétine, la partie enveloppante se charge de pigment ; elle formera les cellules épithéliales de la choroïde.

Le cristallin est formé comme la rétine par un bourgeon creux ; l'extrémité de ce bourgeon se détache de l'épiderme qui lui a donné naissance, le cristallin primitif est formé par une poche épithéliale doublée de tissu conjonctif.

Fig. 377.

Même coupe que précédemment. Embryon plus avancé.

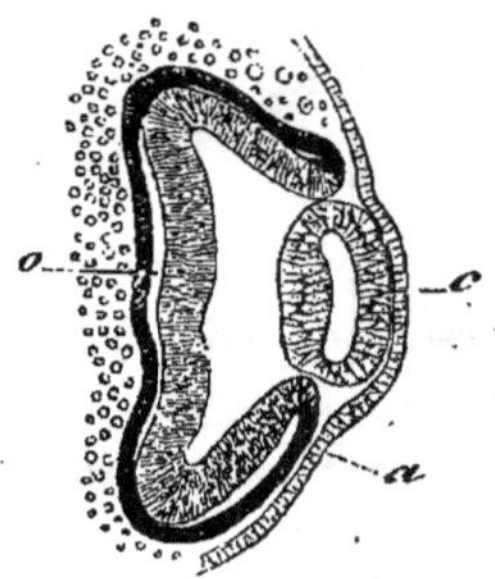

L'excavation cristallinienne s'est transformée en poche *c* qui s'est détachée de la peau *c*. Celle-ci passe au-devant et forme la cornée. Le bourgeon cérébral *o* présente une partie interne striée, c'est la rétine, et une partie externe noire, c'est l'épithélium de la choroïde.

Une modification de la peau formera la cornée.

Un plissement de la peau formera les paupières.

Les cellules qui tapissent le segment postérieur du cristallin s'allongent forment des fibres, ce sont les fibres cristalliniennes ; les cellules antérieures ne subissent que peu de changement. La cristalloïde se développe sous forme d'une mince membrane ; quant au tissu conjonctif, interposé entre le cristallin et la rétine, il formera le corps vitré.

Fig. 378.

Coupe d'un œil de fœtus humain dans lequel toutes les parties constituantes
sont déjà distinctes quoique incomplètement développées.

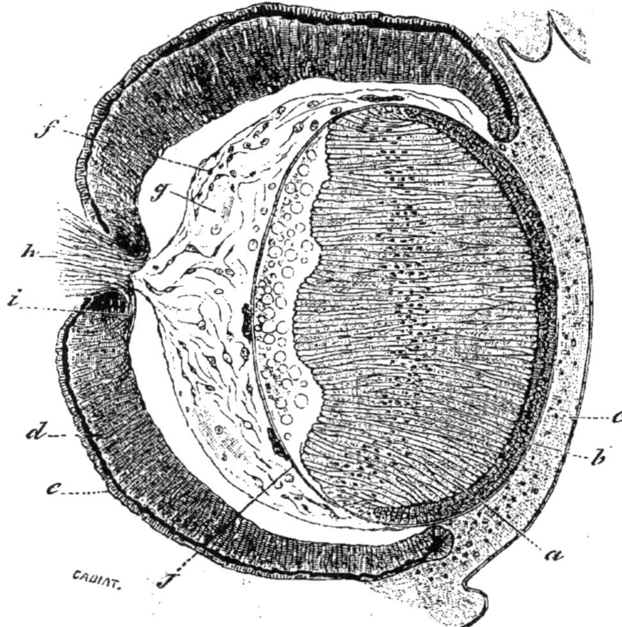

d, rétine ;

e, épithélium de la choroïde.

On sait que ces deux membranes accolées dépendent d'une même vésicule originelle.

a, b, cristallin ; a indique la transformation en fibres des cellules épithéliales de la face postérieure du cristallin ; les cellules antérieures b ne sont pas modifiées ;

j, la cristalloïde; existe déjà.

c figure la cornée, celle-ci n'est pas séparée du cristallin, il n'y a ni corps vitré ni chambre antérieure.

Les paupières commencent à se montrer sous forme de deux bourrelets qui font saillie aux deux extrémités de la cornée.

g, corps vitré ;

h, i, nerf optique.

Cornée.

La cornée, malgré son aspect transparent, possède une structure compliquée.

Elle se compose de cinq couches qui sont, en allant de la superficie vers la profondeur :

Un revêtement épithélial ;

Une membrane élastique ou antérieure ;

Une couche de tissu cornéen ;

La lame de Demours ou Descemet ;

Une couche épithéliale.

La couche épithéliale antérieure de la cornée est la continuation de celle de la conjonctive qui se continue elle-même avec celle de la peau ; elle est formée de plusieurs rangées d'épithéliums superposées qui rappellent la disposition de la peau ; mais on ne trouve que les cellules de la couche de Malpighi et non celles de la couche cornée ; malgré sa transparence cet épithélium présente un noyau, un corps cellulaire et une paroi.

La membrane amorphe ou lame élastique antérieure de Bowmann ressemble à la basement membrane dont nous avons si souvent parlé : elle est limitée du côté de l'épithélium par un contour bien net ; du côté opposé elle semble se confondre avec le tissu cornéen sous-jacent ; elle est très visible et atteint de 5 à 6 µ. d'épaisseur.

La couche du tissu propre de la cornée est très épaisse, elle constitue la partie la plus importante de cet organe ; elle est formée, comme le tissu fibreux, de fibres entre-croisées de petit volume dont on peut voir les limites à l'aide des colorations et des réactifs. Ces fibres se réunissent en faisceaux ; les faisceaux en lamelles.

Entre les fibres de la cornée se voient des cellules qui se présentent sous des formes variables suivant les réactifs. Tantôt ce sont des noyaux, tantôt des corps fusiformes, tantôt des cellules plates présentant des impressions sur leurs faces, offrant des prolongements plus ou moins compliqués. Quelquefois il semble exister des vides dans l'épaisseur du tissu cornéen et on a cherché à trouver là des canaux dépendant du système lymphatique sans pouvoir le prouver. Entre les divers faisceaux se trouve répandue en abondance une substance amorphe qui comble les interstices, donne aux tissus l'homogénéité et la transparence comme la glycérine aux tissus des coupes microscopiques.

La quatrième couche est une membrane amorphe, à peu près de même épaisseur que celle de Bowmann, mais mieux limitée sur ses deux faces ; elle se détache avec facilité du tissu de la cornée, on l'appelle la membrane de Demours ou de Descemet.

La couche la plus profonde est formée par un seul rang de cellules épithéliales aplaties appliqué sur la couche de Descemet.

Fig. 379.

Coupe perpendiculaire de la cornée.

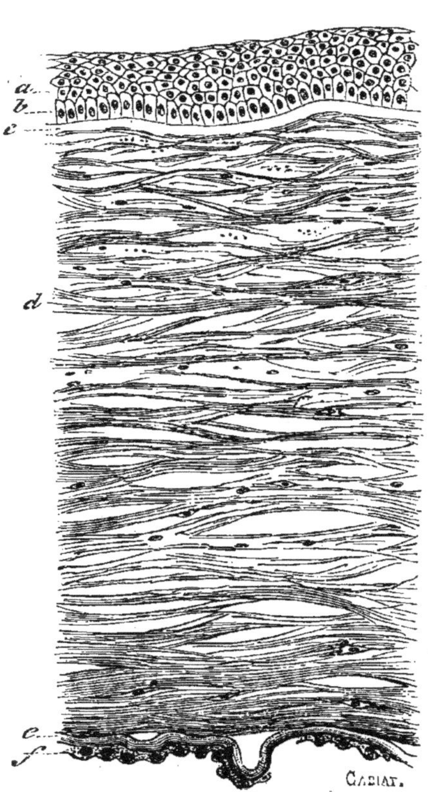

a, *b*, couche d'épithéliums pavimenteux stratifiés, continuation de la couche épithéliale de la conjonctive ; les cellules superficielles *a* sont polygonales, les cellules profondes *b* sont plus allongées.

c, lame élastique antérieure.

d, tissu propre de la cornée formé de fibres irrégulièrement entre-croisées à angle aigu comme dans le tissu fibreux.

Entre ces fibres se voient quelques noyaux qui représentent des cellules aplaties du tissu conjonctif.

e, lame de Descemet ou de Demours.

f, couche d'épithéliums disposés sur une seule rangée.

La cornée ne possède pas de papilles, ne contient pas de vaisseaux ni sanguins, ni lymphatiques ; mais elle possède un réseau nerveux

très important. Il forme dans l'épaisseur de sa couche fibro-cor-
néenne des mailles volumineuses ; présente des renflements au
niveau de ses angles, puis envoie jusque dans l'épithélium des
ramifications beaucoup plus ténues.

Fig. 380 (CADIAT).

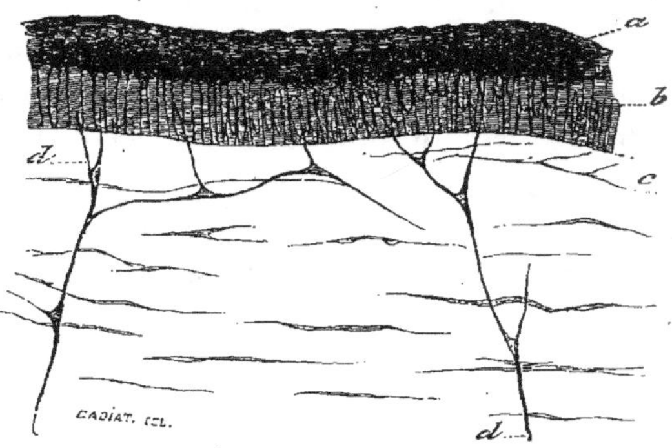

Coupe perpendiculaire de la partie superficielle de la cornée montrant des filaments nerveux *d* colorés par le procédé de l'or. Ces fibres traversent le tissu cornéen et pénètrent dans les couches de l'épithélium pavimenteux stratifié *a* et *b* qui le recouvrent.

Elles paraissent être composées seulement du cylindre-axe et les renflements nerveux des points de ramification et d'entre-croisement ne présentent pas de cellules nerveuses. Elles proviennent de nerfs à myéline venus de l'iris, de la conjonctive et de la sclérotique.

Les ramifications se distribuent jusqu'aux plans superficiels ; ces terminaisons nerveuses se montreraient quelquefois sous forme de traits rectilignes, ou en baïonnette, ou en zigzag.

Fig. 381 (CADIAT).

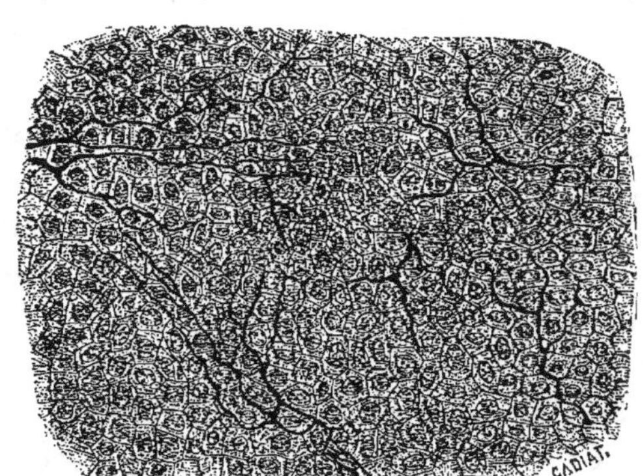

Les terminaisons nerveuses de la cornée sont figurées par des lignes noires ramifiées au milieu des cellules régulières du revêtement épithélial.

§ 123.

SCLÉROTIQUE

La sclérotique. s'unit avec la cornée par continuation directe de tissus. Sur les coupes, le lieu de la transition est indiqué par l'opacité plus grande de la sclérotique; par des vaisseaux plus ou moins développés dans son épaisseur, les canaux de Schlemm; en arrière, par la réflexion de la membrane de Demours, qui se porte sur la face antérieure de l'iris; en avant, par l'apparition du tissu cellulaire sous-conjonctival. Le tissu fibreux sclérotical est formé de fibres très fines et très entre-croisées. On y découvre des filaments nerveux dont la structure est variable et n'a rien de spécial.

§ 124.

SYSTÈME IRIDO-CHOROIDIEN

La choroïde et l'iris forment une deuxième enveloppe de l'œil. Nous commencerons l'étude par la choroïde, dont la structure est la plus simple.

La choroïde. est composée de tissu conjonctif, de vaisseaux sanguins et d'une rangée d'épithélium.

En allant de dehors en dedans on trouve immédiatement appliquée contre la sclérotique, la *lamina fusca*. C'est un réseau de fibres conjonctives très fines renfermant dans ses mailles des cellules conjonctives de forme irrégulière, aplaties, fusiformes, qui ont la particularité d'être chargées de pigment.

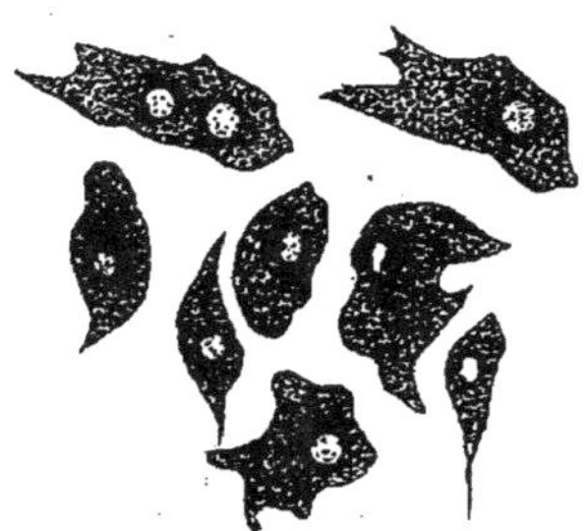

Fig. 382.

Cellules pigmentaires de la *lamina fusca* de la choroïde.

Au-dessous se trouve la *couche vasculaire* de la choroïde, composée aussi des éléments du tissu lamineux et des cellules pigmentaires. Dans sa partie extérieure elle contient de gros vaisseaux ayant les caractères des artères et des veines. Vers sa limite interne elle présente un grand nombre de vaisseaux capillaires.

Ceux-ci sont appliqués contre une membrane amorphe formant une nouvelle couche qu'on appelle *la membrane de Ruysch.*

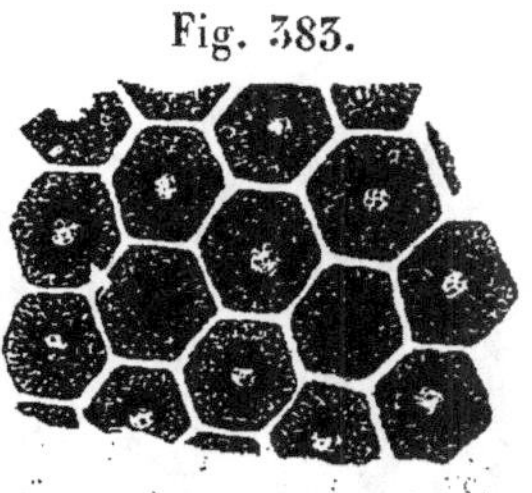

Fig. 383.

Épithélium pigmentaire de la choroïde vu de face.

Enfin, sur cette membrane de Ruysch, en contact avec la rétine, se trouve un rang de *cellules épithéliales pigmentaires* d'une forme très régulièrement hexagonale.

Les granulations pigmentaires, d'un noir absolu, très fines, se trouvent dans le corps de la cellule tandis que le noyau en est absolument dépourvu et conserve la transparence sur les préparations.

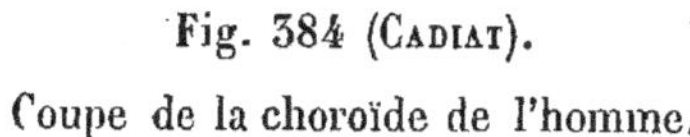

Fig. 384 (Cadiat).

Coupe de la choroïde de l'homme.

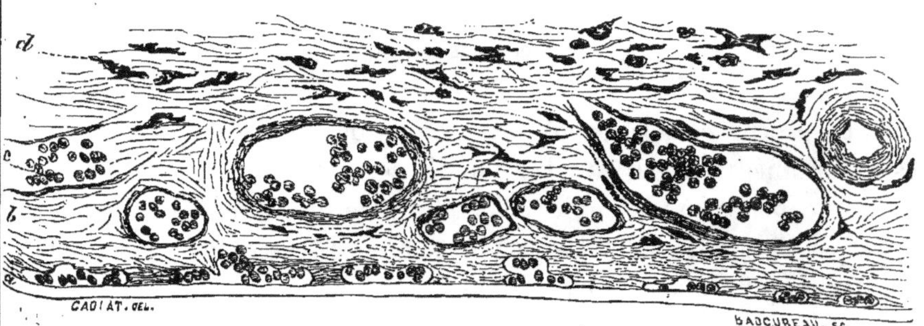

d, lamina fusca avec ses cellules pigmentaires.

b, couche des gros vaisseaux.

a, membrane de Ruysch contre laquelle est appliqué un réseau capillaire.

Les capillaires, les veines (*c*), contiennent des globules du sang ; une petite artère, que l'on voit dans la préparation, en est dépourvue.

La choroïde est une membrane essentiellement vasculaire qui joue un très grand rôle dans l'entretien des milieux transparents de l'œil.

Fig. 385.

Injection à la gélatine des vaisseaux de la choroïde d'un enfant
âgé de quelques mois.

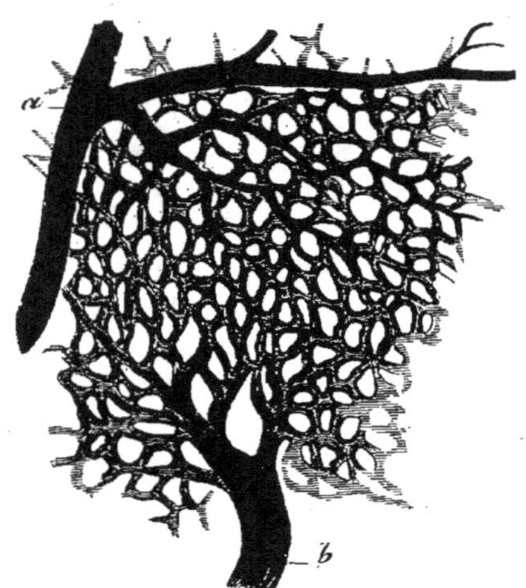

a, tronc artériel.

b, tronc veineux.

Entre les deux se trouve un réseau capillaire à mailles très serrées qui donne une idée de l'importance de la circulation choroïdienne dans le globe oculaire.

Procès ciliaires.

Les procès ciliaires sont formés par des replis de la choroïde situés immédiatement en arrière de l'insertion iridienne.

Les couches superficielles de la choroïde sont modifiées et épaissies par l'apparition de fibres musculaires lisses disposées en faisceaux longitudinaux et circulaires.

Ce sont ces muscles ciliaires dont l'un est circulaire et l'autre radié.

La couche de la *lamina fusca* est disparue, il ne reste que les couches les plus profondes, la couche vasculaire et la membrane de Ruysch, qui offrent des sortes de végétations sur lesquelles sont ppliqués l'épithélium pigmentaire de la choroïde et une autre couche épithéliale claire et polyédrique qui est la terminaison de la rétine.

On a fait jouer un très grand rôle dans l'accommodation aux vaisseaux et aux muscles de cette région.

Fig. 586 (Cadiat).

Coupe perpendiculaire portant sur les procès ciliaires de l'homme, l'iris, la sclérotique
et la cornée d'un œil humain.

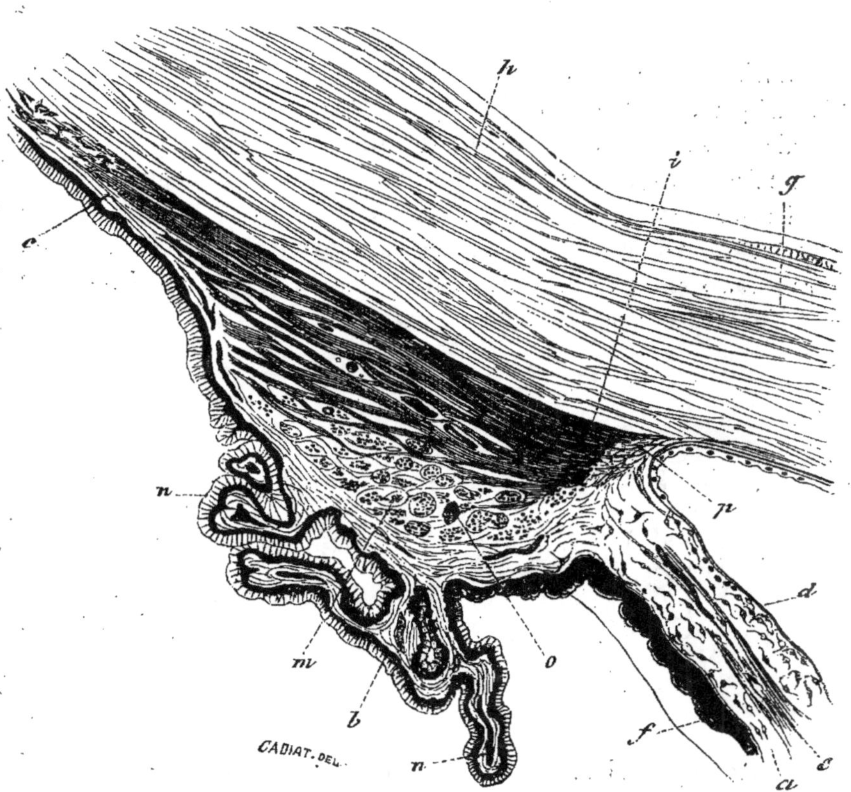

a, tissu propre de l'iris ;

b, couche épithéliale des procès ciliaires nn ;

c, tissu propre de la choroïde ;

d, couche épithéliale antérieure de
l'iris ;

e, fibres musculaires longitudinales
de l'iris ;

f, couche épithéliale pigmentaire de
l'iris ;

g, cornée ;

h, sclérotique ;

i, muscle tenseur de la choroïde à
fibres longitudinales ou radiées ;

m, muscle orbiculaire ;

p, faisceaux fibreux servant à l'insertion du muscle tenseur de la choroïde à l'union de la sclérotique et de
la cornée ;

o, artères et veines des procès ciliaires.

§ 125.

IRIS

L'iris diffère peu, comme structure, de la choroïde ; il est formé par une sorte de repli circulaire de cette membrane ; dans son épaisseur se trouvent du tissu conjonctif, des cellules pigmentaires, des faisceaux de fibres musculaires et des vaisseaux sanguins.

La face antérieure de l'iris est tapissée par la membrane de Demours, qui s'est réfléchie sur elle après avoir quitté la cornée ; on trouve à sa surface un épithélium très aplati qui se continue avec celui de la face postérieure de la cornée.

Fig. 387.

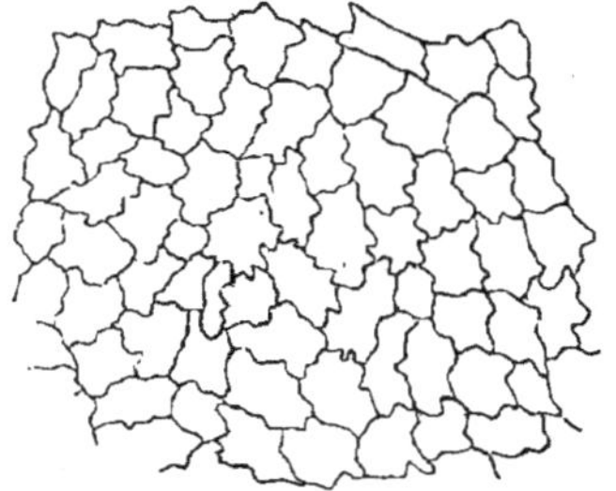

Épithélium de la face antérieure de l'iris mis en évidence par le nitrate d'argent. Gross. 550/1.

La face postérieure de l'iris est tapissée par la membrane de Ruysch, sur laquelle se trouvent plusieurs couches d'épithéliums, résultant de la confusion de l'épithélium choroïdien et de l'épithélium de la rétine ; les plus profonds sont pigmentaires.

Le bord libre de l'iris contient un faisceau très épais de fibres circulaires lisses au niveau de son insertion. L'iris adhère avec la sclérotique, avec les muscles ciliaires, et il se continue sans ligne de démarcation avec les tissus des couches profondes de la choroïde.

L'iris contient un assez grand nombre de filaments nerveux qui appartiennent aux fibres de Remak et aux fibres à myéline qui forment des réseaux dont la terminaison exacte n'est pas bien connue.

L'iris est très riche en vaisseaux, on pourra en juger par la figure suivante.

Fig. 388.

Injection à la gélatine de la choroïde, de la région ciliaire, des procès ciliaires et de l'iris, montrant à la fois l'abondance des vaisseaux de ces diverses régions et leur facile communication.

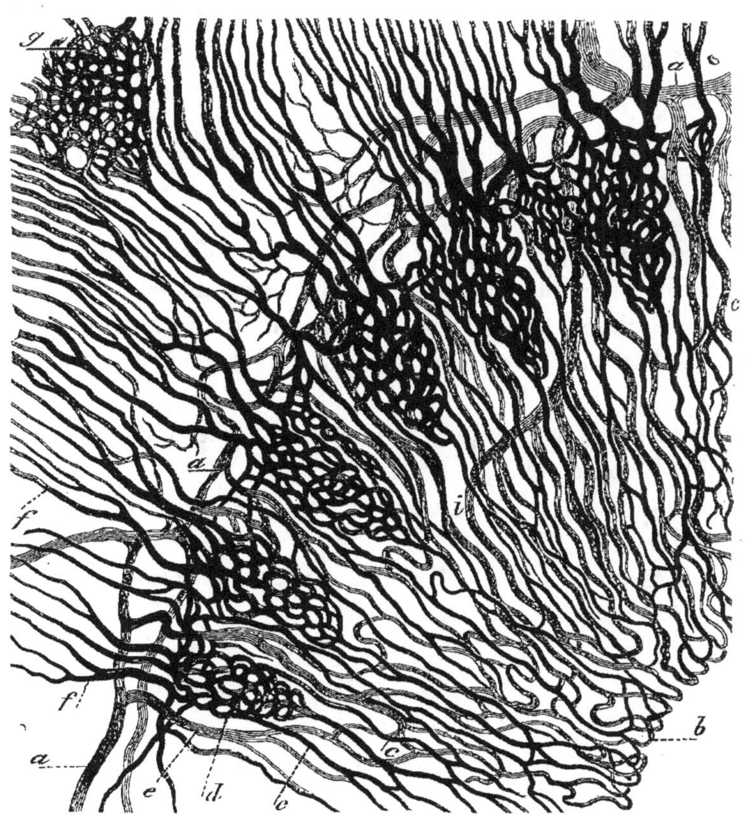

g, réseau de la choroïde;
a, grand cercle artériel de l'iris;
b, petit cercle artériel de l'iris;
c, veines se rendant aux procès ciliaires d, où elles forment un peloton vasculaire;

f, voies de communication de l'iris et de la choroïde.

Nerf optique.

Le nerf optique se distingue des autres par l'absence de myéline et de gaine de Schwann ; dans la gaine du périnèvre les cylindres-axes sont rangés parallèlement les uns aux autres et séparés par une substance grenue et mal limitée, ayant plus d'analogie avec la névroglie qu'avec la myéline ; des cloisons de tissu conjonctif séparent les faisceaux de cylindres-axes ; ces cloisons contiennent des vaisseaux dont le plus volumineux est l'artère centrale de la rétine.

§ 126.

RÉTINE

La rétine est appliquée sur la couche épithéliale pigmentaire de la choroïde à laquelle elle adhère, et nous savons que la rétine et cette couche de la choroïde se développent aux dépens de la même vésicule. Par sa face interne, elle est en rapport avec le corps vitré.

La rétine va en s'amincissant vers les procès ciliaires où commence la zone de Zinn qui lui fait suite.

Elle fait défaut au niveau de la papille optique, où pénètre le nerf optique.

Elle présente une particularité de structure au niveau de la tache jaune ou *macula lutea*.

Des neuf couches de la rétine.

Dans tous les points où la rétine a son complet développement, elle a la structure suivante, expliquée par la figure 389.

Elle a neuf couches sur une épaisseur de quatre dixièmes de millimètre.

Les éléments les plus importants sont les cônes et les bâtonnets, qui ont une longueur de 40 à 50 μ.

Fig. 389.

Rétine humaine, dessinée d'après nature, mais un peu schématisée.

1° *a*, couche des cônes et des bâtonnets ; couche la plus externe qui touche à la choroïde.

2° *b*, limitante externe.

3° *d*, couche externe de myélocytes. Synonymes : couche externe des noyaux, couche granuleuse externe, ce qui établit une confusion avec la suivante, désignée par la lettre *e*.

La lettre *c* indique une région de la couche externe à myélocytes où les noyaux fusiformes se continuent avec les cônes et les bâtonnets.

4° *e*, couche granuleuse externe dite aussi couche intermédiaire, couche à névroglie externe.

De nombreux filaments traversent ces couches.

5° *f*, couche interne de myélocytes. Synonymes : *c*, interne à noyaux, couche granuleuse interne.

6° *g*, couche granuleuse interne dite couche à névroglie interne.

7° *h*, couche des cellules nerveuses multipolaires qui renferme aussi un vaisseau volumineux près de la lettre *h*.

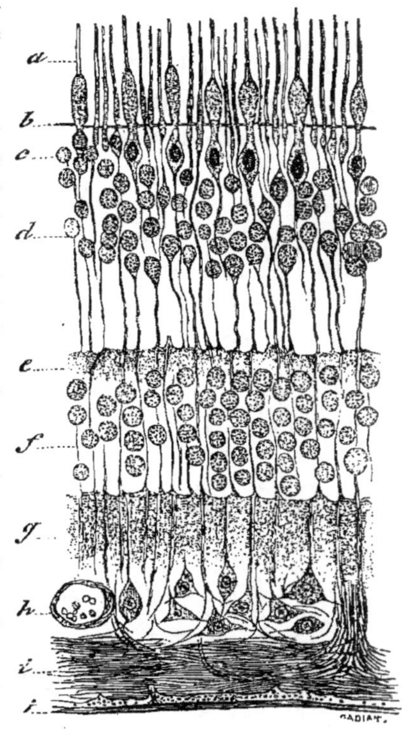

8° *i*, couche des fibres nerveuses, épanouissement du nerf optique.

9° *j*, limitante interne reposant sur l'humeur vitrée.

Les cônes ont la forme de bouteilles, les bâtonnets sont presque cylindriques.

On trouve dans le corps cellulaire des cônes des gouttelettes d'une matière colorée spéciale qui constitue le pourpre rétinien ; cette matière colorante se voit sur des pièces tout à fait fraîches.

Le prolongement des cônes et des bâtonnets peut être décomposé en petits disques parallèles, principalement dans les rétines où ces éléments sont volumineux.

Les cellules nerveuses de la rétine, multipolaires comme celles du cerveau ou de la moelle, sont de petit volume; elles ont de 10 à 30 µ.

Les fibres nerveuses de la rétine ne sont composées que de cylindres-axes.

Les vaisseaux de la rétine se trouvent placés dans la partie la plus éloignée des cônes et des bâtonnets; ils ont la structure des artères, des capillaires et des veines.

Tache jaune. — Au niveau de la tache jaune, qui est située sur l'axe optique de l'œil, les bâtonnets ont disparu; il ne reste que des cônes pressés les uns contre les autres, les diverses parties de la rétine se sont condensées, comme on peut en juger par la figure suivante.

Fig. 390.

Coupe de la rétine au niveau de la tache jaune (*fovea lutea*).

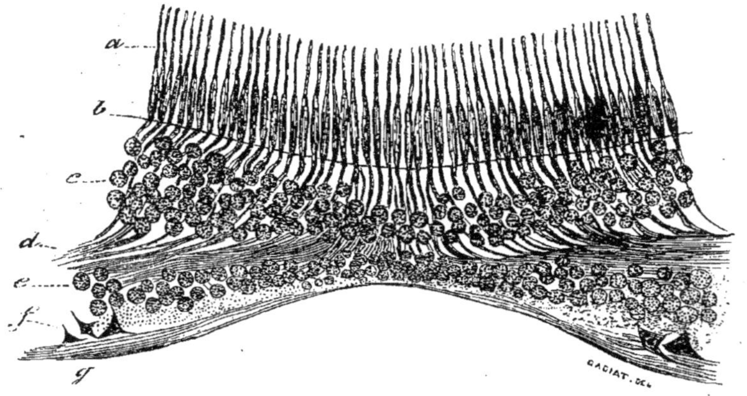

a, couche des cônes et des bâtonnets.

b, limitante externe.

c, couche externe des myélocytes.

d, couche granuleuse externe où les filaments sont très nombreux.

e, couche interne des myélocytes.

f, g, couche formée par les quatre couches internes de la rétine atrophiées en ce point. C'est-à-dire la granuleuse interne, la couche des cellules nerveuses, la couche des fibres nerveuses et la limitante interne, laquelle persiste presque seule au centre de la fovea.

Dans sa partie ciliaire, au niveau de la zone de Zinn, les couches les plus extérieures de la rétine disparaissent, et on ne retrouve

plus qu'une rangée d'épithélium transparent adhérent avec les épithéliums pigmentaires de la choroïde. Ainsi composée, cette couche
épithéliale, vestige de la rétine, s'étend jusqu'au limbe de l'iris.

Elle forme l'uvée.

Corps vitré.

Le corps vitré, chez l'adulte, ne possède qu'un extrêmement
petit nombre d'éléments du tissu conjonctif qui lui a donné naissance. Il est surtout composé d'une substance amorphe et liquide
qui lui donne son aspect transparent.

§ 127.

CRISTALLIN

Le cristallin possède une enveloppe transparente qu'on nomme
la cristalloïde. Excessivement mince, elle se présente sur la coupe
comme un tissu amorphe à bords parallèles, épais de 1 à 3 μ.

Le cristallin est composé d'épithélium modifié. Ses parties centrales sont formées de fibres cristalliniennes fines, transparentes, à
bords dentelés, adhérentes les unes aux autres ; la largeur de ces
fibres est de 6 à 7 μ ; elles présentent un noyau dans un point de leur
parcours : la section des faisceaux qu'elles forment montre qu'elles
ont une forme hexagonale très régulière. En dehors de ces fibres
étroites et dentelées du centre du cristallin, se trouvent des fibres
plus larges atteignant 9 et 10 μ, un peu plus aplaties, à bords
réguliers, présentant également un noyau dans leur étendue.
Enfin, sous la cristalloïde antérieure, se voient des cellules décrites
sous le nom d'épithélium de la cristalloïde, cellules de l'humeur de
Morgagni ; elles sont régulièrement disposées sous la cristalloïde en
plusieurs couches ; petites au centre optique du cristallin, elles
s'allongent vers les bords de la lentille pour subir toutes les transformations intermédiaires entre la cellule épithéliale et la fibre
cristallinienne complète. Voyez les figures 54, 378 et 391.

Fig. 391 (Cadiat).

Coupe du bord du cristallin.

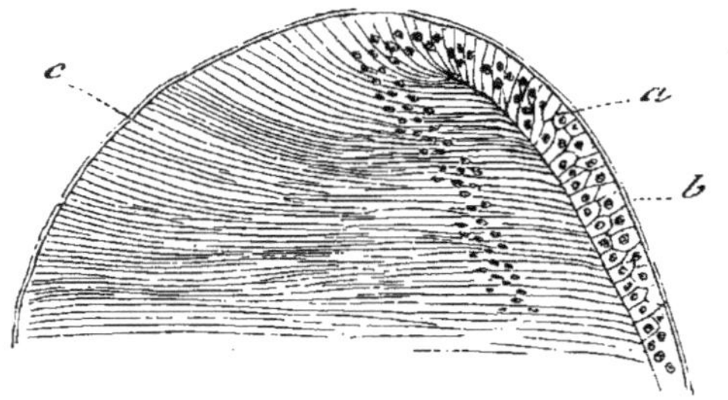

b, cristalloïde.

_ _ *a*, cellules de la face antérieure du cristallin, humeur de Morgagni. On suit leur transformation en fibres allongées.

§ 128.

PAUPIÈRES

La description que nous en faisons s'appuie sur la figure 392 à laquelle se rapportent les lettres intercalées dans notre texte.

Les paupières sont intéressantes à étudier pour l'histologiste dans la portion qui répond aux cartilages tarses.

La peau (E) est mince, pourvue de poils rudimentaires (P), de glandes sébacées (S) et de glandes sudoripares (SU).

Le tissu cellulaire sous-jacent est très lâche et dépourvu de graisse. Celle-ci (*la*) commence à se déposer loin du bord libre.

Au-dessous est placé le muscle orbiculaire des paupières. En arrière du muscle se trouvent les cartilages tarses (T), qui se continuent avec le tissu fibreux de la capsule de Tenon (*ml*), et qui ne sont formés eux-mêmes que de tissu fibreux sans trace de cartilage, en dépit de leur nom. Ces parties fibreuses contiennent dans leur épaisseur une glande en grappe très volumineuse, qui s'appelle la glande de Meibomius (GM).

A la face profonde des cartilages tarses se trouve la conjonctive M, qui leur adhère très intimement.

Le bord libre des paupières présente en avant l'extrémité inférieure du muscle orbiculaire (O), puis la rangée des cils (C) pourvus de leurs glandes sébacées, puis un petit faisceau de tissu musculaire ou muscle de Riolan A, puis le cartilage tarse auquel la peau adhère intimement et au niveau duquel s'ouvre la glande de Meibomius GM.

Fig. 392.

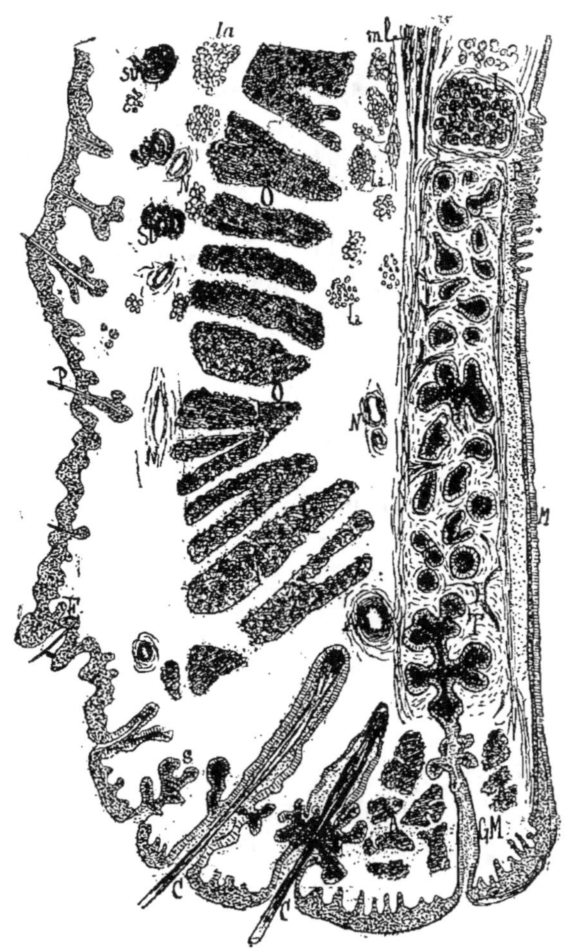

Coupe d'une paupière. (Dessin schématique, d'après Waldeyer.)

Les glandes de Meibomius sont composées d'un canal excréteur dans lequel viennent s'aboucher de volumineux acini glandulaires en forme de gourdes.

Le conduit principal est tapissé de plusieurs rangées de cellules polyédriques disposées comme à l'embouchure d'une glande sébacée, et dans les acini glandulaires on retrouve une structure tout à fait comparable à celle des glandes sébacées.

Conjonctive

La conjonctive est une muqueuse dermo-papillaire. Elle présente quelques papilles P (fig. 392), son revêtement épithélial ressemble à celui de la peau, il est dépourvu de cellules cornées.

Le chorion de la muqueuse est remarquable par l'existence du tissu spécial qu'on nomme adénoïde.

Il n'existe de glandes que dans cette partie de la conjonctive, qui est immédiatement au-dessus du cartilage tarse. Ce sont des glandes en grappe figurées en L au-dessus des papilles P de cette muqueuse (fig. 392). On a décrit des follicules clos dans les culs-de-sac de cette membrane.

Les papilles de la conjonctive ont des terminaisons spéciales décrites par Krause.

Fig. 393.

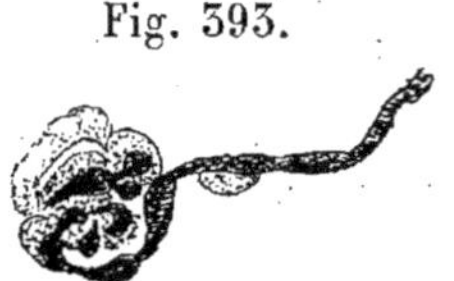

Caroncule lacrymale. — Cette saillie de la conjonctive est produite par quelques follicules pileux munis de glandes sébacées. « On remarquera la présence tout à fait exceptionnelle de follicules pileux sur une muqueuse. » (Pouchet et Tourneux.)

Voies lacrymales.

Les *conduits lacrymaux* sont tapissés par une muqueuse ayant les caractères de la conjonctive.

Le chorion en est entièrement dépourvu de papilles.

L'épithélium est pavimenteux stratifié.

Le *sac lacrymal* et le *canal nasal* sont revêtus d'une muqueuse ayant les caractères de la pituitaire.

L'épithélium e-t à cils vibratiles.

Le chorion est très vasculaire.

Glande lacrymale.

La glande lacrymale est une glande en grappe composée ; ses conduits excréteurs sont tapissés d'épithélium cylindrique, ses acini d'épithélium polyédrique chargé de granulations et disposé sur une seule couche.

Fig. 394.

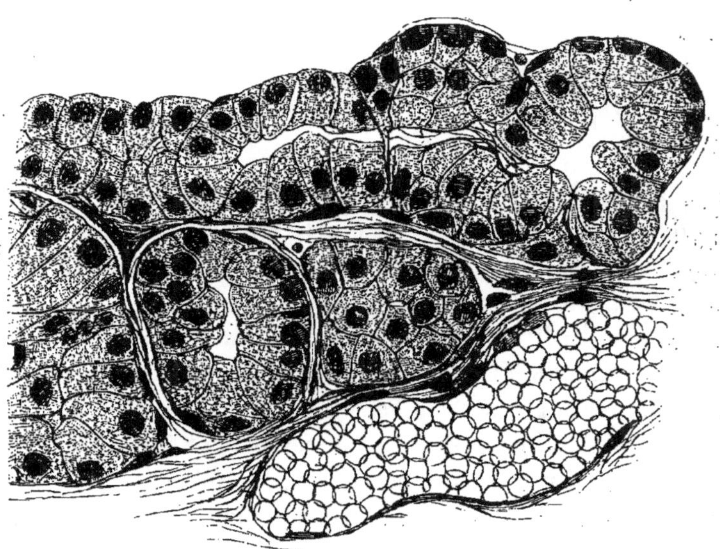

Coupe d'une glande lacrymale (très fort grossissement).

A la partie droite et inférieure de la figure se voit un petit vaisseau plein de globules rouges du sang.

OREILLE

L'étude de l'oreille se divise en trois parties : oreille externe, oreille moyenne, oreille interne.

§ 129.

OREILLE EXTERNE

Pour l'oreille externe, ou conduit auditif externe, nous n'avons à signaler d'autres particularités que la présence de fibro-cartilage élastique dans son squelette, et l'existence de modifications de la peau et des glandes dans son revêtement.

Le pannicule adipeux sous-cutané disparaît.

La peau diminue d'épaisseur ; ses glandes et ses poils, très nombreux à l'entrée, disparaissent vers la partie profonde, et, au niveau du tympan, la peau est réduite à son revêtement épithélial.

Les glandes sébacées annexées à des poils follets sont de moyen volume et offrent de nombreux acini glandulaires.

Les glandes sudoripares, au contraire, sont de la grosse variété ; le calibre et la structure de leur tube, dans les glomérules, ressemblent à celui des glandes de l'aisselle ; elles possèdent des fibres cellules sous-épithéliales ; leur épithélium est chargé de granulations colorées. Les seules différences sont les suivantes :

Les glomérules sont plus petits ; ils sont enveloppés et séparés par des couches de tissu conjonctif au milieu desquelles se voient de très gros vaisseaux.

Fig. 395.

Coupe portant sur la partie moyenne d'un conduit auditif externe
d'un supplicié (35 diamètres).

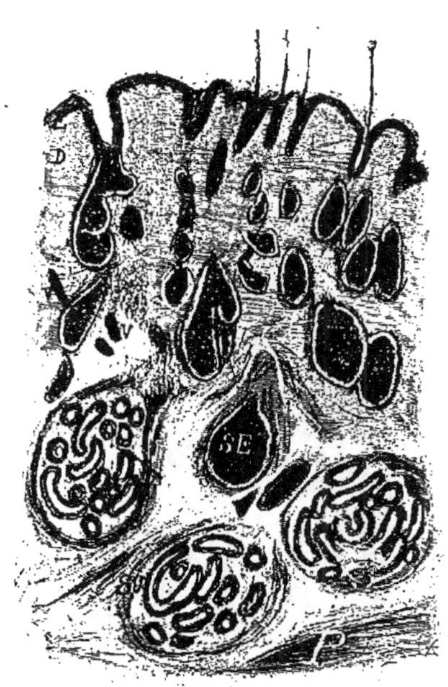

E, épiderme ;

D, derme ;

P, poil follet ;

SE, glande sébacée ;

SU, glande sudoripare ou céru-
mineuse ;

V, vaisseaux.

§ 150.

OREILLE MOYENNE

Nous étudierons la trompe d'Eustache, la muqueuse de la caisse,
et le tympan.

Trompe d'Eustache.

La trompe d'Eustache présente un squelette cartilagineux dans
sa portion interne, osseux dans sa partie externe.

Le cartilage est hyalin et ne forme qu'une gouttière.

La muqueuse qui tapisse le conduit est adhérente au périoste ou au périchondre. Elle présente souvent des plis. Son épithélium est cylindrique à cils vibratiles. On y trouve quelquefois des glandes en grappe; il existe des amas de tissu lymphatique réticulé dans son épaisseur.

Fig. 396.

Coupe d'une trompe dans sa partie cartilagineuse.

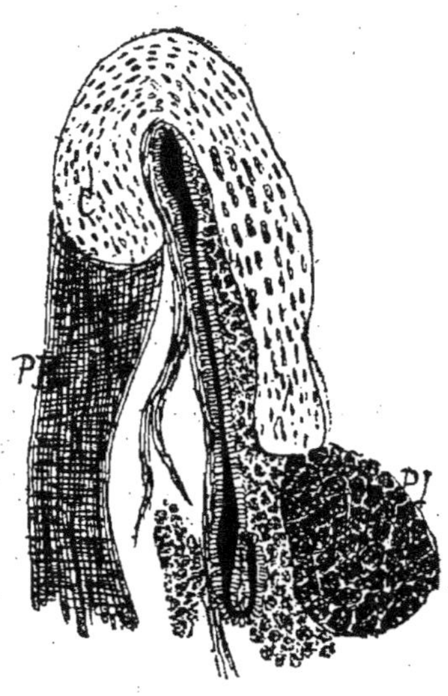

On voit le cartilage C et les rap—
ports qu'affectent avec lui les muscles péristaphylins interne PI et
externe PE.

La cavité de la trompe est marquée par un trait sombre.

La muqueuse présente un pli.
Elle est doublée d'un tissu granuleux qui est de nature lymphatique.

Muqueuse de la caisse du tympan.

La muqueuse de la caisse se confond avec le périoste.

Elle est d'une très faible épaisseur.

La couche épithéliale est formée de cellules cylindriques à cils vibratiles. Courtes dans les parties supérieures, elles deviennent longues au niveau du plancher de la caisse.

Quelques-unes deviennent caliciformes.

Le chorion est formé de fibrilles très grêles qui se continuent sans ligne de démarcation avec la couche fibreuse du périoste.

L'existence de glandes dans cette membrane est encore contro-
versée.

Tympan.

La membrane tympanique se compose, malgré sa ténuité excessive, de trois couches distinctes : une couche fibreuse centrale, un revêtement cutané et un revêtement muqueux.

La partie fibreuse est composée de fibres circulaires et radiées qui s'entre-croisent. Les fibres radiées sont situées du côté cutané, elles ont pour centre d'insertion le manche du marteau.

Fig. 397 (CADIAT).

Réseaux capillaires de la membrane tympanique injectés à la gélatine sur un jeune enfant.

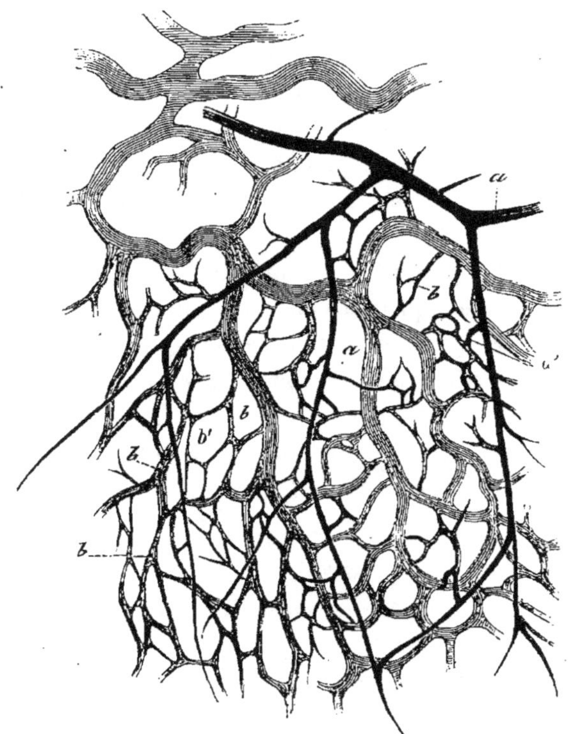

<table>
<tr><td>a, le réseau à mailles plus larges siège dans la peau;</td><td>b, le réseau à mailles plus serrées siège dans la muqueuse.</td></tr>
</table>

La muqueuse de la caisse est modifiée dans la partie qui tapisse le tympan. Son chorion présente quelques élevures papilliformes qui renferment des vaisseaux. Son épithélium a cessé d'être cilié.

La peau à ce niveau est réduite à une mince couche conjonctive et un revêtement d'épithélium pavimenteux stratifié.

La membrane tympanique est très vasculaire, elle renfermerait même des lymphatiques.

Il n'y a qu'un seul point du tympan dont la structure diffère de ce que nous venons de décrire, c'est la membrane de Schrapnell.

Membrane de Schrapnell.

Les deux extrémités de l'anneau tympanique restent, en haut, écartés de quatre à six millimètres.

De chacune des extrémités de cet anneau partent deux cordons fibreux (cordons de Prussak) qui vont, en convergeant en bas, jusqu'à la courte apophyse du marteau à laquelle ils se fixent. Ainsi se trouve constitué un triangle à sommet inférieur et à base supérieure. Ce triangle est rempli par la membrane flaccide ou de Schrapnell.

Cette membrane est constituée uniquement par deux couches, une externe, prolongement de la peau du conduit, et une interne, prolongement de la muqueuse de la caisse, qui s'adossent l'une à l'autre sans interposition d'une couche fibreuse moyenne, comme dans la membrane tympanique.

Cette membrane est fort importante en otologie.

§ 151.

OREILLE INTERNE

L'oreille interne se compose d'un conduit membraneux logé dans la cavité du limaçon et des vésicules auxquelles sont annexés les tubes des canaux demi-circulaires.

Les *canaux demi-circulaires* et les vésicules qui s'y rattachent sont tapissés d'épithélium cubique dans presque toute leur étendue.

Au point où ils reçoivent une branche du nerf auditif, les cellules deviennent cylindriques et ciliées, et la membrane fibreuse qui les supporte présente un épaississement nommé crête acoustique.

Fig. 398 (CADIAT).

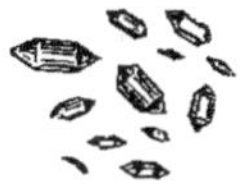

Dans le liquide que renferme ces canaux flottent des cristaux dont nous donnons ci-joint la figure, et qui s'appellent cristaux de l'otoconie.

Limaçon.

Les parties molles du limaçon doivent s'étudier sur des coupes faites parallèlement à l'axe autour duquel il s'enroule et qui se nomme la columelle : on voit que le canal membraneux occupe un petit espace relativement à l'espace occupé par le canal osseux.

La figure 399 représente une coupe faite dans ces conditions.

De la columelle se détache une lamelle osseuse, limitée par les lettres *f c d e*, qu'on appelle la *lame des contours* ou *lame spirale*.

Elle divise incomplètement la cavité osseuse en deux parties; mais la division est complétée par des membranes auxquelles elle donne insertion. Au-dessus et au-dessous sont des cavités que nous négligerons. C'est dans la columelle et entre les deux membranes que sont situés les organes importants de l'ouïe.

De la partie supérieure de la lamelle spirale part une membrane qui va s'insérer au bord opposé du conduit : c'est la *membrane de Reissner (g)*.

De la partie inférieure se détache une autre membrane qui va s'insérer également au bord opposé du conduit : c'est la *membrane basilaire (t, a, b)*; ces deux membranes sont plus écartées au point où elles adhèrent au périoste du conduit qu'au moment où elles se détachent de la columelle; elles circonscrivent ainsi un canal de forme triangulaire.

Des trois faces de ce canal, deux sont sans intérêt : ce sont la face périostique (P) et la membrane de Reissner (*g*). Elles supportent une rangée de cellules épithéliales plus ou moins aplaties.

Nous devons passer rapidement aussi sur une saillie de la lame spirale, dans le canal membraneux, qui s'appelle la bandelette sil-

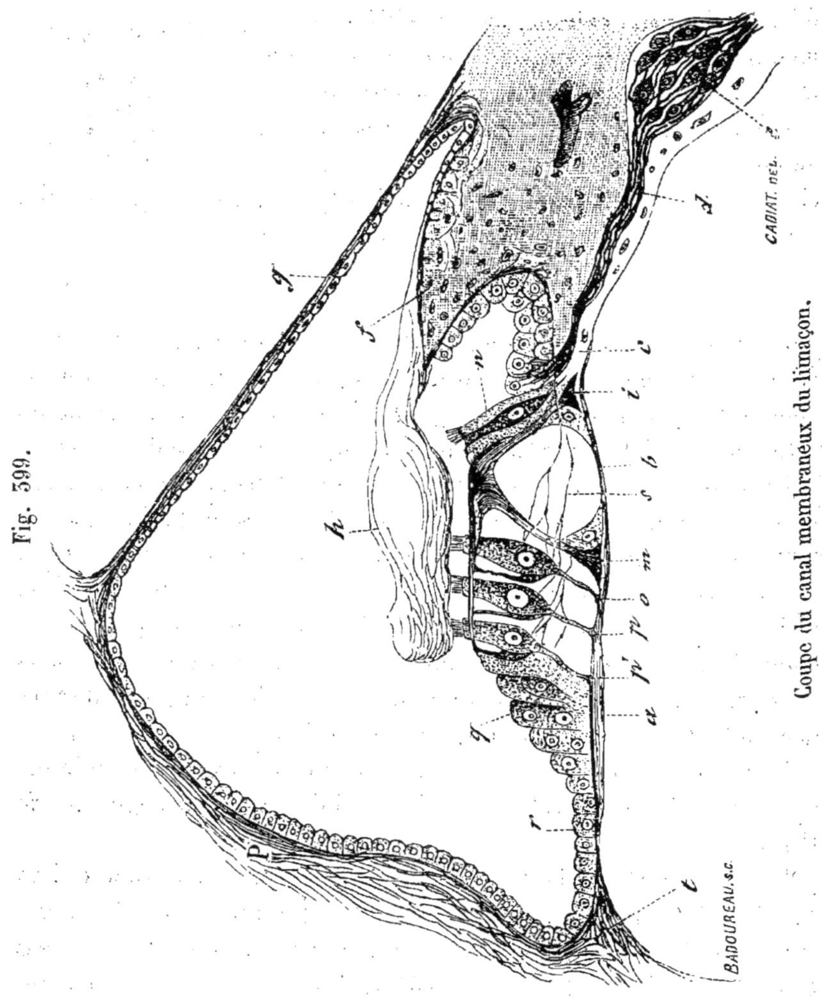

Fig. 599.

Coupe du canal membraneux du limaçon.

lonnée (*f*), ou la crête auditive, et donne insertion à une petite membrane *h* (membrane de Corti).

La membrane basilaire présente des cellules de diverses variétés qu'il est important de bien connaître, parce qu'elles reçoivent aussi des ramifications nerveuses. Les cellules épithéliales de la membrane basilaire vont en augmentant de hauteur à partir de la face externe ou périostique du conduit *t r q p'*.

En *p'* ces cellules, très allongées, sont devenues cylindriques à cils vibratiles ; il existe habituellement trois cellules semblables, *p' p o*, qu'on appelle les *cellules jumelles;* puis viennent deux cellules de forme toute spéciale qui forment les *arcs de Corti :* ces cellules *m* et *i*, très distantes par leur pied, se rapprochent par leur partie la plus élevée ; elles sont arc-boutées l'une à l'autre. De leur tête se détache un prolongement qui se porte vers l'extérieur et se met en rapport avec les cellules jumelles déjà décrites. Ces cellules sont d'apparence fibroïde. Elles portent d'après leur siège le nom de pilier interne et de pilier externe de l'organe de Corti ou arcade de Corti.

En dedans du pilier interne, et collées contre lui, se voient encore plusieurs cellules allongées dont *une ciliée (n)*, puis les cellules pavimenteuses polyédriques reparaissent. Elles tapissent la lame spirale.

Toutes les cellules ciliées et les piliers de Corti sont reliés au système nerveux et constituent de véritables terminaisons nerveuses.

Un ganglion nerveux *e* se trouve dans l'épaisseur de la columelle, c'est le ganglion de Rosenthal ; il répond à l'épanouissement du nerf auditif.

Du ganglion part un filet nerveux (*d*) qui vient sortir de la lame spirale au point *c*, au-dessous des cellules de Corti et des cellules ciliées.

De là, un fin réticulum (*s*) de filaments nerveux, variqueux, va se distribuer à chaque cellule.

Telles sont les parties constituantes de l'oreille interne dans le limaçon.

APPENDICE

DESCRIPTION ET EMPLOI DE QUELQUES APPAREILS EN USAGE POUR LES TRAVAUX PRATIQUES

TABLEAU

INDIQUANT LES GROSSISSEMENTS LES PLUS SOUVENT EMPLOYÉS
DANS LES RECHERCHES HISTOLOGIQUES FAITES AVEC LE MICROSCOPE
DANS LES LABORATOIRES [1]

SÉRIE NACHET (ACTUELLE)	OCULAIRES		
NUMÉROS des objectifs	1	2	3
3	80	100	140
5	180	260	350
6	300	400	550
7	390	560	780
9 Immersion *	650	980	1450

Ces grossissements sont calculés avec le corps tiré au maximum de longueur.
Si on rapproche complètement l'oculaire de l'objectif, les grossissements sont
réduits environ de moitié pour les combinaisons avec l'oculaire n° 1, ainsi : avec
l'objectif 2, on a 16 fois; avec le 3, 40 fois; avec le 5, 90 fois, etc., etc.

* L'immersion consiste dans la réunion de la lentille frontale de l'objectif et du
couvre-objet par l'interposition d'une goutte d'un liquide dont l'indice de réfraction est plus élevé que celui de l'air, de façon à ramener dans l'objectif une plus
grande quantité de rayons émanant de l'objet.

Les liquides servant le plus ordinairement à l'immersion, sont l'eau ou l'huile ;
mais on ne peut les employer indifféremment, les objectifs étant réglés soit pour
l'un, soit pour l'autre mode d'immersion.

1. Voy. p. 37.

CHAMBRE CLAIRE (NACHET)

C'est un appareil imaginé pour dessiner les objets examinés au microscope ; il se compose essentiellement d'un système de prismes disposés de façon à amener dans l'axe du microscope l'image du crayon situé à côté, de sorte que pendant qu'on voit l'objet dans le champ du microscope, on peut voir en même temps le crayon se projeter sur ce même objet. La figure montre la marche des rayons et la perception simultanée des deux images, l'une venant de

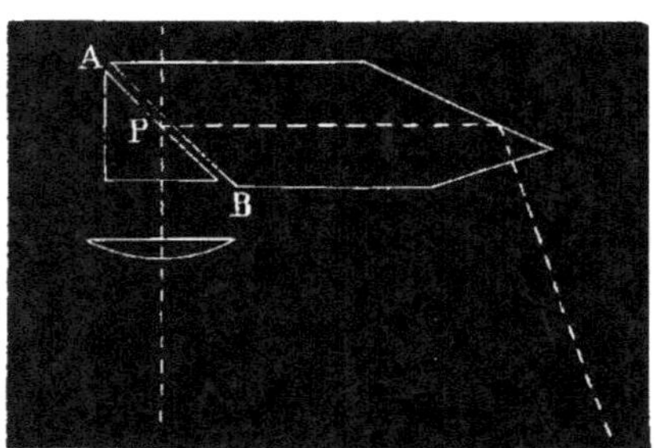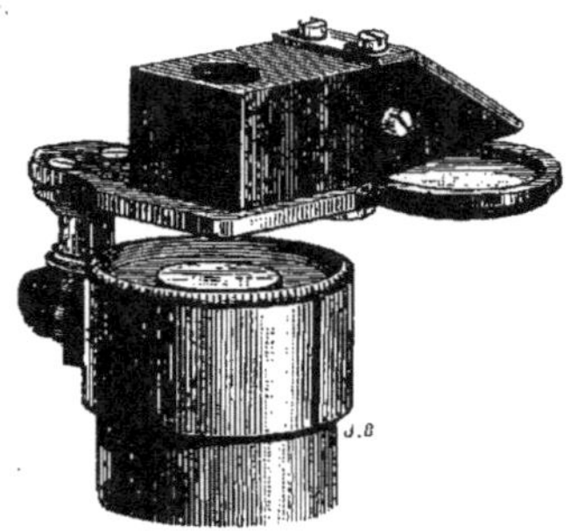

Fig. 1.

l'objet, l'autre du papier ; cette superposition des deux faisceaux produit au premier abord un effet assez singulier, surtout si les deux sources de lumière ne sont pas égales en intensité ; il faut absolument arriver à égaliser les valeurs de lumière dans le champ et sur le papier, si on veut bien voir le crayon. Il y a plusieurs moyens, d'abord la chambre claire contient un verre teinté qui peut être placé ou sur le trajet des pinceaux de lumière venant à l'objet ou sur la face du prisme qui reçoit l'image du crayon. On peut aussi modérer la lumière soit par le diaphragme placé sous la platine, ou dessiner sur papier teinté, etc., etc.

HÉMATIMÈTRE DE HAYEM ET NACHET

INSTRUCTION POUR L'EMPLOI DE L'HÉMATIMÈTRE

Ce nouveau dispositif permet de compter les éléments déposés au fond de la cellule de l'hématimètre. Au-dessous d'une lame de

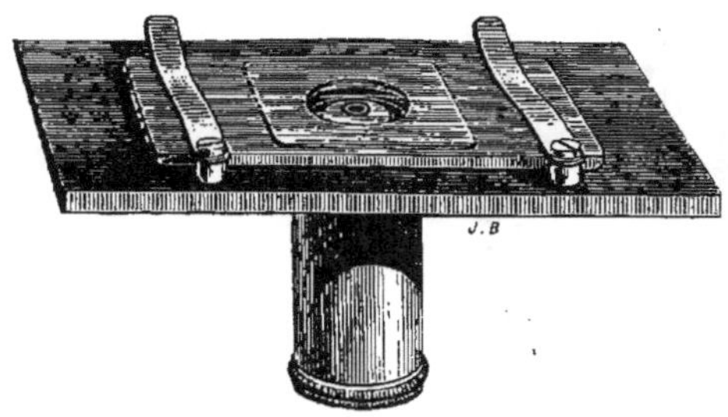

Fig. 2.

cuivre C.C (fig. 2) se visse un tube B contenant un système de lentilles destiné à former sur le fond de la cellule L une image

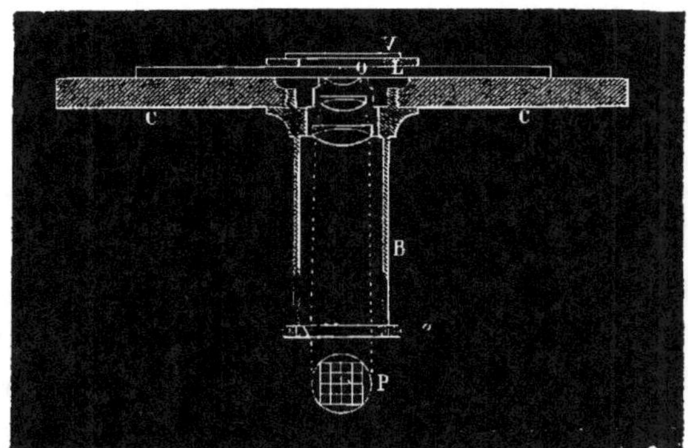

Fig. 2 *bis*.

réduite du quadrillé situé en P. Cette image fixe représente un carré de 1/5 de millimètre, de sorte qu'il suffit de déplacer la cellule pour faire la numération dans une série de carrés.

Les globules contenus dans l'épaisseur de la couche liquide de 1/5 de millimètre, en venant se déposer sur la surface de la lame, se trouvent donc au même foyer que l'image du quadrillé.

Pour employer l'appareil, on introduit dans l'ouverture de la platine du microscope le tube B, après avoir au préalable réglé la lumière par le miroir, de façon à s'assurer que le quadrillé sera

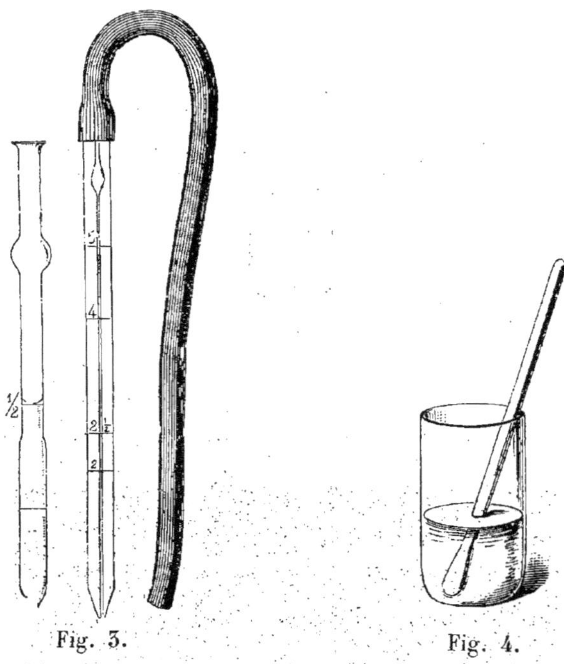

Fig. 3.   Fig. 4.

bien éclairé; on fixe la plaque de cuivre par les pinces-valets quand on a amené au centre du champ l'image du quadrillé; on retire la plaque de verre portant la cellule et, après avoir fait la préparation comme il est indiqué ci-dessous, on la replace sous les petits ressorts d'acier. — Tous les objectifs pouvant donner dans le champ de l'oculaire l'image du quadrillé sont utilisables, pourvu que leur foyer soit assez long.

Pour faire la préparation destinée à donner le nombre des globules, il faut prendre, à l'aide de la grosse pipette (fig. 3, A),

500 millimètres cubes de sérum artificiel, soit un demi-centimètre cube, et y ajouter, à l'aide de la petite (fig. 2, B), 2 millimètres cubes de sang. On obtient le sang chez l'homme en faisant une légère ponction avec une lancette au milieu de la pulpe du doigt. Le sang doit être aspiré immédiatement afin d'en éviter l'épaississement à l'air. Comme sérum artificiel on peut employer le liquide amniotique iodé, en ayant soin de laisser évaporer l'excès d'iode avant de s'en servir.

On peut également utiliser les liquides indiqués par M. Hayem.

Liquide A pour les malades atteints d'affections non phlegmasiques :

Eau distillée.	200 grammes.
Chlorure de sodium pur	1 —
Sulfate de soude pur	5 —
Bichlorure de mercure	50 centigrammes.

Liquide B : urine diabétique additionnée de 5 à 6 pour 100 d'eau oxygénée à 12°.

Agiter le mélange avec la petite palette en faisant rouler celle-ci entre les doigts de façon à lui imprimer un mouvement rapide de va-et-vient (fig. 4).

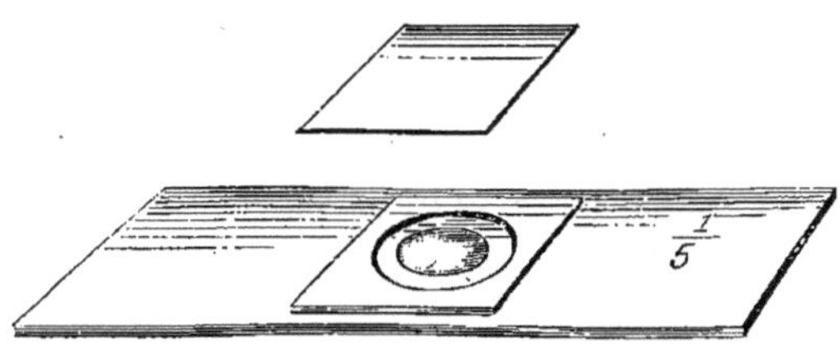

Fig. 5.

Déposer une grosse goutte du mélange au milieu de la cellule, et placer immédiatement la lamelle en la laissant tomber doucement et d'aplomb sur la goutte (fig. 5). Puis, humecter avec un peu de salive deux des bords opposés de la lamelle et appuyer légèrement sur les quatre coins de cette lamelle de manière que la salive, en pénétrant par capillarité, forme une couche aussi mince que possible. Il est important dans cette opération de n'imprimer aucun mouvement de glissement à la lamelle.

La préparation est réussie lorsque la goutte de sang dilué, transformée ainsi en une nappe de liquide à surfaces parallèles, est entourée d'un anneau d'air complet. En faisant glisser la cellule sur la plaque de cuivre, on compte dans cinq ou six endroits diffé-

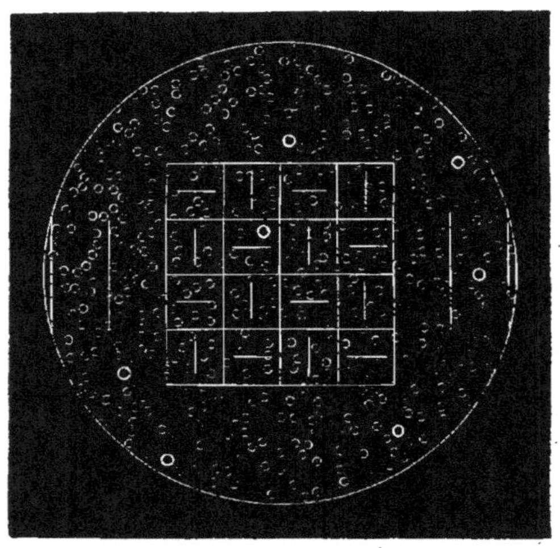

Fig. 6.

rents de la préparation tous les globules rouges circonscrits par le grand carré (soit par les 16 petits), en ayant soin de ne tenir compte que de la moitié des globules à cheval sur la ligne exté-rieure du grand carré (fig. 6).

On prend la moyenne des chiffres trouvés et, en multipliant cette moyenne par 31 000, on obtient le nombre des globules rouges contenus dans un millimètre cube de sang pur.

Voici l'explication du numérateur 31 000.

La grosse pipette ayant en général 6 millimètres cubes de mouillage, les 500 millimètres cubes de liquide pris avec cette pipette n'en fournissent que 494, auxquels on ajoute 2 milli-

mètres cubes de sang. Le volume total étant de 496 millimètres cubes dont 2 de sang, la dilution est au 248ᵉ. Or, comme
il y a 125 cubes de 1/5 dans un millimètre cube, le numérateur
doit être :

$$248 \times 125 = 31\,000.$$

Si l'on prenait 4 millimètres cubes de sang au lieu de 2, le numérateur deviendrait 15 562,5.

Pour faire la numération des globules blancs, on note tous ceux
qu'on trouve dans l'étendue de deux bandes réciproquement perpendiculaires et occupant toute l'étendue de la goutte.

Pour exécuter cette partie de l'opération, on place la préparation
de façon qu'un des bords de la goutte de sang soit sous-tendu par
le grand carré, par le bord gauche, par exemple, du grand carré ;
puis, après avoir noté l'absence ou la présence de globules blancs, on
déplace la préparation jusqu'à ce que les globules rouges à cheval
sur le bord droit du grand carré soient vus à cheval sur le bord
opposé, c'est-à-dire sur le gauche. On a fait ainsi parcourir à la
préparation l'étendue d'un carré.

On examine de la sorte tous les carrés successifs contenus dans
une bande transversale et on répète la même manœuvre, d'ailleurs
facile à exécuter, pour une bande perpendiculaire à la première.
On obtient ainsi le nombre des globules blancs contenus dans une
soixantaine de carrés, ce qui donne, par un calcul analogue au précédent, le nombre des globules blancs par millimètre cube.

Exemple : soit 165 la moyenne trouvée pour les globules rouges,
le nombre des rouges sera de :

$$165 \times 31\,000 = 55\,115\,000.$$

Soit 9 le nombre des globules blancs renfermés dans 58 carrés,
la moyenne sera 9/58, soit 0,155, qui, multiplié par 31 000, donne
4805 globules blancs. Pour faciliter le calcul des rouges, on peut
se servir de la table suivante :

Tableau pour les dilutions

A 2 MILLIMÈTRES CUBES DE SANG SUR 494 DE SÉRUM

Globules contenus dans le carré.	Nombre des globules par millimètre cube.	Globules contenus dans le carré.	Nombre des globules par millimètre cube.
40.	1 240 000	77.	2 387 000
41.	1 271 000	78.	2 418 000
42.	1 302 000	79.	2 449 000
43.	1 333 000	80.	2 480 000
44.	1 364 000	81.	2 511 000
45.	1 395 000	82.	2 542 000
46.	1 426 000	83.	2 573 000
47.	1 457 000	84.	2 604 000
48.	1 488 000	85.	2 635 000
49.	1 519 000	86.	2 666 000
50.	1 550 000	87.	2 697 000
51.	1 581 000	88.	2 728 000
52.	1 612 000	89.	2 759 000
53.	1 643 000	90.	2 790 000
54.	1 674 000	91.	2 821 000
55.	1 705 000	92.	2 852 000
56.	1 736 000	93.	2 885 000
57.	1 767 000	94.	2 914 000
58.	1 798 000	95.	2 945 000
59.	1 829 000	96.	2 976 000
60.	1 860 000	97.	3 007 000
61.	1 891 000	98.	3 038 000
62.	1 922 000	99.	3 069 000
63.	1 953 000	100.	3 100 000
64.	1 984 000	101.	3 131 000
65.	2 015 000	102.	3 162 000
66.	2 046 000	103.	3 193 000
67.	2 077 000	104.	3 224 000
68.	2 108 000	105.	3 255 000
69.	2 139 000	106.	3 286 000
70.	2 170 000	107.	3 317 000
71.	2 201 000	108.	3 348 000
72.	2 232 000	109.	3 379 000
73.	2 263 000	110.	3 410 000
74.	2 294 000	111.	3 441 000
75.	2 325 000	112.	3 472 000
76.	2 356 000	113.	3 503 000

Globules contenus dans le carré.	Nombre des globules par millimètre cube.	Globules contenus dans le carré.	Nombre des globules par millimètre cube.
114.	3 534 000	158.	4 898 000
115.	3 565 000	159.	4 929 000
116.	3 596 000	160.	4 960 000
117.	3 627 000	161.	4 991 000
118.	3 658 000	162.	5 022 000
119.	3 689 000	163.	5 053 000
120.	3 720 000	164.	5 084 000
121.	3 751 000	165.	5 115 000
122.	3 782 000	166.	5 146 000
123.	3 813 000	167.	5 177 000
124.	3 844 000	168.	5 208 000
125.	3 875 000	169.	5 239 000
126.	3 906 000	170.	5 270 000
127.	3 937 000	171.	5 301 000
128.	3 968 000	172.	5 332 000
129.	3 999 000	173.	5 363 000
130.	4 030 000	174.	5 394 000
131.	4 061 000	175.	5 425 000
132.	4 092 000	176.	5 456 000
133.	4 123 000	177.	5 487 000
134.	4 154 000	178.	5 518 000
135.	4 185 000	179.	5 549 000
136.	4 216 000	180.	5 580 000
137.	4 247 000	181.	5 611 000
138.	4 278 000	182.	5 642 000
139.	4 309 000	183.	5 673 000
140.	4 340 000	184.	5 704 000
141.	4 371 000	185.	5 735 000
142.	4 402 000	186.	5 766 000
143.	4 433 000	187.	5 797 000
144.	4 464 000	188.	5 828 000
145.	4 495 000	189.	5 859 000
146.	4 526 000	190.	5 890 000
147.	4 557 000	191.	5 921 000
148.	4 588 000	192.	5 952 000
149.	4 619 000	193.	5 983 000
150.	4 650 000	194.	6 014 000
151.	4 681 000	195.	6 045 000
152.	4 712 000	196.	6 076 000
153.	4 743 000	197.	6 107 000
154.	4 774 000	198.	6 138 000
155.	4 805 000	199.	6 169 000
156.	4 836 000	200.	6 200 000
157.	4 867 000		

MICRO-SPECTROSCOPE

Il est nécessaire de connaître le maniement du spectroscope pour les études sur le sang. L'opération se réduit à constater l'existence de ce qu'on a appelé les bandes d'absorption déterminées dans le spectre par les matières colorantes du sang. Dans ce but, on place dans le corps du microscope, à la place de l'oculaire, l'appareil représenté figure 7. formé essentiellement d'un oculaire ordinaire entre les deux verres duquel se trouve une fente étroite D placée au foyer principal du verre de l'œil. Au-dessus de celui-ci est établi un prisme S extrêmement dispersif, transformant en un spectre étendu l'image de la fente. Si l'on place sur la platine une petite quantité du liquide à examiner bien éclairée par le miroir, on voit de suite dans l'oculaire spectroscopique les modifications survenues dans le rayon de lumière par l'absorption de la masse colorée. Au lieu d'un spectre normal, on aura, dans les régions jaune et verte du spectre, des bandes noires plus ou moins intenses et absolument caractéristiques.

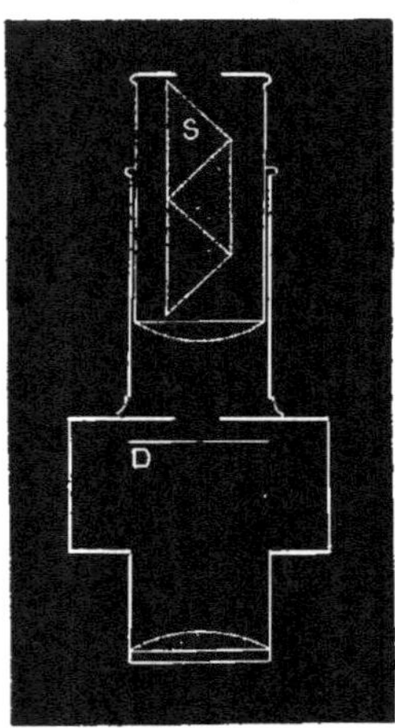

Fig. 7.

TABLE DES MATIÈRES

PREMIÈRE LEÇON

DU SANG

DEUXIÈME LEÇON

ÉPITHÉLIUMS

TROISIÈME LEÇON

TISSU CONJONCTIF

QUATRIÈME LEÇON

ÉLÉMENTS ET TISSUS MUSCULAIRES
TISSU TENDINEUX

CINQUIÈME LEÇON

CARTILAGE ET OS

DÉVELOPPEMENT DE L'OS ADULTE

OS ADULTE

SIXIÈME LEÇON

SYSTÈME NERVEUX

MICROSCOPIE TOPOGRAPHIQUE DE LA MOELLE ET DU BULBE

HUITIÈME LEÇON

APPAREIL DIGESTIF

Appendice à la huitième leçon.

FOIE — PANCRÉAS — RATE

NEUVIÈME LEÇON

ORGANES GÉNITAUX MALES ET FEMELLES

Organes génitaux femelles.

ONZIÈME LEÇON

APPAREIL RESPIRATOIRE

DOUZIÈME LEÇON

ŒIL

TABLE ALPHABÉTIQUE

17934. — PARIS, IMPRIMERIE A. LAHURE
Rue de Fleurus, 9.